# R语言
## 在公共卫生中的应用

The Application of R
in Public Health

高启胜 主编

上海交通大学出版社
SHANGHAI JIAO TONG UNIVERSITY PRESS

## 内容提要

R 语言是一个自由、免费、源代码开放的软件,是一个用于统计计算和统计绘图的优秀工具,已经成为数据科学家和人工智能工程师们最需要掌握的编程语言之一,越来越多的国内医学高等院校医学统计学课程也逐渐采用 R 语言作为实践教学软件。本书内容主要包括 R 语言的基础知识、数据文件导入和导出、数据文件整理和编辑、缺失值填补、统计描述分析、随机抽样与随机分组、常见概率分布可视化、单因素统计分析、相关与一致性分析、常见的回归模型以及政策评价定量方法等。本书适合医学及公共卫生类专业学生使用,可作为医学统计学实验课教材,也可作为临床科研人员的统计工具书。

**图书在版编目(CIP)数据**

R 语言在公共卫生中的应用/高启胜主编. —上海:
上海交通大学出版社,2023.6
ISBN 978 - 7 - 313 - 28649 - 9

Ⅰ.①R⋯ Ⅱ.①高⋯ Ⅲ.①程序语言-程序设计-
应用-公共卫生 Ⅳ.①R126.4-39

中国国家版本馆 CIP 数据核字(2023)第 080910 号

**R 语言在公共卫生中的应用**
**R YUYAN ZAI GONGGONG WEISHENG ZHONG DE YINGYONG**

| | | | | |
|---|---|---|---|---|
| 主 编:高启胜 | | | | |
| 出版发行:上海交通大学出版社 | | 地 址:上海市番禺路 951 号 | | |
| 邮政编码:200030 | | 电 话:021 - 64071208 | | |
| 印 制:苏州市越洋印刷有限公司 | | 经 销:全国新华书店 | | |
| 开 本:787mm×1092mm 1/16 | | 印 张:21.75 | | |
| 字 数:538 千字 | | | | |
| 版 次:2023 年 6 月第 1 版 | | 印 次:2023 年 6 月第 1 次印刷 | | |
| 书 号:ISBN 978 - 7 - 313 - 28649 - 9 | | | | |
| 定 价:68.00 元 | | | | |

# 作者简介

　　高启胜,杭州医学院副教授,硕士生导师,浙江省预防医学会卫生统计学专业委员会委员。主持省部级课题1项,厅局级课题3项,承担地市级卫生健康事业发展和三甲医院"十四五"规划各1项。以第一作者发表中英文学术论文29篇,主编《护理科研统计方法与软件操作实战》,参编著作3部。创建微信公众号:医学统计与R语言。

# 前　言

　　近年来，大数据、人工智能等技术加速创新，日益融入医疗卫生事业的发展过程中。医疗健康数据在加速增长，大数据正在改变着医学研究与实践。广大医务人员对数据统计分析的需求正在上升，对统计软件的要求也在提高。R 语言是一个自由、免费、源代码开放的软件，它是一个用于统计计算和统计绘图的优秀工具，它的更新速度比 SPSS、SAS、STATA 等统计软件快得多，许多最新的统计方法和技术都可以在 R 语言中获取。R 语言已经成为数据科学家和人工智能工程师们最需要掌握的编程语言之一，在过去几年里它的流行程度有了巨大的增长。越来越多的国内医学高等院校医学统计学课程也逐渐采用 R 语言作为实践教学软件。

　　本书共分为十六章：第一章，R 语言简介；第二章，R 语言数据结构；第三章，循环和函数；第四章，数据文件的导入和导出；第五章，数据文件整理和编辑；第六章，统计描述与正态性检验；第七章，随机抽样与随机分组；第八章，常见概率分布及抽样模拟；第九章，基本统计分析方法；第十章，相关性分析；第十一章，一致性分析；第十二章，定量资料回归分析；第十三章，分类资料回归分析；第十四章，计数资料回归分析；第十五章，Cox 回归分析；第十六章，政策实施效果的评价方法。

　　本书的编写特点：①内容涵盖全面，学习曲线循序渐进。既包括 R 语言基础编程知识，也有医学统计理论和案例的引入，其中单因素统计分析方法较为丰富，回归模型囊括了常用的线性、分类和 Cox 回归模型。除此之外，还特别增加了概率分布、随机抽样和分组以及政策效果评估的内容，基本能够满足医学统计学教学和科研统计的需要。②理论通俗易懂，操作有章可循。理论简明扼要，没有复杂的公式推导，侧重讲解每种统计方法的适用条件和作用，没学习过高等数学和线性代数等知识的学习对象也能很好地理解并掌握。程序代码格式规范，注释详细，只要复制代码到 RStudio 中就能重现统计结果。特别是对于统计描述汇总和回归结果方面，本书均讲解了如何将其直接导入到 Word 中，能够有效提高统计分析效率。③案例丰富，数据翔实。书中所有案例和数据主要自来医学统计学教材、学术文献以及 R 语言包自带数据集，所有数据均可通过微信公众号获取，案例具有较强的指导性和实践性，在回归结果的呈现方面还讲解了如何生成森林图（forestplot），对于论文投稿发表具有有益帮助。

　　本书适用于医学高等院校临床医学、公共卫生等相关专业学生，医院的医生和护士等医务人员以及各类 R 语言爱好者学习使用。

　　由于作者理论水平和编程能力有限，本书难免有疏漏和不妥之处，敬请各位读者批评指正，以便日臻完善。

# 目　　录

# 第一章

# R 语言简介

## 第一节　什么是 R 语言

　　R 语言是一种编程语言和免费软件，由新西兰奥克兰大学 Ross Ihaka 和 Robert Gentleman 于 1993 年开发。R 语言是数据科学世界中最流行的语言之一，深受学术界的信赖。随着数据科学的出现，行业对 R 语言的需求变得明显。在 IEEE 2021 年发布的一份最受欢迎的编程语言名单中，R 语言排名第七。R 语言是一个强大的统计计算工具，其代码可以在 Windows、Mac 或 Linux 等所有平台上执行，而且容易实现跨平台互操作，拥有一个广泛的统计和图形方法目录，包括机器学习算法、线性回归、时间序列、统计推断等，可用于可视化数据、探索大型数据集和创建统计模型，还可以使用 R Markdown 将代码、图表和输出整合到报告中，或者建立 Shiny 应用程序与世界分享。R 语言拥有强大且充满活力的在线社区，如果有人发布了一个问题，开发软件包的人会迅速响应。此外，R 语言有一个强大的软件包生态系统，为统计学家内置了许多功能，像"ggplot2"和"dplyr"这样的用于绘图和数据操作的软件包使数据科学家从他们的应用程序中需要包含的所有图表和图形功能中解脱出来。当然，R 语言也有不足的方面：R 语言具有陡峭的学习曲线，较适合具有一定编程经验的人使用；R 语言比 Python 或 MATLAB 等其他编程语言要慢；由于 R 语言的数据必须存储在物理内存中，因此它会占用较多内存，然而，基于云内存的使用越来越多，此缺点会失去意义；由于 R 语言由社区维护，缺乏官方支持，导致文档和包的质量良莠不齐。

## 第二节　安装 R 和 RStudio

　　登录网站 https://www.r-project.org/，点击"download R"，选择相应的镜像点（CRAN Mirrors），点击"Download R for Windows"（还有 Linux 和 macOS），点击"base"，选择最新的版本并按照出现的安装向导进行操作。安装完成后，即可点击运行 R 语言。R 语言的工作界面见图 1-1。

　　R 语言的工作界面非常简单，仅有一个处于激活状态的控制台（Console），对初学者而言上手比较困难。RStudio 是 R 语言的跨平台集成开发环境（IDE）。与大多数 IDE 一样，RStudio 为 R 语言提供了交互友好的图形界面，并提供了许多有用的特性，极大地提高了用户体验。要在 RStudio 上运行 R 语言，首先需要在计算机上安装 R 语言。登录 https://www.rstudio.com/products/rstudio/download/，可以下载免费版"RStudio Desktop"。安装程序会

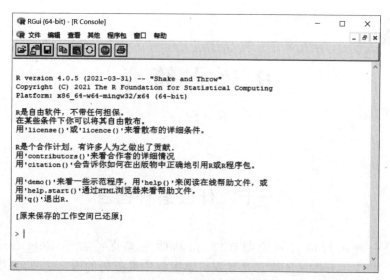

图 1-1　R 语言的基本工作界面

询问 R 语言本身在安装时的位置,通常默认为 R 语言在系统中的正确路径,也可能需要找到安装 R 语言的位置,并手动将该路径输入 RStudio 安装程序。打开 RStudio,其基本界面如图 1-2。

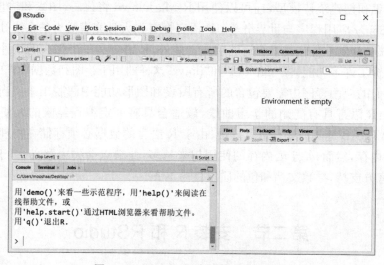

图 1-2　RStudio 语言的基本工作界面

在界面的左上方是 R 语言的脚本(代码)编辑区。当看到闪烁的光标时可以直接输入 R 代码,点击"Run"运行命令。创建新的脚本可以依次点击"File＞New File＞R Script"。左下方是控制台,显示 R 代码运行的结果以及错误(error)或警告(warning)等提示信息。控制台也可以编写命令,点击回车键即可运行,但不可返回再次编辑修改。右上方是环境和历史窗口,显示创建的不同对象或导入的数据集。右下角窗口包括所有其他内容,如"Files"显示当前工作目录下的所有文件;"Plots"显示所有绘制的图形,可以将其放大/缩小或导出为图片/PDF 文件;"Packages"显示和管理已经安装的软件包;"Help"是帮助页面,用于查找某个函数或数据集的详细信息等。在 RStudio 中设置当前工作目录方法如下。

**⬎ 方法1:**

输入:

```
getwd() #查看当前工作目录
setwd() #括号内输入工作目录文件夹所在路径,如:
setwd("C: \\Users\\mooshaa\\Desktop\\R 语言")
#注意将斜线设置为"/"或"\\"
```

**⬎ 方法2:**选择菜单"Session→Set Working Directory→Choose Directory"来设置工作目录位置(见图1-3)。

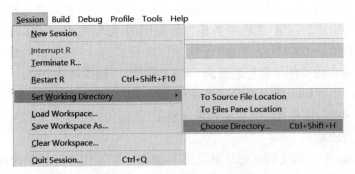

**图1-3 RStudio 工作目录设置**

**⬎ 方法3:**选择菜单"Tools→Global Options→General",单击"浏览"选择想要的每次打开 RStudio 的默认工作目录(见图1-4)。此外,在"Global Options"可以自定义 RStudio。

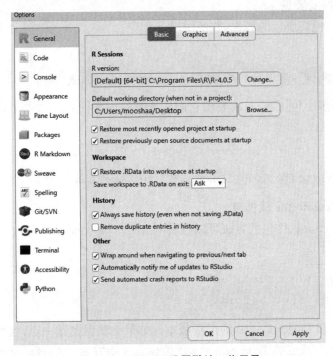

**图1-4 RStudio 设置默认工作目录**

# 第三节　如何安装软件包

R 包(packages)是函数、编译代码和示例数据的集合。它们存储在 R 环境中被称为"library"的目录下。默认情况下,R 在安装过程中会安装一组软件包,一旦我们启动 R 控制台,只有默认的包是可用的,其他已经安装的包需要加载,以供 R 程序使用。知识库(repositories)是一个存放软件包的地方,通常它们是在线的,每个人都可以访问安装软件包。一些最流行的 R 软件包的知识库有以下几个。

- CRAN(Comprehensive R Archive Network):CRAN 是官方资料库,是一个由 ftp 和 web 服务器组成的网络,在世界各地存储相同的、最新的 R 的代码和文档版本。如果一个软件包要在 CRAN 上发布,该软件包需要通过一些测试,以确保该软件包遵循 CRAN 政策。建议使用离您最近的 CRAN 镜像,以减少网络负载。
- Bioconductor:Bioconductor 是一个主题特定的资源库,用于生物信息学的开源软件。与 CRAN 类似,它有自己的提交和审查程序,并且它的社区非常活跃,每年会举行几次会议以保持质量。
- Github:Github 是最受欢迎的开源项目库,能够帮助开发者存储和管理他们的代码,以及跟踪和控制代码的更改。它的受欢迎程度来自开放源代码的无限空间,以及与他人分享和协作的便利。

## 一、安装包

### (一) 从 CRAN 安装包

从 CRAN 安装包需要包的名称,并使用以下命令。

输入:

```
install.packages("package name")
```

为了一次安装多个包,我们只需要将它们作为字符向量写入 install. packages()函数的第一个参数中。

输入:

```
install.packages(c("package name1","package name2"))
```

### (二) 安装 Bioconductor 软件包

使用 Bioconductor 软件包的方法可以查看 https://bioconductor.org/install/。

输入:

```
install.packages("BiocManager")
BiocManager::install("package name")
```

建议更新到 R 和 Bioconductor 的最新版本。如果无法做到这一点,且 R 的版本是 3.5.0 之前,可以使用以下方式安装 Bioconductor 软件包。这将安装一些 Bioconductor 软件包所需的基本函数,比如 biocLite()函数。如果想从这个库中获取一些特定的包,那么就直接将它们的名字作为字符向量。

输入:

```
source("https://bioconductor.org/biocLite.R")
BiocInstaller::biocLite("package name")
```

### (三) 从 Github 安装包

要从 Github 安装包,可以使用 R 包"devtools",如果电脑上没有安装 devtools,则应该先安装它。

输入:

```
install.packages("devtools")
devtools::install_github("package name")
```

此外,还可以将 R 包以 zip 文件的形式下载到本地,通过菜单"Tool→Install. Packages"来安装。

## 二、查看、加载包和更新包

R 包安装在一个名为 library 的目录中,". libpaths()"函数可用于获取库的路径。

输入:

```
.libPaths()
```

要使用 R 包中的特定函数,必须使用 library()函数加载 R 包。

输入:

```
library(package name)
```

获取已安装的所有软件包的列表。

输入:

```
library()
```

要查看加载的包列表,可以使用 search()函数。

输入:

```
search()
```

attach()函数使数据对 R 搜索路径可用,允许在不调用 data. frame 的情况下访问 data. frame 的变量。detach()函数用于从搜索路径中删除一个数据库、对象或软件包。

输入:

```
attach(data)
detach(data)
```

如果想要更新所有已安装的 R 软件包,可以输入 update. packages()函数。

输入：

```
update.packages()
```

列出可以更新的所有包,可以输入 old. packages()函数。

输入：

```
old.packages()
```

要删除已安装的 R 包,请使用 remove. packages()函数。

输入：

```
remove.packages("package_name")
```

# 第四节　RStudio 常用快捷键

RStudio 有许多键盘快捷方式和技巧,掌握了能显著提高工作效率(见表 1-1)。

表 1-1　RStudio 常用快捷键

| 操作内容 | 快捷键 |
| --- | --- |
| 打开快捷键弹出窗口 | Alt + Shift + K |
| 赋值操作符< - | Alt + - |
| 管道操作符%>% | Ctrl + Shift + M |
| 清除控制台中的所有代码 | Ctrl + L |
| 将光标从控制台移回脚本编辑区 | Ctrl + 1 |
| 将光标从脚本编辑区移到控制台 | Ctrl + 2 |
| 在脚本编辑区运行当前行并跳转到下一行,或者运行选定的部分而不跳转 | Ctrl + Enter |
| 运行整个脚本 | Ctrl + Alt + R |
| 运行从开头到当前行脚本 | Ctrl + Alt + B |
| 运行从当前行到末尾脚本 | Ctrl + Alt + E |
| 滚动查看命令历史 | Ctrl + ↑ |
| 删除当前的行或选定区域 | Ctrl + D |
| 隐藏代码 | Alt + L |
| 展开代码 | Alt + Shift + R |

（续表）

| 操作内容 | 快捷键 |
|---|---|
| 同时修改变量名（光标移到变量名后面） | Ctrl + Shift + Alt + M |
| 使用多个光标进行编辑（列模式） | Alt + 拖动鼠标 |
| 取消/批量注释 | Ctrl + Shift + C |
| 新建脚本 | Ctrl + Shift + N |
| 快速设置工作目录 | Ctrl + Shift + H |
| 中断程序运行 | ESC |

# 第二章

# R 语 言 数 据 结 构

## 第一节　数据类型

为了充分利用 R 语言,需要对基本数据类型和数据结构以及如何操作它们有深刻的理解。R 语言有 6 种基本的数据类型。

- 字符型(character):如"a"、"good",通常为双引号 " "或单引号 ' ' 中的字符串。
- 数值型(numeric):如 2、15.8。R 中最常见的数据类型是数值型。通常变量或序列的值为数字或包含小数。
- 整数型(integer):数值型数据的一种特殊情况,整数是没有小数的数值型数据。如果变量没有小数,R 会自动将类型设置为整数而不是数值。
- 逻辑型(logical):像布尔值一样有"TRUE"和"FALSE"值的变量。
- 复数型(complex):如 2+6i,存储带有虚数的值。
- 原始型数据(raw):将数据指定为原始字节。"charToRaw()"将字符数据转换为原始数据,"rawToChar()"将原始数据转换为字符数据。

在 R 中有几种检查数据类型的方法。我们可以使用 typeof()、class()和 str()等函数来检查数据类型。除此之外,我们还可以使用 is. datatype()函数(其中的数据类型可以是字符、数值、整数、复数或逻辑)进行检查。通过 as. datatype()函数可以进行数据类型转换。

- is. numeric()检查数据是否为数值型。
- is. character()检查数据是否为字符类型。
- is. integer()检查数据是否为整数型。
- is. complex()检查数据是否复数型。
- is. logical()检查数据是否包含一个逻辑值,即 TRUE 或 FALSE。

输入:

```
myage <- 30
class(myage)
```

输出:

```
"numeric"
```

输入:

```
is.character(myage)
```

输出：

**FALSE**

输入：

```
myage.1 <- as.character(myage)
typeof(myage.1) #返回对象的类型或存储模式
```

输出：

```
"character"
```

# 第二节　数据对象

R语言中的所有东西都是对象，从单个数字或字符串到高度复杂的结构。R语言中有6种类型的对象，包括向量（vector）、因子（factor）、矩阵（matrix）、数组（array）、列表（list）和数据框（data frames）。

## 一、向量

向量是一种基本的数据结构，具有相同数据类型的元素序列。向量支持逻辑、整数、字符、复数和原始等数据类型。在R中，我们使用"c()"函数来创建一个向量。
输入：

```
numbers <- c(1, 2, 3)
numbers
```

输出：

```
[1] 1 2 3
```

输入：

```
letter <- c("a", "b", "c", "d")
letter
```

输出：

```
[1] "a" "b" "c" "d"
```

输入：

```
log_values <- c(TRUE, FALSE, TRUE, FALSE)
log_values
```

输出：

```
[1] TRUE FALSE  TRUE FALSE
```

此外,还可以利用使用冒号操作符和 seq() 函数创建具有递增或递减序列的向量。或者用 rep() 函数生成复杂的重复对象。

输入:

```
a<-4:10
a
```

输出:

```
[1] 4 5 6 7 8 9 10
```

输入:

```
b<- seq(1,9,by=2) #by 为序列的增量,by 省略时默认为 1
b
```

输出:

```
[1] 1 3 5 7 9
```

输入:

```
rep(1:3,times=3)  #times 表示重复的次数
```

输出:

```
[1] 1 2 3 1 2 3 1 2 3
```

输入:

```
rep(1:3,each=3)
```

输出:

```
[1] 1 1 1 2 2 2 3 3 3
```

输入:

```
rep(1:3, length=5)
```

输出:

```
[1] 1 2 3 1 2
```

输入:

```
rep(1:3,c(2,1,3))
```

输出:

```
[1] 1 1 2 3 3 3
```

## 二、因子

因子用于表示分类数据,因子可以是有序的,也可以是无序的。因子多用于统计建模和探

索性数据分析,使用 factor()函数创建因子。函数形式如下:

factor(x = character(), levels, labels = levels, ordered = is. ordered(x))

- x:分类数据的向量,必须是字符串或整数,而不是小数。
- levels:x 可能取值的向量,用来指定因子的水平。
- labels:为分类数据添加标签,如 1 可以取"男性"标签,0 可以取"女性"标签。
- ordered:用来决定因子的水平是否排序。

输入:

```
x <- c(1,1,2,2,2)
gender <- factor(x,levels=1:2,labels=c("Femal","Male"))
gender
```

输出:

```
[1] Femal Femal Male Male Male
Levels: Femal Male
```

输入:

```
gender.rev <- factor(gender, levels=rev(levels(gender)))
#反转因子水平的顺序
gender.rev
```

输出:

```
[1] Femal Femal Male Male Male
Levels: Male Femal
```

输入:

```
sizes <- factor(c("small","large","large","small","medium"))
sizes
```

输出:

```
[1] small large large small medium
Levels: large medium small
```

输入:

```
sizes.1 <- relevel(sizes, ref="medium")
sizes.1
#因子的级别被重新排序,由 ref 指定的级别排在第一位,其他的顺移。
```

输出:

```
[1] small large large small medium
Levels: medium large small
```

输入：

```
sizes.2 <- ordered(sizes, levels = c("small", "medium", "large"))
sizes.2
#还可以利用 ordered()重新排序
```

输出：

```
[1] small large large small medium
Levels: small < medium < large
```

此外，gl()函数可以通过指定水平的方式来生成因子。函数形式如下：

```
gl(n, k, length = n*k, labels = seq_len(n), ordered = FALSE)
```

- n：表示水平数量的整数。
- k：表示复制次数的整数。
- length：这是一个整数，表示结果的长度。
- labels：这是一个可选的标签向量，用于输出因子级别。
- ordered：接受一个逻辑值（TRUE 或 FALSE），该值指示结果是否排序。

输入：

```
gl(2, 4,labels = c("Control", "Treat"))
```

输出：

```
[1] Control Control Control Control Treat  Treat  Treat  Treat
Levels: Control Treat
```

输入：

```
gl(3, 1, length = 8, labels=c('A','B','O'))
```

输出：

```
[1] A B O A B O A B
Levels: A B O
```

## 三、矩阵

在 R 中，矩阵是相同数据类型（数值、字符或逻辑）的元素的集合，排列成固定数量的行和列，因为只处理行和列，一个矩阵被称为二维的。通过 matrix()函数创建矩阵，其基本语法如下：

```
matrix(data, nrow, ncol, byrow, dimnames)
```

- data：输入向量，是矩阵的数据元素。
- nrow：要创建的行数。
- ncol：要创建的列数。
- byrow：逻辑值，默认为 FALSE，即按列顺序排序。
- dimnames：分配给行和列的名称。

输入：

```
matrix(1:9, nrow = 3, ncol = 3)
```

输出：

```
     [,1] [,2] [,3]
[1,]   1    4    7
[2,]   2    5    8
[3,]   3    6    9
```

输入：

```
matrix(1:9, nrow = 3, ncol = 3,byrow = T) #按行排列
```

输出：

```
     [,1] [,2] [,3]
[1,]   1    2    3
[2,]   4    5    6
[3,]   7    8    9
```

输入：

```
M <- matrix(1:9, nrow = 3, dimnames = list(c("A","B","C"),c("X","Y","Z") ))
M
```

输出：

```
  X Y Z
A 1 4 7
B 2 5 8
C 3 6 9
```

输入：

```
rownames(M) <- c("a","b","c")
colnames(M) <- c("x","y","z")
M
```

输出：

```
  x y z
a 1 4 7
b 2 5 8
c 3 6 9
```

## 四、数组

数组是一种可以存储二维以上数据的数据对象。使用array()函数创建数组，可以使用向量作为输入，并使用dim参数中的值创建一个数组。array()函数可以写成：

```
array(data = NA, dim = c(nrow,ncol,nmat), dimnames = NULL)
```

- data：是一个向量，提供填充数组的数据。
- nrow：要创建的行数。
- ncol：要创建的列数。
- nmat：nrow × ncol 矩阵的个数。
- dimnames：可以为"NULL"，也可以为数组指定一个名称。

输入：

```
array1 <- array(c(1:12),dim = c(2,3,2))
array1
```

输出：

```
,,1

   [,1] [,2] [,3]
[1,]   1   3   5
[2,]   2   4   6


,,2

   [,1] [,2] [,3]
[1,]   7   9  11
[2,]   8  10  12
```

输入：

```
column.names <- c("COL1","COL2","COL3")
row.names <- c("ROW1","ROW2")
matrix.names <- c("Matrix1","Matrix2")
dimnames(array1) <- list(row.names,column.names,matrix.names)
array1
```

输出：

```
,,Matrix1

     COL1 COL2 COL3
ROW1   1   3   5
ROW2   2   4   6


,,Matrix2

     COL1 COL2 COL3
ROW1   7   9  11
ROW2   8  10  12
```

## 五、列表

向量、矩阵和数组的元素都必须是同一类型的数据。列表是包含不同类型元素的 R 对象，如字符串、数字、向量和另一个列表。创建列表的函数是"list()"。

输入：

```
x <- c(10:15)
y <- c("Femal", "Male")
z <- matrix(1:12, ncol = 4)
list.1 <- list(x, y, z)
list.1
```

输出：

```
[[1]]
[1] 10 11 12 13 14 15

[[2]]
[1] "Femal" "Male"

[[3]]
     [,1] [,2] [,3] [,4]
[1,]   1    4    7   10
[2,]   2    5    8   11
[3,]   3    6    9   12
```

输入：

```
named.list <- list(A = x, B = y, C = z)    #命名列表元素对象
named.list
```

输出：

```
$A
[1] 10 11 12 13 14 15

$B
[1] "Femal" "Male"

$C
     [,1] [,2] [,3] [,4]
[1,]   1    4    7   10
[2,]   2    5    8   11
[3,]   3    6    9   12
```

输入：

```
named.list[1]
```

输出：

```
$A
[1] 10 11 12 13 14 15
```

输入：

```
named.list[[1]]
```

输出：

```
[1] 10 11 12 13 14 15
```

"[]"和"[[]]"之间的区别对于列表非常重要，因为[[]]返回的是元素本身，而[]返回的是包含所选元素的列表。

输入：

```
named.list[[1]][1]       #列表第一个元素的第一个元素
```

输出：

```
[1] 10
```

输入：

```
length(named.list)  #列表的长度（列表中对象的数量）
```

输出：

```
[1] 3
```

输入：

```
named.list[[length(named.list) + 1]] <- data.frame(X = c(9, 6, 4), Y = c(8, 10, 2)) #向列表中添加一个元素
named.list
```

输出：

```
$A
[1] 10 11 12 13 14 15


$B
[1] "Femal" "Male"


$C
   [,1] [,2] [,3] [,4]
[1,]   1   4   7  10
[2,]   2   5   8  11
[3,]   3   6   9  12
```

```
[[4]]
  X Y
1 9 8
2 6 10
3 4 2
```

输入：

```
named.list[[2]] <- NULL   #从列表中删除元素
named.list
```

输出：

```
$A
[1] 10 11 12 13 14 15

$C
   [,1] [,2] [,3] [,4]
[1,]  1   4   7   10
[2,]  2   5   8   11
[3,]  3   6   9   12

[[3]]
  X Y
1 9 8
2 6 10
3 4 2
```

输入：

```
unlist(named.list[[1]],use.names = FALSE)
```

有时需要将列表转换为其他对象类型，最常见的转换是将列表转换为向量，可以使用unlist()函数。

输出：

```
[1] 10 11 12 13 14 15
```

输入：

```
data.frame(matrix(unlist(named.list[[3]]),nrow =3))#列表转数据框
```

输出：

```
  X1 X2
1 9 8
2 6 10
3 4 2
```

## 六、数据框

数据框是一种矩阵形式的数据,不同之处在于矩阵必须只包含一种数据类型,而数据框可以有多种数据类型。虽然数据框的不同列可以具有不同的数据类型,但每个列应该具有相同的数据类型。数据框每行是一个观测,每列是一个变量,行和列形成一个表格数据结构。数据框是 R 语言进行统计分析最为有用的数据类型。创建数据框的函数是 data. frame()。

输入:

```
data1 = data.frame(name = c("A", "B", "C", "D", "E", "F", "G"),
                   age = c(29, 24, 50, 30, 39, 24, 30),
                   income = c(26.2, 11.5, 12, 22.9, 45, 12.5, 46))
data1
```

输出:

```
  name age income
1  A   29   26.2
2  B   24   11.5
3  C   50   12.0
4  D   30   22.9
5  E   39   45.0
6  F   24   12.5
7  G   30   46.0
```

输入:

```
str(data1)  #str()函数用于显示 R 对象的内部结构
```

输出:

```
'data.frame': 7 obs. of 3 variables:
$ name  : chr "A" "B" "C" "D" ...
$ age   : num 29 24 50 30 39 24 30
$ income: num 26.2 11.5 12 22.9 45 12.5 46
```

输入:

```
attributes(data1)  # attribute()函数获取数据的所有属性
```

输出:

```
$names
[1] "name"  "age"   "income"

$class
[1] "data.frame"

$row.names
[1] 1 2 3 4 5 6 7
```

输入：

```
rownames(data1) <- c("A1","B2","C3","D4","E5","F6","G7")
#添加行名称，还可以用 colnames() 或 names() 函数修改列名
 data1
```

输出：

```
   name age income
A1   A  29  26.2
B2   B  24  11.5
C3   C  50  12.0
D4   D  30  22.9
E5   E  39  45.0
F6   F  24  12.5
G7   G  30  46.0
```

输入：

```
dput(names(data1))
```

输出：

```
c("name","age","income")
```

　　dput()函数采用一种易于复制和粘贴的格式输出变量名称

输入：

```
data1[c(2,3),]#选择第 2 和第 3 行
```

输出：

```
  name age income
2  B   24  11.5
3  C   50  12.0
```

输入：

```
data1[,c(1,3)] #选择第 1 和第 3 列；等价于：data1[,c("name","income")]
```

输出：

```
  name income
1  A   26.2
2  B   11.5
3  C   12.0
4  D   22.9
5  E   45.0
6  F   12.5
7  G   46.0
```

输入：

```
data1[,3]  #结果简化为向量，为保持仍为数据框，只需添加 drop=FALSE
```

输出：

```
[1] 26.2 11.5 12.0 22.9 45.0 12.5 46.0
```

输入：

```
data1[,3,drop=FALSE]
```

输出：

```
  income
1 26.2
2 11.5
3 12.0
4 22.9
5 45.0
6 12.5
7 46.0
```

输入：

```
data1[,-3]  #删除第 3 列
```

输出：

```
  name age
1  A   29
2  B   24
3  C   50
4  D   30
5  E   39
6  F   24
7  G   30
```

# 第三章

# 循环和函数

## 第一节　运算符

运算符（Operators）是指导编译器对变量和值执行各种操作的符号。R 中有几种运算符，比如算术运算符、逻辑运算符、关系运算符或赋值运算符等。

算术运算符（Arithmetic Operators）用于与对数值执行常见的数学运算（见表 3-1）。

表 3-1　算术运算符

| 运算符 | 含义 | 举例 |
| --- | --- | --- |
| + | 加 | x + y |
| - | 减 | x - y |
| * | 乘 | x * y |
| / | 除 | x / y |
| ^ | 指数 | x ^ y |
| %% | 除法取余 | x %% y |
| %/% | 除法取整 | x%/%y |

逻辑/布尔运算符（Logical / Boolean Operators）用于组合条件语句，比较返回"TRUE"和"FALSE"值（见表 3-2）。

表 3-2　逻辑运算符

| 运算符 | 含　义 |
| --- | --- |
| & | 元素逻辑 AND 运算符，它将第一向量的每个元素与第二向量的相应元素组合，并且如果两个元素都为 TRUE，则输出 TRUE。 |
| && | 逻辑 AND 运算符，取两个向量的第一个元素，并且只有两个都为 TRUE 时才 TRUE。 |
| \| | 元素逻辑 OR 运算符，它将第一向量的每个元素与第二向量的相应元素组合，并且如果元素为真，则输出 TRUE。 |
| \|\| | 逻辑 OR 运算符，取两个向量的第一个元素，如果其中一个为 TRUE，则输出 TRUE。 |
| ! | 逻辑 NOT 运算符。取得向量的每个元素，并给出相反的逻辑值。 |

输入：

```
x <- c(TRUE,FALSE,FALSE,TRUE)
y <- c(FALSE,TRUE,FALSE,TRUE)
x&y
```

输出：

```
[1] FALSE FALSE FALSE  TRUE
```

输入：

```
x&&y
```

输出：

```
[1] FALSE
```

输入：

```
x|y
```

输出：

```
[1]  TRUE  TRUE FALSE  TRUE
```

输入：

```
x||y
```

输出：

```
[1] TRUE
```

关系或比较运算符(Relational/Comparison Operators)用于比较对象,比较的输出类型为布尔型(见表 3-3)。

表 3-3　关系运算符

| 运算符 | 含　义 |
| --- | --- |
| > | 大于 |
| < | 小于 |
| >= | 大于等于 |
| <= | 小于等于 |
| == | 等于 |
| ! = | 不等于 |

赋值运算符(Assignment Operators)允许将数据赋值给一个命名对象,以便存储数据(见表 3-4)。

表 3 - 4 赋值运算符

| 运算符 | 含义 |
|:---:|:---:|
| <- | |
| = | 向左侧赋值<br>(建议使用箭头赋值,使用等号设置参数) |
| <<- | |
| -> | 向右侧赋值 |
| ->> | |

其他运算符,这些运算符用于特定的目的,而不是一般的数学或逻辑计算(见表 3 - 5)。

表 3 - 5 其他运算符

| 运算符 | 含义 | 举例 |
|:---:|---|---|
| : | 为向量按顺序创建一系列数字 | x <- 1:9 |
| %in% | 识别元素是否属于向量 | x %in% y |
| % * % | 矩阵乘法 | x <- Matrix1 % * % Matrix2 |
| %>% | 管道操作符是 magrittr 和 dplyr 等包中提供的一个特殊操作函数,可读为"AND THEN",允许我们将一个函数/参数的结果依次传递给另一个函数/参数 | cars %>%<br>　subset(speed > 20) %>%<br>　summary() |

# 第二节　if 和 else 语句

通常,只有在满足某些条件时才需要执行某些语句。可以在代码中使用以下条件语句来完成此操作。

- if 语句:如果指定的条件为真,执行代码块。
- else 语句:如果相同的条件为假,执行代码块。
- else if 语句:如果第一个条件为假,则使用它来指定测试的新条件。
- ifelse() 函数:if-else 语句的替代和简写形式,操作更快。

输入:

```
a = 3
b = 4
if(a<b){
 print(paste(a,"小于",b,sep=""))#sep 设置分隔元素的分隔符
}
```

输出:

```
[1] "3 小于 4"
```

可以在另一个 if 语句中编写另一个 if 语句来测试多个条件并返回不同的结果。

输入：

```
a = 3
b = 4
c = 5
if(a<b){
 print(paste(a,"小于",b,sep=""))
 if(a<c)
  print(paste(a,"小于",b,"和",c,sep=""))
}
```

输出：

```
[1] "3 小于 4"
[1] "3 小于 4 和 5"
```

输入：

```
a = 3
b = 4
c = 5
if(a<b & a<c){
  print(paste(a,"小于",b,"和",c,sep=""))
}
```

输出：

```
[1] "3 小于 4 和 5"
```

输入：

```
a = 3
d = 1
if(a<d){
 print(paste(a,"小于",d,sep=""))
} else {
 print(paste(a,"不小于",d,sep=""))
}
```

输出：

```
[1] "3 不小于 1"
```

输入：

```
x <- 6
y <- 6
if(x > y) {
 print("x 比 y 大 ")
} else if(x < y) {
 print("y 比 x 大")
} else {
 print("x 和 y 相等")
}
```

输出：

```
[1] "x 和 y 相等"
```

输入：

```
x <- c(13, 10, 24, 15, 21, 2, 6)
ifelse(x %% 2 == 0, "偶数", "奇数")  # %%表示取余数
```

输出：

```
[1] "奇数" "偶数" "偶数" "奇数" "奇数" "偶数" "偶数"
```

# 第三节　循环语句

## 一、for 循环

for 循环是 R 语言的主要控制流结构之一。它用于迭代对象集合，如向量、列表、矩阵或数据框，并对给定数据结构的每一项应用相同的操作集。

输入：

```
for(i in 1:5) {
   x <- i^2
 print(x)
}
```

输出：

```
[1] 1
[1] 4
[1] 9
[1] 16
[1] 25
```

输入：

```
for(i in 1:10) {
 x <- i^2
 if( i>= 5) {
  break        #使用 break 语句退出 for 循环
 }
 print(x)
}
```

输出：

```
[1] 1
[1] 4
[1] 9
[1] 16
```

输入：

```
for(i in 1:10) {
 x <- i^2
 if( i == 5|i==7) {
  next        #使用 next 语句跳过循环中的特定迭代而不终止循环
 }
 print(x)
}
```

输出：

```
[1] 1
[1] 4
[1] 9
[1] 16
[1] 36
[1] 64
[1] 81
[1] 100
```

输入：

```
number <- c(3,6,4,10,9,12,7)
count <- 0
for (val in number) {
 if(val %% 2 != 0) {      #计算奇数的个数
  count = count+1
 }
}
print(count)
```

输出：

```
[1] 3
```

输入：

```
x <- c("A","B","C")
y<- 1:3
for (i in x) {
 for (j in y) {
  z <- paste(x, y,sep=".")
 }
}
print(z)
```

输出：

```
[1] "A.1" "B.2" "C.3"
```

输入：

```
data1 = data.frame(name = c("A","B","C","D","E","F","G"),
         age = c(29,24,50,30,39,24,30),
         income = c(26.2,11.5,12,22.9,45,12.5,46))
name <- names(data1)
for(i in 1:ncol(data1)) {
    colnames(data1)[i] <-paste(name[i],i,sep=".")        #批量修改列名
 }
data1
```

输出：

```
 name.1 age.2 income.3
1    A    29     26.2
2    B    24     11.5
3    C    50     12.0
4    D    30     22.9
5    E    39     45.0
6    F    24     12.5
7    G    30     46.0
```

输入：

```
data1 = data.frame(name = c("A","B","C","D","E","F","G"),
        age = c(29,24,50,30,39,24,30),
        income = c(26.2,11.5,12,22.9,45,12.5,46))
num <- c(10,20)
```

```
for(i in 2:3){
 data1[i] <- data1[i]+num[i-1]  #data1 第 2 和第 3 列分别加上 10 和 20
  }
data1
```

输出：

```
  name age income
1  A  39  46.2
2  B  34  31.5
3  C  60  32.0
4  D  40  42.9
5  E  49  65.0
6  F  34  32.5
7  G  40  66.0
```

输入：

```
for( i in 1:4){
 for(j in 1:4){
  z <- paste (i,'*',j,'=',i * j)      #生成乘法运算表
  if(i>j){
  next
  }
  print(z)
 }
}
```

输出：

```
[1] "1 * 1 = 1"
[1] "1 * 2 = 2"
[1] "1 * 3 = 3"
[1] "1 * 4 = 4"
[1] "2 * 2 = 4"
[1] "2 * 3 = 6"
[1] "2 * 4 = 8"
[1] "3 * 3 = 9"
[1] "3 * 4 = 12"
[1] "4 * 4 = 16"
```

## 二、while 循环

while 循环从测试条件开始，如果为真，则执行该语句。一旦执行了语句，就会再次测试

条件,以此类推,直到条件为假,然后退出循环。

输入:

```
number = 1
sum = 0
while (number <= 10) {       #从1加到10
  sum = sum + number
  number = number + 1
}
print (sum)
```

输出:

```
[1] 55
```

### 三、repeat 循环

repeat 循环用于对代码块进行多次迭代。它还会一次又一次地执行相同的代码,直到找到一个 break 语句。

输入:

```
i <- 0
repeat {
  i <- i + 1
  if (!is.numeric(data1[,i])) {      #如果是数值变量则加上100,否则跳过
  next
  }
data1[,i] <- data1[,i] + 100
}
data1
```

输出:

```
name age income
1  A 129 126.2
2  B 124 111.5
3  C 150 112.0
4  D 130 122.9
5  E 139 145.0
6  F 124 112.5
7  G 130 146.0
```

输入：

```
data2 <- data1[,c(2,1,3)]#改变变量顺序
i<- 0
repeat{
  i <- i + 1
  data2[,i] <- data2[,i] + 100
 if(!is.numeric(data2[,i])) {    #遇到非数值变量则退出循环
  break
 }
}
data2
```

输出：

```
  age name income
1 129   A   26.2
2 124   B   11.5
3 150   C   12.0
4 130   D   22.9
5 139   E   45.0
6 124   F   12.5
7 130   G   46.0
```

# 第四节　自编函数

　　函数是组织在一起以完成一项明确任务的指令或语句的集合。R 有大量的内置函数，用户可以创建自己的函数。当多次执行某个任务时，函数很有用。函数接受输入参数，并通过执行函数内部的有效命令产生输出。函数通过"function"关键字创建。函数的基本语法如下：

function_name <- function(arg_1, arg_2, ...) {

statements

return(object)

}

- 函数名：它被存储在 R 环境中，作为一个具有此名称的对象。
- 参数：当调用函数时，将一个值传递给参数。参数是可选的，函数可以不包含参数，参数也可以有默认值。
- 函数体：函数体包含一组语句，用于定义函数的功能。
- 返回值：函数成功执行任务时返回的值，也可以创建一个没有返回值的函数。

输入：

```
function_1 <- function(x, y) {
 a <- x + y
 return(a)
}
function_1(2,3)
```

输出：

```
[1] 5
```

输入：

```
evenodd = function(x) {
 if(x %% 2 == 0)
  return("偶数")
 else
  return("奇数")
}
evenodd(12)
```

输出：

```
[1] "偶数"
```

输入：

```
fuctionsum <- function(x) {
 i=1
 sum = 0
 while(i<=x) {
  sum = sum + i
  i=i+1
  }
 return(sum)
}
fuctionsum(10)  #从1加到10
```

输出：

```
[1] 55
```

输入：

```
continuous_stats <- function(var) {
 result <- data.frame(
      Missing.n=sum(is.na(var)),
      Mean=round(mean(var,na.rm=T),2),
```

```
        SD=round(sd(var,na.rm=T),2),
        Median=median(var,na.rm=T),
        P25=quantile(var,probs=0.25,na.rm=T),
        P75=quantile(var,probs=0.75,na.rm=T),
        Min=min(var,na.rm=T),
        Max=max(var,na.rm=T))
 return(result)
}
continuous_stats(data1$age)
```

输出：

```
Missing.n  Mean    SD    Median  P25   P75   Min   Max
        0  32.29  9.29     30    26.5  34.5  24    50
```

输入：

```
pMiss <- function(x){
 miss.per <- round(sum(is.na(x))/length(x)*100,2)
 return(paste("The missing percentage is ",miss.per,"%",sep=""))
 }
data2= data.frame(name = c("A","B","C","D","E","F","G"),
          age = c(29,24,50,30,39,24,30),
          income = c(26.2,NA,12,NA,45,12.5,46))
pMiss(data2$income)
```

输出：

```
[1] "The missing percentage is 28.57%"
```

# 第四章

# 数据文件导入和导出

## 第一节　打开数据文件

### 一、打开 Excel 文件

**↘ 方法 1:**将 Excel 文件另存为".csv"(逗号分隔)格式

输入:

```
data <- read.csv("生存分析.csv",header=T)
```

当文件在工作目录下时,直接输入文件名和后缀,header=T 表示数据首行为变量名。其他格式的文件也可以先转换为 csv 格式,再通过 read.csv 打开。

输入:

```
data <- read.csv(file.choose())
```

通过 file.choose 可以找到保存在不同路径下的文件。

**↘ 方法 2:**安装 readxl 包

输入:

```
install.packages("readxl")#安装
library(readxl)
data <- read_excel("生存分析.xlsx",sheet=1)
#sheet=1，用整数或字符串指定工作表的位置或名称
```

**↘ 方法 3:**安装 openxlsx 包

输入:

```
install.packages("openxlsx")
library(openxlsx)
data<- read.xlsx("生存分析.xlsx",sheet=1,startRow=1)
#startRow 指定从第几行开始读入数据
```

### 二、打开 SPSS 文件

**↘ 方法 1:**安装 foreign 包

输入：

```
install.packages("foreign")
library(foreign)
data <- read.spss("生存分析.sav",to.data.frame=T,use.value.lables=T,
reencode='utf-8')
#to.data.frame=T,将文件格式转换为数据框；use.value.lables=T,显示分类变量的
标签，并转换为因子型变量；reencode='utf-8'设置字符串编码方式
```

➷ **方法 2：**安装 Hmisc 包

输入：

```
install.packages("Hmisc")
library(Hmisc)
data <- spss.get("生存分析.sav",to.data.frame=T,use.value.labels=T)
```

➷ **方法 3：**安装 memisc 包

输入：

```
install.packages("memisc")
library(memisc)
data<-as.data.set(spss.system.file("生存分析.sav "))
```

### 三、打开 SAS 文件

➷ **方法 1：**安装 haven 包

输入：

```
install.packages('haven')
library(haven)
data <- read_sas('C:/Users/mooshaa/Desktop/survival.sas7bdat')
```

➷ **方法 2：**安装 sas7bdat 包

```
install.packages('sas7bdat')
library(sas7bdat)
data <-read.sas7bdat('C:/Users/mooshaa/Desktop/survival.sas7bdat')
```

### 四、打开 Stata 文件

➷ **方法 1：**安装 haven 包

输入：

```
install.packages('haven')
library(haven)
data <-read_dta('C:/Users/mooshaa/Desktop/survival.dta')
```

➘ **方法2：**安装 foreign 包

输入：

```
install.packages('foreign')
library(foreign)
data<-rea.dta('C:/Users/mooshaa/Desktop/survival.dta')
```

## 五、rio 包

rio 包能够使 R 中的数据导入和导出变得轻松而快速，支持多种文件格式。这个包提供了一个"import()"函数，该函数封装了许多常用的数据导入函数，从而提供了一个标准接口。它的工作原理很简单，只需将文件名或 URL 传递给 import()。"export()"为数据导出提供同样轻松的文件识别功能。

输入：

```
install.packages("rio")
library(rio)
import("example.csv")      # 逗号分隔文件
import("example.dta")      # Stata
import("example.sav")      # SPSS
import("example.sas7bdat") # SAS
import("example.xlsx")     # Excel
```

## 六、粘贴板

选择要读取的数据右键复制，然后输入以下信息。

输入：

```
data<-read.table("clipboard",header=T)
```

## 七、文本链接

输入：

```
data<-c("
    name age income
1    A   29   26.2
2    B   24    NA
3    C   50   12.0
4    D   30    NA
5    E   39   45.0
6    F   24   12.5
7    G   30   46.0
      ")
data<-read.table(textConnection(data),header=T)
#textConnection()对象为字符向量
```

输入：

```
data <- read.table(header=T,text="
    name age income
1    A   29   26.2
2    B   24    NA
3    C   50   12.0
4    D   30    NA
5    E   39   45.0
6    F   24   12.5
7    G   30   46.0")
#通过文本连接从 text 的值中读取数据
```

# 第二节　导出数据文件

## 一、导出为 csv 格式文件

输入：

```
write.csv(data,"mydata.csv")
#将 data 重命名为"mydata"保存在当前工作目录下
```

## 二、导出为 xlsx 格式文件

输入：

```
install.packages("xlsx")
library(xlsx)
write.xlsx(data, "C:/Users/mooshaa/Desktop/mydata.xlsx")
```

## 三、foreign 包

输入：

```
install.packages("foreign")
library(foreign)
write.foreign(data,"mydata.sav","mydata.sps",package = "SPSS")
#"mydata.sav"为保存后的数据文件，"mydata.sps"为保存后的代码文件
write.foreign(data, "mydata.txt","mydata.sas", package="SAS")
write.dta(data, "mydata.dta")
```

## 四、haven 包

输入：

```
install.packages("haven")
library(haven)
write_sav(data,"mydata.sav")
write_sas(data,"mydata. sas7bdat")
write_dta(data,"mydata.dta")
```

## 五、rio 包

输入：

```
install.packages("rio")
library(rio)
export(data,"mydata.csv")
export(data,"mydata.dta")
export(data,"mydata.sav")
export(data,"mydata.sas7bdat")
```

# 第五章

# 数据文件整理和编辑

## 第一节　查看数据文件

输入：

```
View(mtcars)
#View()函数在 RStudio 中打开一个电子表格样式的数据查看器
```

输出：见图 5-1。

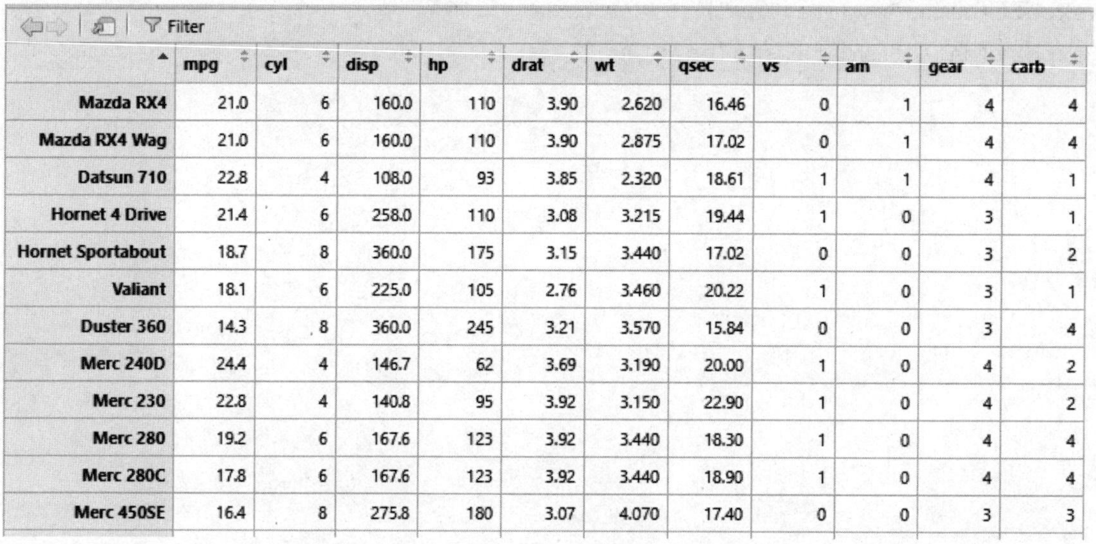

| | mpg | cyl | disp | hp | drat | wt | qsec | vs | am | gear | carb |
|---|---|---|---|---|---|---|---|---|---|---|---|
| Mazda RX4 | 21.0 | 6 | 160.0 | 110 | 3.90 | 2.620 | 16.46 | 0 | 1 | 4 | 4 |
| Mazda RX4 Wag | 21.0 | 6 | 160.0 | 110 | 3.90 | 2.875 | 17.02 | 0 | 1 | 4 | 4 |
| Datsun 710 | 22.8 | 4 | 108.0 | 93 | 3.85 | 2.320 | 18.61 | 1 | 1 | 4 | 1 |
| Hornet 4 Drive | 21.4 | 6 | 258.0 | 110 | 3.08 | 3.215 | 19.44 | 1 | 0 | 3 | 1 |
| Hornet Sportabout | 18.7 | 8 | 360.0 | 175 | 3.15 | 3.440 | 17.02 | 0 | 0 | 3 | 2 |
| Valiant | 18.1 | 6 | 225.0 | 105 | 2.76 | 3.460 | 20.22 | 1 | 0 | 3 | 1 |
| Duster 360 | 14.3 | 8 | 360.0 | 245 | 3.21 | 3.570 | 15.84 | 0 | 0 | 3 | 4 |
| Merc 240D | 24.4 | 4 | 146.7 | 62 | 3.69 | 3.190 | 20.00 | 1 | 0 | 4 | 2 |
| Merc 230 | 22.8 | 4 | 140.8 | 95 | 3.92 | 3.150 | 22.90 | 1 | 0 | 4 | 2 |
| Merc 280 | 19.2 | 6 | 167.6 | 123 | 3.92 | 3.440 | 18.30 | 1 | 0 | 4 | 4 |
| Merc 280C | 17.8 | 6 | 167.6 | 123 | 3.92 | 3.440 | 18.90 | 1 | 0 | 4 | 4 |
| Merc 450SE | 16.4 | 8 | 275.8 | 180 | 3.07 | 4.070 | 17.40 | 0 | 0 | 3 | 3 |

图 5-1　View()数据截图

　　此外,还可以通过单击每一列的上下箭头对数据进行排序,单击 Filter 按钮,然后单击列名,输入一组值,能够快速过滤筛选数据。

输入：

```
head(data1,n=5)  #默认输出前 6 例
```

输出：

```
  name age income
1  A   29   26.2
2  B   24   11.5
3  C   50   12.0
4  D   30   22.9
5  E   39   45.0
```

输入：

```
tail(data1,n=5) #输出后 5 例
```

输出：

```
  name age income
3  C   50   12.0
4  D   30   22.9
5  E   39   45.0
6  F   24   12.5
7  G   30   46.0
```

# 第二节  编辑数据文件

## 一、打开数据编辑器

输入：

```
firstclass <- read.csv("firstclass.csv")
firstclass
```

输出：

| id | gender | age | TG | waist | history | drink | height | weight | patient |
|----|--------|-----|------|-------|---------|-------|--------|--------|---------|
| 1 | 1 | 71 | 0.89 | 73.5 | 1 | 0 | 166.5 | 55.5 | 0 |
| 2 | 1 | 71 | 1.91 | 89.6 | 0 | 0 | 177.0 | 79.1 | 0 |
| 3 | 1 | 67 | 1.44 | 98.0 | 0 | 1 | 161.5 | 67.0 | 0 |
| 4 | 1 | 65 | 1.09 | 66.0 | 0 | 0 | 171.0 | 51.0 | 0 |
| 5 | 1 | 63 | 1.32 | 79.5 | 0 | 1 | 170.0 | 63.0 | 0 |
| 6 | 2 | 63 | 3.00 | 58.0 | 1 | 0 | 158.2 | 42.5 | 1 |
| 7 | 2 | 61 | 1.49 | 76.4 | 0 | 0 | 162.2 | 57.5 | 1 |
| 8 | 2 | 60 | 0.96 | 57.8 | 0 | 0 | 146.8 | 34.0 | 1 |
| 9 | 1 | 60 | 1.69 | 73.0 | 0 | 1 | 160.0 | 52.0 | 1 |
| 10 | 2 | 58 | 1.16 | 71.7 | 0 | 0 | 155.3 | 49.0 | 1 |

输入：

```
fix()
```
或者
```
data <- edit(data1)
```

可直接修改数据和变量名，两种方法均可直接保存修改后的结果。

输出：见图 5 - 2。

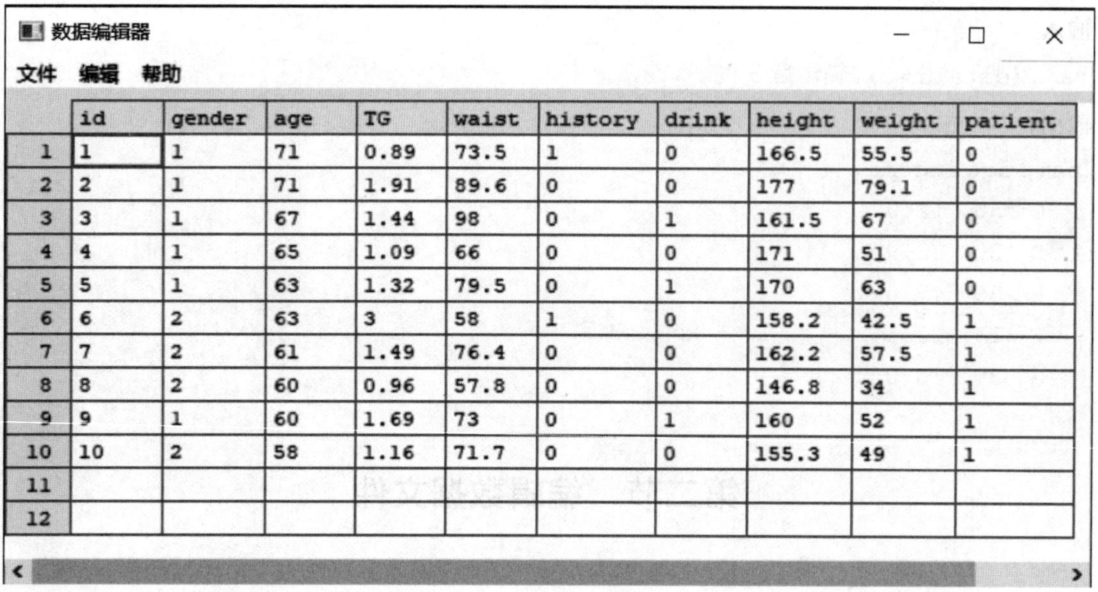

**图 5 - 2　数据编辑器界面**

| | id | gender | age | TG | waist | history | drink | height | weight | patient |
|---|---|---|---|---|---|---|---|---|---|---|
| 1 | 1 | 1 | 71 | 0.89 | 73.5 | 1 | 0 | 166.5 | 55.5 | 0 |
| 2 | 2 | 1 | 71 | 1.91 | 89.6 | 0 | 0 | 177 | 79.1 | 0 |
| 3 | 3 | 1 | 67 | 1.44 | 98 | 0 | 1 | 161.5 | 67 | 0 |
| 4 | 4 | 1 | 65 | 1.09 | 66 | 0 | 0 | 171 | 51 | 0 |
| 5 | 5 | 1 | 63 | 1.32 | 79.5 | 0 | 1 | 170 | 63 | 0 |
| 6 | 6 | 2 | 63 | 3 | 58 | 1 | 0 | 158.2 | 42.5 | 1 |
| 7 | 7 | 2 | 61 | 1.49 | 76.4 | 0 | 0 | 162.2 | 57.5 | 1 |
| 8 | 8 | 2 | 60 | 0.96 | 57.8 | 0 | 0 | 146.8 | 34 | 1 |
| 9 | 9 | 1 | 60 | 1.69 | 73 | 0 | 1 | 160 | 52 | 1 |
| 10 | 10 | 2 | 58 | 1.16 | 71.7 | 0 | 0 | 155.3 | 49 | 1 |
| 11 | | | | | | | | | | |
| 12 | | | | | | | | | | |

## 二、修改变量名

**↘ 方法 1：** 使用 names()或 colnames()函数

输入：

```
names(firstclass)[2]<- "sex"    #修改第 2 列的变量名
```

输入：

```
names(firstclass)[names(firstclass)=="gender"] <- "sex"
```

**↘ 方法 2：** 安装 plyr 包

输入：

```
install.packages("plyr")
library(plyr)
firstclass<- rename(firstclass, c(id="ID",gender="sex"))
```

## 三、计算新变量

**↘ 方法 1：** 直接计算

输入：

```
firstclass$BMI<- firstclass$weight*10000/firstclass$height^2
#计算新变量 BMI
```

➥ **方法 2**：通过 transform() 函数

输入：

```
(firstclass <- transform(firstclass,BMI=weight *10000/height^2))
#加外括号直接输出结果
```

➥ **方法 3**：dplyr 包中的 mutate() 函数

```
install.packages("dplyr")
library(dplyr)
firstclass <- firstclass %>%
    mutate(BMI=weight*10000/height^2)
```

## 四、重新编码新变量

### (一) 定量变量编码为二分类变量

➥ **方法 1**：as. numeric() 函数

输入：

```
attach(firstclass)
firstclass$BMI.group <- as.numeric(BMI>=18.5)
#BMI>=18.5 编码为 1，否则为 0
```

为避免重复地键入对象名称，可用 attach() 命令绑定数据框，解除绑定用 detach() 命令。

➥ **方法 2**：ifelse 语句

输入：

```
firstclass$BMI.group<-ifelse(BMI>=18.5,1,0)
```

### (二) 定量变量编码为多分类变量

➥ **方法 1**：within() 函数

输入：

```
firstclass <- within(firstclass,{
 BMI.group.1<- NA
 BMI.group.1[BMI<18.5] <- 1
 BMI.group.1[BMI>=18.5&BMI<24] <-2
 BMI.group.1[BMI>=24] <-3
})
```

➥ **方法 2**：ifelse 语句

输入:

```
firstclass$BMI.group.2 <- ifelse(BMI<18.5,1,
                            ifelse(BMI>=18.5&BMI<24,2,
                                ifelse(BMI>=24,3,99)))
```

#当条件都不满足时赋值为 99

**方法 3**:cut()函数

输入:

```
x<-cut(BMI,breaks=c(15,18.5,24,30),include.lowest=T,right=F)
x
```

include. lowset 指是否把两端值作为闭区间处理;right 是指除了两端的数字外闭区间是在左还是右边。cut()函数还可以直接添加值标签。

输出:

```
[1] [18.5,24) [24,30]  [24,30]  [15,18.5) [18.5,24) [15,18.5) [18.5,24)
    [15,18.5) [18.5,24) [18.5,24)
Levels: [15,18.5) [18.5,24) [24,30]
```

输入:

```
firstclass$BMI.group.3 <-as.numeric(x)  #数据框添加变量 BMI.group.3
```

输入:

```
firstclass$BMI.group.4 <- cut(BMI,breaks=c(15,18.5,24,30),
                        include.lowest=T,right=F,
                        labels=c("low","normal","high"))
```

**方法 4**: 利用逻辑值

输入:

```
firstclass$BMI.group.4 <- 1+(BMI>=18.5)+(BMI>=24)
```

**方法 5**:recoder 包

输入:

```
install.packages("recoder")
library(recoder)
firstclass$BMI.group.5 <- recoder(BMI,"<18.5:1;>=18.5&<24:2;>=24:3")
```

**(三) 分类变量重新编码**

**方法 1**:安装 car 包中的 recode()函数

输入:

```
install.packages("car")
library(car)
```

```
firstclass$BMI.group.6<- recode(BMI.group.1,"1:2=1;3=2")#或者 else=2
```

car 包中的 recode()函数能够重新编码数值向量、字符向量或因子。

➥ **方法 2**:ifelse 函数

输入:

```
firstclass$BMI.group.7 <- ifelse(BMI.group.1==1|BMI.group.1==2,1,2)
```

➥ **方法 3**:plyr 包中的 mapvalues()函数

输入:

```
install.packages("plyr")
library(plyr)
firstclass$BMI.group.8 <- mapvalues(BMI.group.1,from=c(1,2,3),to=c(1,1,2))
```

mapvalues()函数用于在向量或因子中,用新值替换指定值。

### (四) 将字符型和数值型变量转换为因子变量

输入:

```
firstclass$BMI.group.1<- factor(firstclass$BMI.group.1, levels=c(1,2,3),
                    labels=c("low","normal","high"),ordered=T)
```

ordered=T,把变量转换成有序因子,结果为"low"<"normal"<"high"

输入:

```
levels(firstclass$BMI.group.1) <- c("high","normal","low")
```

重新定义顺序,结果为"high"<"normal"<"low"

## 五、快速生成哑变量

➥ **方法 1**:ifelse 语句

输入:

```
firstclass$BMI.g1<-ifelse(firstclass$BMI.group.1==1,1,0)
firstclass$BMI.g2<-ifelse(firstclass$BMI.group.1==2,1,0)
firstclass$BMI.g3<-ifelse(firstclass$BMI.group.1==3,1,0)
```

➥ **方法 2**:for 循环

输入:

```
for(level in unique(firstclass$BMI.group.1)) {
  firstclass[paste("BMI", level, sep = ".")]<-
  ifelse(firstclass$BMI.group.1== level, 1, 0)
}
```

➥ **方法 3**:fastDummies 包中的 dummy_cols()函数

输入：

```
install.packages("fastDummies")
library(fastDummies)
firstclass <- dummy_cols(firstclass, select_columns = "BMI.group.1")
```

dummy_cols()函数还可以利用多列组合来创建哑变量。

## 六、数据替换

输入：

```
firstclass[firstclass==0] <- 99         #如果为 0 则用 99 代替
firstclass[firstclass>=99] <-NA         #>=99 的数值设置为缺失
firstclass[is.na(firstclass)] <- 99 #缺失数据用 99 代替
firstclass[2,3] <- NA  #将第二行、第三列的数据设置成缺失值
firstclass$age[is.na(firstclass$age)] <- mean(firstclass$age,na.rm =
TRUE)  #以 age 变量中的缺失值用均数填补
firstclass <- firstclass%>%
               mutate_if(is.numeric,~replace_na(.,0))
#对数值变量的缺失值用 0 填补
firstclass <- firstclass%>%
     mutate_at(vars(c("age","TG")),~replace_na(.,0))
```

#对 age 和 TG 变量的缺失值用 0 填补。~replace_na(.,0)是匿名函数（anonymous functions）的简写方式,函数以波浪线~(tilde)开始,以圆点.(dot)将函数作用于所选择的列。~replace_na(.,0)等价于 function(x)replace_na(x,0)

## 七、复杂的数据变换

输入：

```
docnur11 <- read.table(header=T,text="
     city type value
1   杭州市  doc  4.27
2   宁波市  doc  3.39
3   温州市  doc  3.28
4   嘉兴市  doc  2.83
5   湖州市  doc  2.92
6   杭州市  nur  4.89
7   宁波市  nur  3.63
8   温州市  nur  3.27
9   嘉兴市  nur  3.13
10  湖州市  nur  3.47")
```

```
docnur11
docnur11 <- docnur11 %>%
 mutate(city = case_when(city %in% c("杭州市","湖州市","嘉兴市") ~ "杭嘉湖",
          TRUE~city)) # TRUE 类似于 else，TRUE~city 即保持变量原始值
docnur11
```

dplyr 包中的 case_when() 函数允许对多个 if 和 else if 语句进行向量化，类似于 SQL 中的 case when 语句，可用于从现有变量创建新变量。

输出：

```
   city type value
1  杭嘉湖 doc 4.27
2  宁波市 doc 3.39
3  温州市 doc 3.28
4  杭嘉湖 doc 2.83
5  杭嘉湖 doc 2.92
6  杭嘉湖 nur 4.89
7  宁波市 nur 3.63
8  温州市 nur 3.27
9  杭嘉湖 nur 3.13
10 杭嘉湖 nur 3.47
```

输入：

```
docnur11 <- docnur11 %>%
 mutate(value=case_when(
            type=="nur"~value*(-1),
            TRUE~value
 ))
#当type="nur"时，value 值全部乘以-1，其余值不变
docnur11
```

输出：

```
   city type value
1  杭嘉湖 doc 4.27
2  宁波市 doc 3.39
3  温州市 doc 3.28
4  杭嘉湖 doc 2.83
5  杭嘉湖 doc 2.92
6  杭嘉湖 nur -4.89
7  宁波市 nur -3.63
8  温州市 nur -3.27
9  杭嘉湖 nur -3.13
10 杭嘉湖 nur -3.47
```

**输入：**

```
docnur11 <- docnur11 %>%
 mutate(value = case_when(type=="doc"&value>= 3 ~ 1,
                          type=="doc"&value< 3 ~ 0,
                          TRUE ~ value))
docnur11
#当type="doc"并且value>= 3时，将value转换为数字1
```

**输出：**

```
    city type value
1  杭嘉湖 doc  1.00
2  宁波市 doc  1.00
3  温州市 doc  1.00
4  杭嘉湖 doc  0.00
5  杭嘉湖 doc  0.00
6  杭嘉湖 nur -4.89
7  宁波市 nur -3.63
8  温州市 nur -3.27
9  杭嘉湖 nur -3.13
10 杭嘉湖 nur -3.47
```

**输入：**

```
install.packages("ryouready")
library(ryouready)
attitude <- attitude[1:10,1:3]
```

**输出：**

| | rating | complaints | privileges |
|---|---|---|---|
| 1 | 43 | 51 | 30 |
| 2 | 63 | 64 | 51 |
| 3 | 71 | 70 | 68 |
| 4 | 61 | 63 | 45 |
| 5 | 81 | 78 | 56 |
| 6 | 43 | 55 | 49 |
| 7 | 58 | 67 | 42 |
| 8 | 71 | 75 | 50 |
| 9 | 72 | 82 | 72 |
| 10 | 67 | 61 | 45 |

输入：

```
rec <- "0:50=1; 51:70=2; 60:100=3; else=NA"
attitude.1 <- recode2(attitude,recodes=rec)
attitude.1
```

ryouready 包中的 recode2() 函数允许一次重新编码多个列。

输出：

| | rating | complaints | privileges |
|---|---|---|---|
| 1 | 1 | 2 | 1 |
| 2 | 2 | 2 | 2 |
| 3 | 3 | 2 | 2 |
| 4 | 2 | 2 | 1 |
| 5 | 3 | 3 | 2 |
| 6 | 1 | 2 | 1 |
| 7 | 2 | 2 | 1 |
| 8 | 3 | 3 | 1 |
| 9 | 3 | 3 | 3 |
| 10 | 2 | 2 | 1 |

输入：

```
recode2(attitude,vars=1:2,recodes=rec)
```

vars 参数设置由变量名或数字索引组成的向量，用于选择要重新编码的列。

输出：

| | rating | complaints | privileges |
|---|---|---|---|
| 1 | 1 | 2 | 30 |
| 2 | 2 | 2 | 51 |
| 3 | 3 | 2 | 68 |
| 4 | 2 | 2 | 45 |
| 5 | 3 | 3 | 56 |
| 6 | 1 | 2 | 49 |
| 7 | 2 | 2 | 42 |
| 8 | 3 | 3 | 50 |
| 9 | 3 | 3 | 72 |
| 10 | 2 | 2 | 45 |

输入：

```
library(dplyr)
attitude.2 <- attitude.1 %>%
          mutate_at(c(1:3),funs(recode(.,"1"="5","2"="4","3"="3")))
attitude.2
```

输出：

| | rating | complaints | privileges |
|---|---|---|---|
| 1 | 1 | 2 | 1 |
| 2 | 2 | 2 | 2 |
| 3 | 3 | 2 | 2 |
| 4 | 2 | 2 | 1 |
| 5 | 3 | 3 | 2 |
| 6 | 1 | 2 | 1 |
| 7 | 2 | 2 | 1 |
| 8 | 3 | 3 | 1 |
| 9 | 3 | 3 | 3 |
| 10 | 2 | 2 | 1 |

## 八、多项选择题编码

### （一）不定项多选项题

➥ **方法 1**：strsplit()函数

输入：

```
mc <- data.frame(choic=c(23,124,12,3,1234))
mc$choic <- as.character(mc$choic) #数值型变量转化为字符型变量
letters <- list() #创建空列表用于存储元素
for(i in 1:nrow(mc)){
 letters[i] <- strsplit(mc$choic[i], split = "")
}
letters
```

strsplit()函数用于将字符向量的元素拆分为子字符串，split 参数表示将指定的字符串分割为所需的格式。split 的长度为 0 时，字符将被分割为单个字符。

输出：

```
[[1]]
[1] "2" "3"

[[2]]
[1] "1" "2" "4"

[[3]]
[1] "1" "2"

[[4]]
[1] "3"
```

```
[[5]]
[1] "1" "2" "3" "4"
```

输入：

```
for(i in 1:nrow(mc)){
 letters[i] <- strsplit(mc$choic[i],split = "")
 mc$ch1[i]<- as.numeric("1" %in% letters[[i]])
 #如果字符"1"在 letters 中第 i 个列表元素中，ch1 变量中第 i 行返回数字 1
 mc$ch2[i]<- as.numeric("2" %in% letters[[i]])
 mc$ch3[i]<- as.numeric("3" %in% letters[[i]])
 mc$ch4[i]<- as.numeric("4" %in% letters[[i]])
 # [[]]返回元素本身
}
mc
```

输出：

```
  choic ch1 ch2 ch3 ch4
1   23  0   1   1   0
2  124  1   1   0   1
3   12  1   1   0   0
4    3  0   0   1   0
5 1234  1   1   1   1
```

**↘ 方法 2：**grepl()函数

输入：

```
mc<- data.frame(choic=c(23,124,12,3,1234))
mc$choic <- as.character(mc$choic)
for(i in 1:nrow(mc)){
 mc$ch1[i]<- as.numeric(grepl("1",mc$choic[i]))
 mc$ch2[i]<- as.numeric(grepl("2",mc$choic[i]))
 mc$ch3[i]<- as.numeric(grepl("3",mc$choic[i]))
 mc$ch4[i]<- as.numeric(grepl("4",mc$choic[i]))}
mc
```

grepl()函数用于搜索字符串或字符串向量的匹配项，如果字符串包含该模式，则返回 TRUE，否则返回 FALSE。as.numeric()函数将逻辑结果"TRUE"和"FALSE"转为数值 1 和 0。

输出：(同上)

**(二) 定项排序题**

定项排序题是指选择固定个数的选项，并按重要性排序。如"213"表示第 2 个选项最重要，其次是第 1 个和第 3 个。

输入：

```
md<- data.frame(cho=c(213,124,321,412,234))
md$cho <- as.character(md$cho)
let <- list()
for(i in 1:nrow(md)){
 let[i] <- strsplit(md$cho[i],split = "")
 md$d1[i]<-match("1",let[[i]],nomatch=0)
 md$d2[i]<-match("2",let[[i]],nomatch=0)
 md$d3[i]<-match("3",let[[i]],nomatch=0)
 md$d4[i]<-match("4",let[[i]],nomatch=0)
}
md
```

match()函数返回 vector1 在 vector2 中第一次出现的位置的向量。"nomatch=0"表示如果没有找到匹配项,那么它将被替换为 0 而不是 NA。

输出：

| cho | d1 | d2 | d3 | d4 |
|-----|----|----|----|----|
| 1 213 | 2 | 1 | 3 | 0 |
| 2 124 | 1 | 2 | 0 | 3 |
| 3 321 | 3 | 2 | 1 | 0 |
| 4 412 | 2 | 3 | 0 | 1 |
| 5 234 | 0 | 1 | 2 | 3 |

## 九、筛选数据

➥ **方法 1：**方括号[ ]

输入：

```
firstclass.1 <- firstclass[gender==1&age>=70,c("id","gender","age","TG")]
firstclass.1
```

输出：

| id | gender | age | TG |
|----|--------|-----|-----|
| 1 1 | 1 | 71 | 0.89 |
| 2 2 | 1 | 71 | 1.91 |

#选择性别为 1 并且年龄大于等于 70 岁的记录, 变量提取"id","gender","age","TG"

方括号称为提取操作符,用于在向量、矩阵、数组、列表或数据框中提取特定元素。

输入：

```
firstclass.2 <- firstclass[1:5,-c(5:7,10)]
firstclass.2
```

#选取前 5 条记录,并且删除第 5、6、7、10 个变量

输出：

```
   id gender age  TG   height weight
1 1   1      71 0.89 166.5  55.5
2 2   1      71 1.91 177.0  79.1
3 3   1      67 1.44 161.5  67.0
4 4   1      65 1.09 171.0  51.0
5 5   1      63 1.32 170.0  63.0
```

输入：

```
firstclass[2:3,2] <- NA
firstclass[4:5,3] <- NA
#将第 2、3 行的第 2 列以及第 4、5 行的第 3 列设为缺失
firstclass.na<- firstclass[!complete.cases(firstclass),]
firstclass.na
```

#筛选出所有包含缺失值的记录，complete.cases()函数用于返回指示完整记录的逻辑向量，!表示给出相反的逻辑值

输出：

| | id | gender | age | TG | waist | history | drink | height | weight | patient |
|---|---|---|---|---|---|---|---|---|---|---|
| 2 | 2 | **NA** | 71 | 1.91 | 89.6 | 0 | 0 | 177.0 | 79.1 | 0 |
| 3 | 3 | **NA** | 67 | 1.44 | 98.0 | 0 | 1 | 161.5 | 67.0 | 0 |
| 4 | 4 | 1 | **NA** | 1.09 | 66.0 | 0 | 0 | 171.0 | 51.0 | 0 |
| 5 | 5 | 1 | **NA** | 1.32 | 79.5 | 0 | 1 | 170.0 | 63.0 | 0 |

输入：

```
firstclass.comp<- firstclass[complete.cases(firstclass),]
firstclass.comp
```

此外，na.omit(firstclass)也可以输出完整的记录。

输出：

| | id | gender | age | TG | waist | history | drink | height | weight | patient |
|---|---|---|---|---|---|---|---|---|---|---|
| 1 | 1 | 1 | 71 | 0.89 | 73.5 | 1 | 0 | 166.5 | 55.5 | 0 |
| 6 | 6 | 2 | 63 | 3.00 | 58.0 | 1 | 0 | 158.2 | 42.5 | 1 |
| 7 | 7 | 2 | 61 | 1.49 | 76.4 | 0 | 0 | 162.2 | 57.5 | 1 |
| 8 | 8 | 2 | 60 | 0.96 | 57.8 | 0 | 0 | 146.8 | 34.0 | 1 |
| 9 | 9 | 1 | 60 | 1.69 | 73.0 | 0 | 1 | 160.0 | 52.0 | 1 |
| 10 | 10 | 2 | 58 | 1.16 | 71.7 | 0 | 0 | 155.3 | 49.0 | 1 |

输入：

```
firstclass.comp.2<- firstclass[complete.cases(firstclass[,"gender"]),]
firstclass.comp.2
```

#筛选出 gender 变量中没有缺失的记录

输出：

| | id | gender | age | TG | waist | history | drink | height | weight | patient |
|---|---|---|---|---|---|---|---|---|---|---|
| 1 | 1 | 1 | 71 | 0.89 | 73.5 | 1 | 0 | 166.5 | 55.5 | 0 |
| 4 | 4 | 1 | NA | 1.09 | 66.0 | 0 | 0 | 171.0 | 51.0 | 0 |
| 5 | 5 | 1 | NA | 1.32 | 79.5 | 0 | 1 | 170.0 | 63.0 | 0 |
| 6 | 6 | 2 | 63 | 3.00 | 58.0 | 1 | 0 | 158.2 | 42.5 | 1 |
| 7 | 7 | 2 | 61 | 1.49 | 76.4 | 0 | 0 | 162.2 | 57.5 | 1 |
| 8 | 8 | 2 | 60 | 0.96 | 57.8 | 0 | 0 | 146.8 | 34.0 | 1 |
| 9 | 9 | 1 | 60 | 1.69 | 73.0 | 0 | 1 | 160.0 | 52.0 | 1 |
| 10 | 10 | 2 | 58 | 1.16 | 71.7 | 0 | 0 | 155.3 | 49.0 | 1 |

➥ **方法2**：subset()函数

输入：

```
firstclass.3 <-subset(firstclass,gender==2&TG>=1,
                    select=c(id,gender,TG,height,weight))
firstclass.3
#选择性别为2并且TG大于等于1的记录，变量提取"id","gender" ,"TG",
"height","weight"
```

subset()函数返回满足条件的向量、矩阵或数据框的子集。

输出：

| | id | gender | TG | height | weight |
|---|---|---|---|---|---|
| 6 | 6 | 2 | 3.00 | 158.2 | 42.5 |
| 7 | 7 | 2 | 1.49 | 162.2 | 57.5 |
| 10 | 10 | 2 | 1.16 | 155.3 | 49.0 |

➥ **方法3**：dplyr 包中的 filter()函数

filter()函数用于将数据框划分为子集，保留满足条件的所有行。select()函数用于根据条件选择列，如以开始、以结束、包含和匹配特定的条件，以及根据位置选择列。

输入：

```
install.packages("dplyr")
library(dplyr)
firstclass.4 <- firstclass %>%
            filter(gender==2&age>=60) %>%
            select(id,gender,age,TG)
firstclass.4
# fliter 为筛选记录，select 为筛选变量
```

输出：

```
  id gender age  TG
1 6   2     63  3.00
2 7   2     61  1.49
3 8   2     60  0.96
```

输入：

```
firstclass %>%
  filter(complete.cases(.)) #或者 complete.cases(firstclass)输出完整记录
```

输入：

```
firstclass %>%
  filter(!is.na(gender) & !is.na(age))
#输出 gender 和 age 两个变量均不包括缺失值的记录
```

## 十、数据排序

### （一）对数值向量进行排序

输入：

```
fbmi <- c(17,21,28,20,24)
order(fbmi)
```

输出：

```
[1] 1 4 2 5 3   #第 1 个数排第 1 位，第 4 个数排第 2 位，依次类推
```

order()返回的是各个位置的值在向量中的索引,在排序变量前加上一个减号表示降序。

输入：

```
fbmi <- fbmi[order(-fbmi)] #降序排列
fbmi
```

输出：

```
[1] 28 24 21 20 17
```

输入：

```
fbmi <- sort(fbmi,decreasing = T)  #sort()用于对向量或因子进行排序
fbmi
```

输出：

```
[1] 28 24 21 20 17
```

### （二）对数据框进行排序

➥ **方法 1:**order()函数

输入：

```
firstclass[order(-gender,age),c("id","gender","age","TG")]
#对数据框先按 gender 降序再按 age 升序排序，变量保留 id、gender、age 和 TG
```

输出：

| | id | gender | age | TG |
|---|---|---|---|---|
| 10 | 10 | 2 | 58 | 1.16 |
| 8 | 8 | 2 | 60 | 0.96 |
| 7 | 7 | 2 | 61 | 1.49 |
| 6 | 6 | 2 | 63 | 3.00 |
| 9 | 9 | 1 | 60 | 1.69 |
| 5 | 5 | 1 | 63 | 1.32 |
| 4 | 4 | 1 | 65 | 1.09 |
| 3 | 3 | 1 | 67 | 1.44 |
| 1 | 1 | 1 | 71 | 0.89 |
| 2 | 2 | 1 | 71 | 1.91 |

➥ **方法 2**：dplyr 包中的 arrange()函数

arrange()函数用于根据所选列的值对数据框的行进行排序。

输入：

```
install.packages("dplyr")
library(dplyr)
firstclass %>%
    arrange(-gender,-TG)%>%    #先按 gender 降序，再按 TG 降序排序
    select(id,gender,age,TG)    #变量保留 id、gender、age 和 TG
```

输出：

| | id | gender | age | TG |
|---|---|---|---|---|
| 1 | 6 | 2 | 63 | 3.00 |
| 2 | 7 | 2 | 61 | 1.49 |
| 3 | 10 | 2 | 58 | 1.16 |
| 4 | 8 | 2 | 60 | 0.96 |
| 5 | 2 | 1 | 71 | 1.91 |
| 6 | 9 | 1 | 60 | 1.69 |
| 7 | 3 | 1 | 67 | 1.44 |
| 8 | 5 | 1 | 63 | 1.32 |
| 9 | 4 | 1 | 65 | 1.09 |
| 10 | 1 | 1 | 71 | 0.89 |

## 十一、列的分割与合并

输入：

```
datecol<- ("
date        hour
2016-01-01    07
2016-02-02    09
2016-03-03    13
2016-04-04    20
2016-05-05    05
")
datecol<- read.table(textConnection(datecol),header=T)
datecol
```

将数据以字符的形式写入程序中，通过 textConnection()函数创建到字符向量的连接。

输出：

```
      date   hour
1 2016-01-01  7
2 2016-02-02  9
3 2016-03-03 13
4 2016-04-04 20
5 2016-05-05  5
```

### （一）分割列

输入：

```
install.packages("tidyr")
library(tidyr)
datecol.1<- datecol%>%
    separate(col=date,into=c("year","month","day"),sep = "-")
datecol.1
```

tidyr 包中的 separate()函数可用于将一个数据框中的列分离为多个列。col 指定列名或所在位置。into 用于创建字符向量的新变量的名称。sep 指定分隔符，如果是字符型变量，则解释为正则表达式；如果是数字，则解释为要拆分的位置。正值从字符串最左边的 1 开始；负值从字符串最右边的－1 开始。添加 remove＝F，则在生成的数据框中保留原始被分隔的列值。

输出：

```
  year month day hour
1 2016  01   01  7
2 2016  02   02  9
```

```
3 2016  03   03 13
4 2016  04   04 20
5 2016  05   05 5
```

### （二）合并列

输入：

```
datecol.2 <- datecol.1%>%
    unite(col=date,c("year","month","day"),sep="/")
datecol.2
```

unite()方法用于将两个或多个列合并为单个列或变量。col 指定新列的名称，括号为指定合并列的名称向量。sep 指定数据连接到列中的方式。

输出：

```
  date       hour
1 2016/01/01  7
2 2016/02/02  9
3 2016/03/03 13
4 2016/04/04 20
5 2016/05/05  5
```

## 十二、字符型变量转换为日期型变量

### （一）字符型转日期型

**↘ 方法 1**：as. Date()函数

as. Date()函数用于快速将字符对象转换为日期对象。

输入：

```
as.Date(c("2017-06-22","2017-12-13"))
as.Date(c("20170622","20171213"),format="%Y%m%d")
as.Date(c("6/22/2017","12/13/2017"),format="%m/%d/%Y")
```

输出：

```
[1] "2017-06-22" "2017-12-13"
```

R 语言默认的日期型格式是 yyyy-mm-dd，如果是其他格式的日期，可以通过 format 参数指定多种输入格式（见表 5-1）。

表 5-1　日期符号及含义

| 符号 | 含义 | 举例 |
| --- | --- | --- |
| %d | 作为数字的天数（0—31） | 01 - 31 |
| %a | 缩写的工作日 | Mon |

（续表）

| 符号 | 含义 | 举例 |
|---|---|---|
| %A | 非缩写工作日 | Monday |
| %m | 月（00—12） | 00 - 12 |
| %b | 缩写的月份 | Jan |
| %B | 非缩写的月份 | January |
| %y | 2 个数字的年份 | 21 |
| %Y | 4 个数字的年份 | 2021 |

**↘ 方法 2**：lubridate 包中的 mdy（）函数

输入：

```
install.packages("lubridate")
library(lubridate)
mdy("6/22/2017","12/13/2017")
```

输出：

```
[1] "2017-06-22" "2017-12-13"
```

lubridate 包能够灵活地处理时间数据，其优势就在于能够自动识别年、月、日之间的多种分隔符，返回正确的日期格式。mdy（）分别代表月、日和年。同样，还有 ymd（）、ydm（）、ymd_hms（）等。

输入：

```
meeting <- ymd_hms("2021-08-15 09:00:00", tz = "Asia/Shanghai")
with_tz(meeting,"America/New_York")
```

输出：

```
[1] "2021-08-14 21:00:00 EDT"
```

with_tz（）返回在不同时区显示的日期时间。当输入无法识别的时区时，with_tz 默认为世界标准时间（UTC）。Sys. timezone（location = T）显示当前时区，更多时区信息，可以参阅 OlsonNames（）函数。

**（二）计算日期间隔**

输入：

```
today <- Sys.Date()
born <- as.Date("1984-09-20")
difftime(today,born,units = "days")
```

输出：

```
Time difference of 13843 days
```

Sys. Date（）返回系统时间，difftime 求日期间的差值，只能计算＂secs＂、＂mins＂、"hours"、"days"。

输入：

```
int <- interval(born, today)
time_length(int, unit= "year")
```

interval()指定开始和结束日期，time_length()用于计算时间跨度的确切长度，unit 指定使用时间单位的字符串。

输出：

```
[1] 37.90137
```

### （三）含时间的日期间隔计算

**➥ 方法 1**：as. POSIXct()函数

输入：

```
start <-as. POSIXct("2013/03/10 08:00:00",tz="Asia/Shanghai")
end<-as.POSIXct("2013/03/09 23:00:00",tz="Asia/Shanghai")
difftime(start,end,units="hours")
```

输出：

```
Time difference of 9 hours
```

**➥ 方法 2**：as. POSIXlt()函数

输入：

```
start<-as.POSIXlt("2013-03-10 00:00:08",format="%Y-%m-%d %S:%M:%H")
end<-as.POSIXlt("2013-03-09 00:30:23",format="%Y-%m-%d %S:%M:%H")
start-end
```

输出：

```
Time difference of 8.5 hours
```

POSIXct 以 1970 年 1 月 1 号开始，以秒存储的时间，负数表示在 1970－01－01 年以前，正数则是在 1970 年以后。POSIXlt 用列表方式表示时间（list time），时间的每一部分都是列表的一个元素。

**➥ 方法 3**：strptime()函数

输入：

```
start<- strptime("2013-03-10 08:00:00",format="%Y-%m-%d %H:%M:%S")
end <- strptime("2013-03-09 23:00:00",format="%Y-%m-%d %H:%M:%S")
difftime(start,end,units="mins")
```

输出：

```
Time difference of 540 mins
```

strptime()函数将字符转换为"POSIXlt"和"POSIXct"的时间对象，其中 format 参数为必选项。

➘ **方法4**：lubridate 包中的 as.period()函数

输入：

```
install.packages("lubridate")
library(lubridate)
start <- ymd_hms("2013-03-09 23:00:00")
end <- ymd_hms("2013/03/10 08:30:00")
as.period(interval(start,end),unit="hours")
```

as.period()函数能够将 Interval、Duration、difftime 和数值类对象转换为具有指定单位的period 类对象。

输出：

```
[1] "9H 30M 0S"
```

## 十三、删除重复记录

输入：

```
V1 <- rep(c("A","B","C"),each=3)
V2 <- c(1,1,1,1,4,1,2,3,2)
V3 <- c(7,6,7,3,6,3,8,4,8)
repp<-data.frame(V1,V2,V3)
repp
```

输出：

```
  V1 V2 V3
1 A  1  7
2 A  1  6
3 A  1  7
4 B  1  3
5 B  4  6
6 B  1  3
7 C  2  8
8 C  3  4
9 C  2  8
```

➘ **方法1**：unique()函数

输入：

```
unique(repp)
```

输出：

```
  V1 V2 V3
1 A 1 7
2 A 1 6
4 B 1 3
5 B 4 6
7 C 2 8
8 C 3 4
```

unique()函数用于删除向量、数据框或矩阵中存在的重复值或行。

➥ **方法 2**：duplicated()函数

输入：

```
duplicated(repp)
```

输出：

**[1] FALSE FALSE  TRUE FALSE FALSE  TRUE FALSE FALSE  TRUE**

duplicated()主要用于判定向量或数据框中的元素或行是否有重复，返回逻辑向量。

输入：

```
repp[!duplicated(repp),]      #选取非重复的记录
```

输出：

```
  V1 V2 V3
1 A 1 7
2 A 1 6
4 B 1 3
5 B 4 6
7 C 2 8
8 C 3 4
```

输入：

```
repp[!duplicated(repp[,c(1,2)]),] #选取变量 V1 和 V2 没有重复的记录
```

输出：

```
  V1 V2 V3
1 A 1 7
4 B 1 3
5 B 4 6
7 C 2 8
8 C 3 4
```

➥ **方法 3**：dplyr 包中的 distinct() 函数

输入：

```
install.packages("dplyr")
library(dplyr)
distinct(repp) #distinct()函数从数据框中选择不同的或唯一的行
```

输出：

```
   V1 V2 V3
1  A  1  7
2  A  1  6
3  B  1  3
4  B  4  6
5  C  2  8
6  C  3  4
```

输入：

```
repp%>%
 distinct(V1,V2,.keep_all=T)
 #选取变量 V1 和 V2 无重复值的所有记录，使用.keep_all=TRUE 参数返回所有列
```

输出：

```
  V1 V2 V3
1 A 1 7
2 B 1 3
3 B 4 6
4 C 2 8
5 C 3 4
```

## 十四、数据框合并

输入：

```
student1<-data.frame(ID=c(1:2),name=c("A","B"),
                sex=c("M","F"),score=c(60,70))
student1
```

输出：

```
 ID name sex score
1 1 A   M  60
2 2 B   F  70
```

输入：

```
student2<- data.frame(ID=c(3:4),name=c("C","D"),
                      sex=c("M","M"),score=c(80,90))
student2
```

输出：

```
  ID name sex score
1 3  C    M   80
2 4  D    M   90
```

### （一）纵向追加

输入：

```
rbind(student1,student2)
```

输出：

```
  ID name sex score
1 1  A    M   60
2 2  B    F   70
3 3  C    M   80
4 4  D    M   90
```

rbind()函数用于纵向合并数据框时要求数据框变量数量和名称相同。

### （二）横向合并不匹配主字段

输入：

```
cbind(student1,student2)
```

输出：

```
  ID name sex score ID name sex score
1 1  A    M   60    3  C    M   80
2 2  B    F   70    4  D    M   90
```

cbind()函数横向合并数据框要求行数相同,但无需匹配主字段,仅仅是将数据框横向拼接在一起。

### （三）横向合并匹配主字段

输入：

```
student3 <- data.frame(ID=c(2,4,6),ability=c(4,7,6))
student3
```

输出：

```
  ID ability
1 2  4
2 4  7
3 6  6
```

**输入：**

```
mstu1 <- merge(student2,student3,by="ID",all=T)
mstu1
```

**输出：**

```
  ID name  sex   score ability
1 2  <NA>  <NA>  NA    4
2 3  C     M     80    NA
3 4  D     M     90    7
4 6  <NA>  <NA>  NA    6
```

by 指定两数据框连接的列名，当两个数据框有相同的列名（ID）时，by 参数可以省略。

当两数据框中主字段名不一致时，需要通过 by. x=""和 by. y=""来分别设定第一个和第二个数据框的主字段。all＝T 表示连接后输出两数据框中的所有记录。等价于 dplyr 包中的全连接"full_join(student2,student3)"。当主字段名不一致时，也需要通过 by 来指定，如"full_join(student2,student3,by=c("name1"="name2"))"。

**输入：**

```
mstu2 <- merge(student2,student3,by="ID",all=F)
mstu2
```

**输出：**

```
  ID name sex score ability
1 4  D    M   90    7
```

all＝F 表示仅输出主字段匹配的记录，等价于 dplyr 包中内连接：inner_join(student2, student3)。

**输入：**

```
mstu3 <- merge(student2,student3,all.x=T)
mstu3
```

**输出：**

```
  ID name sex score
1 3  C    M   80
2 4  D    M   90
```

all. x＝T 表示合并后第一个数据框中的记录全部输出，等价于 dplyr 包中左连接：left_join(student2,student3)。

**输入：**

```
mstu4 <- merge(student2,student3,all.y=T)
mstu4
```

输出：

```
   ID name   sex   score ability
1 2 <NA>  <NA>    NA    4
2 4  D     M      90    7
3 6 <NA>  <NA>    NA    6
```

all. y＝T 表示合并后第二个数据框中的记录全部输出。等价于 dplyr 包中右连接：right_join（student2，student3）。

输入：

```
student1[!student1$ID %in% student3$ID,]
```

输出：

```
   ID name sex score
1 1  A    M   60
```

保留 student1 中未匹配的记录。等价于：student1[is. na(match(student1 $ ID，student3 $ ID)),]；或者 dplyr 包中：anti_join(student1，student3，by＝"ID")

## 十五、长数据与宽数据转换

宽数据（wide data）是指观测对象的每个变量属性都在单独的列中。长数据（long data）用一列显示所有的变量值，用另一列包含每个值对应的变量名。长数据格式在 R 语言中更容易进行统计分析。

输入：

```
wdata<- read.table(header=TRUE, text="
    id    sex    t1    t2    t3
    1     M     9.7  54.6   55.9
    2     F     5.5  50.9   79.9
    3     M     8.0  23.4   64.1")
wdata
```

输出：

```
id sex  t1   t2     t3
1 1 M   9.7 54.6   55.9
2 2 F   5.5 50.9   79.9
3 3 M   8.0 23.4   64.1
#wdata 为宽型数据，每列代表一个不同的变量。
```

### （一）将宽数据转换为长数据
➥ **方法 1**：reshape2 包中的 melt()函数

输入：

```
install.packages("reshape2")
library(reshape2)
ldata1 <- melt(wdata,id.vars=c("id","sex"),measure.vars=
              c("t1","t2","t3"),variable.name="t",value.name="mmol")
ldata1
```

参数 id. vars 指定标识变量，measure. vars 指定测量变量，variable. name 和 value. name 为新列名，用于存储测量变量的名称和值。

输出：

```
id sex t mmol
1 1  M  t1 9.7
2 2  F  t1 5.5
3 3  M  t1 8.0
4 1  M  t2 54.6
5 2  F  t2 50.9
6 3  M  t2 23.4
7 1  M  t3 55.9
8 2  F  t3 79.9
9 3  M  t3 64.1
```

**➥ 方法 2：** tidyr 包中的 gather()函数

输入：

```
install.packages("tidyr")
library(tidyr)
ldata2 <- gather(wdata,key=t,value=mmol,-id,-sex)
#或者
ldata2 <- gather(wdata,key=t,value=mmol,t1:t3)
ldata2
```

key 和 value 分别设定要创建的测量变量的名称和值的列名。t1：t3 指定测量变量的列，-id 和-sex 表示使用排除这两列之外的所有变量作为测量变量。此外，tidyr 包中的 pivot_longer()函数也可用于将数据框从宽格式转换为长格式。

输出：

```
 id sex t  mmol
1 1  M   t1 9.7
2 2  F   t1 5.5
3 3  M   t1 8.0
```

```
4 1 M   t2 54.6
5 2 F   t2 50.9
6 3 M   t2 23.4
7 1 M   t3 55.9
8 2 F   t3 79.9
9 3 M   t3 64.1
```

### (二) 将长数据转换为宽数据

➥ **方法** 1：reshape2 包中的 dcast() 函数

输入：

```
install.packages("reshape2")
library(reshape2)
wdata1 <- dcast(ldata1,id+sex~t,value.var="mmol")
wdata1
```

dcast() 函数采用公式形式，~符号前面表示标识变量，后面表示测量变量，value. var 指定在转换为宽格式时要填充的列。

输出：

```
  id sex t1    t2      t3
1 1  M   9.7  54.6   55.9
2 2  F   5.5  50.9   79.9
3 3  M   8.0  23.4   64.1
```

➥ **方法** 2：tidyr 包中的 spread() 函数

输入：

```
install.packages("tidyr")
library(tidyr)
wdata2 <- spread(ldata1,key=t,value=mmol)
wdata2
```

key 指定列值将成为变量名的列；value 指定列值将填充在新创建的变量中的列。此外，tidyr 包中的 pivot_wider() 函数也可用于将数据框从长格式转换为宽格式。

输出：同上。

### 十六、将包含计数的表格转换数据框

输入：

```
ka1 <- matrix(c(1,2,3,1),2,2,dimnames = list("MRI 再诊"=c("前列腺癌",
                 "前列腺增生"),"MRI 初诊"=c("前列腺癌","前列腺增生")))
ka1
```

输出：

```
               MRI 初诊
MRI 再诊     前列腺癌 前列腺增生
  前列腺癌      1       3
  前列腺增生    2       1
```

输入：

```
ka2 <- as.data.frame(as.table(ka1))
ka2
```

此外，还可以用 reshape2 包中的 melt(ka1)实现。

输出：

```
    MRI 再诊   MRI 初诊    Freq
1   前列腺癌   前列腺癌      1
2 前列腺增生   前列腺癌      2
3   前列腺癌   前列腺增生    3
4 前列腺增生   前列腺增生    1
```

输入：

```
countsToCases <- function(x, count = "Freq") {
                          #Freq 为 ka2 中的最后一列的列名
 rep.case <- rep(seq_len(nrow(x)), x[[count]])
#以 Freq 重复行编号, seq_len()用于生成从 1 到指定数字的序列, [[]]用来引用元素向量
中的特定元素
x[count] <- NULL      #删除频数列
  x[repcase,]
 }
ka3 <- countsToCases(ka2)
ka3
```

输出：

```
      MRI 再诊      MRI 初诊
1     前列腺癌     前列腺癌
2     前列腺增生   前列腺癌
2.1 前列腺增生     前列腺癌
3     前列腺癌     前列腺增生
3.1   前列腺癌     前列腺增生
3.2   前列腺癌     前列腺增生
4     前列腺增生   前列腺增生
```

此外，还可以用 mirt 包中的 expand.table(ka2)实现，要求数据框或矩阵的频数在最右一列。

# 第六章

# 统计描述与正态性检验

## 第一节 常用统计函数

### 一、基本统计函数

输入：

```
x <- c(7.9,7.3,8.5,11.6,10.5,8.5,9.8,6.8,9.1,7.1,8.5,10.0)
length(x)    #元素数量
min(x)       #最小值
max(x)       #最大值
range(x)     #全距
mean(x)      #算术均数
median(x)    #中位数
sd(x)        #标准差
var(x);      #方差
IQR(x)       #四分位间距
quantile(x)  #计算百分位数
summary(x)   #输出最小值、下四分位数、中位数、均数、上四分位数和最大值
```

IQR（）求四分位间距，quantile 输出最小值、下四分位数、中位数、上四分位数和最大值，summary 比 quantile 多输出一个算术均数，也可以自定义百分位数，如 quantile（x，c(0.1, 0.9)）。如果数据存在缺乏值，需要将缺乏值删除，如 mean(x, na.rm＝T)。

输入：

```
table(x)
```

输出：

```
6.8 7.1 7.3 7.9 8.5 9.1 9.8  10  10.5 11.6
 1   1   1   1   3   1   1   1   1    1
```

table()输出各观察值的频数，频数最多的即是众数。还可以通过安装 DescTools 包，通过 Mode(x)求众数。

输入：

```
titer <- c(1/2,1/4,1/4,1/6,1/6,1/6,1/8,1/10)
1/exp(mean(log(titer)))
```

输出：

```
5.221998
```

几何均数为 1/5.22。还可以利用 epiR 包中的 epi. descriptives()函数计算几何均数并给出标准差、四分位数和置信区间等信息。

## 二、软件包中的函数

### （一）psych 包中的 decribe( )函数

输入：

```
install.packages("psych")
library(psych)
describe(x)
```

输出：

```
  vars n mean sd median trimmed mad  min  max  range skew kurtosis  se
X1  1 12 8.8 1.46  8.5    8.72  1.85 6.8 11.6  4.8  0.33  -1.12    0.42
```

计算结果包括非缺失值的例数、平均数、标准差、中位数、截尾均值、绝对中位差、最小值、最大值、全距、偏度、峰度和标准误。

### （二）pastecs 包中的 stat. desc( )函数

输入：

```
install.packages("pastecs")
library(pastecs)
options(scipen=999)#取消科学记数法
stat.desc(mtcars[,c(1,3)],norm=T)
```

输出：

|          | mpg    | disp    |
|----------|--------|---------|
| nbr.val  | 32.00  | 32.00   |
| nbr.null | 0.00   | 0.00    |
| nbr.na   | 0.00   | 0.00    |
| min      | 10.40  | 71.10   |
| max      | 33.90  | 472.00  |
| range    | 23.50  | 400.90  |
| sum      | 642.90 | 7383.10 |

| median | 19.20 | 196.30 |
|---|---|---|
| mean | 20.09 | 230.72 |
| SE.mean | 1.07 | 21.91 |
| CI.mean.0.95 | 2.17 | 44.69 |
| var | 36.32 | 15360.80 |
| std.dev | 6.03 | 123.94 |
| coef.var | 0.30 | 0.54 |
| skewness | 0.61 | 0.38 |
| skew.2SE | 0.74 | 0.46 |
| kurtosis | -0.37 | -1.21 |
| kurt.2SE | -0.23 | -0.75 |
| normtest.W | 0.95 | 0.92 |
| normtest.p | 0.12 | 0.02 |

计算其中所有值、空值、缺失值的数量，以及最小值、最大值、全距、总和等。若 desc＝TRUE（同样也是默认值），则计算中位数、平均数、平均数的标准误、平均数置信度为 95％ 的置信区间 "(qt(0.975,length(x)−1) * sd(x)/sqrt(length(x)))"，方差、标准差以及变异系数。最后，若 norm＝TRUE（不是默认的），则返回正态分布统计量，包括偏度和峰度（以及它们的统计显著程度）和 Shapiro-Wilk 正态性检验结果。

Skewness＝0    分布形态与正态分布偏度相同

Skewness＞0    正偏差数值较大，为正偏或右偏，长尾巴拖在右边。

Skewness＜0    负偏差数值较大，为负偏或左偏，长尾巴拖在左边。

Kurtosis＝0    与正态分布的陡缓程度相同。

Kurtosis＞0    比正态分布的高峰更加陡峭——尖顶峰。

Kurtosis＜0    比正态分布的高峰来得平台——平顶峰。

峰度系数与其标准误的比值用来检验正态性，如果该比值绝对值大于 2（skew.2SE＞1 或 kurt.2SE＞1，偏度和峰度除以 2 个标准误），则拒绝正态性假设。

# 第二节　apply 函数族

循环（如 for、while 和 repeat）是重复执行某些代码的一种方式。然而，当涉及处理大型数据集时，它们的执行速度往往很慢。R 有一种更高效、更快速的方法来执行迭代，即 apply 函数族。apply 函数族包括：apply、lapply、sapply、vapply、mapply、rapply 和 tapply。apply 函数系列属于 R 基本程序包，不同函数的区别在于作用的对象类型（如矩阵、数组、列表和数据框）和返回的对象类型不同。

## 一、apply 函数

apply()函数以数据框或矩阵作为输入，并以向量、列表或数组形式输出。apply(X,

MARGIN，FUN，…），Margin 若为 1 表示取行，为 2 表示取列，为 c(1,2)表示行、列都计算。求行和列的均数还可以用 rowMeans(mtcars)和 colMeans(mtcars)。

输入：

```
apply(mtcars,2,mean)  #计算每列的平均数
```

输出：

```
  mpg cyl disp    hp  drat wt qsec  vs   am  gear carb
20.1 6.2 230.7 146.7  3.6 3.2 17.8 0.4 0.4   3.7  2.8
```

输入：

```
dstats <- function (x) {
 mean <- mean(x,na.rm=T)
 sd <- sd(x,na.rm=T)
 median <- median(x,na.rm=T)
 q25 <- quantile(x,0.25,na.rm=T)
 q75 <- quantile(x,0.75,na.rm=T)
 return(c(MEAN=mean,SD=sd,MEDIAN=median,PL=q25,PU=q75))
}
round(apply(mtcars[,c(1:3)],2,dstats),2)   #保留两位小数
```

输出：

```
          mpg   cyl  disp
MEAN    20.09  6.19 230.72
SD       6.03  1.79 123.94
MEDIAN  19.20  6.00 196.30
PL.25%  15.43  4.00 120.83
PU.75%  22.80  8.00 326.00
```

## 二、lapply 函数

lapply()函数用于对列表对象执行操作，并返回与原始集合长度相同的列表对象。lapply()返回一个长度与输入 list 对象相似的 list，每个元素都是将 FUN 应用于 list 的相应元素的结果。lapply()函数接受列表、向量或数据框作为输入，并以列表形式输出。

unlist(lapply(……)) 将列表转换为向量。

输入：

```
lapply(mtcars[,1:3],mean,na.rm=T)
```

输出：

```
$mpg
[1] 20.09062
```

```
$cyl
[1] 6.1875

$disp
[1] 230.7219
```

### 三、sapply 函数

sapply()函数将列表、向量或数据框作为输入，并以向量或矩阵形式输出。它对列表对象的操作很有用，并返回与原始集合长度相同的列表对象。sapply()函数执行的功能与 lapply ()函数相同，但返回一个向量。添加 simplify＝F，返回值的类型是 list，此时与 lapply 完全相同。

输入：

```
sapply(mtcars[,1:3],mean,na.rm=T)
```

输出：

```
     mpg      cyl       disp
20.09062  6.18750   230.72188
```

### 四、tapply 函数

tapply()函数能够计算统计度量值（平均值、中位数、最小值、最大值等）或为向量中的每个因子变量自编函数操作，它还允许创建向量的子集，然后将一些函数应用到每个子集。tapply()函数的作用在于把数据按照一定方式分成不同的组，再在每一组数据内进行某种运算。

输入：

```
tapply(mtcars$mpg,mtcars$vs,dstats) #vs 分组统计
```

输出：

```
$`0`
 MEAN   SD MEDIAN PL.25% PU.75%
 16.6  3.9   15.6   14.8   19.1

$`1`
 MEAN   SD MEDIAN PL.25% PU.75%
 24.6  5.4   22.8   21.4   29.6
```

### 五、mapply 函数

mapply()函数为 sapply()函数的多变量形式，mapply 将 FUN 应用于每个对象（如向量

或列表)的第一个元素,然后是第二个元素,以此类推。

输入:

```
mapply(function(x,y){x^y},x=c(2,3),y=c(3,4))
```

输出:

```
[1] 8 81
```

输入:

```
mapply(rep,1:4,1:4)
```

输出:

```
[[1]]
[1] 1

[[2]]
[1] 2 2

[[3]]
[1] 3 3 3

[[4]]
[1] 4 4 4 4
```

## 六、rapply 函数

rapply()函数是 lapply()函数的递归版本,递归地将函数应用于嵌套列表结构的每个元素,可以灵活地构造结果。

输入:

```
rdat <- list(a = 1:10,b = 11:20,c=c('A','B','C','D'))
rdat
```

输出:

```
$a
 [1] 1 2 3 4 5 6 7 8 9 10

$b
 [1] 11 12 13 14 15 16 17 18 19 20

$c
[1] "A" "B" "C" "D"
```

输入：

```
rapply(rdat,mean,how = "replace",classes = "integer")
```

how = "replace"不符合类型的元素被保留；how = "list"或者 how = "unlist"不符合类型的元素显示为缺失或不显示。how = "unlist"输出结果为向量。classes 指定类名的字符向量，或"ANY"来匹配任何类。

输出：

```
$a
[1] 5.5

$b
[1] 15.5

$c
[1] "A" "B" "C" "D"
```

输入：

```
myfunction <- function(x) {
if (is.character(x)) {
 return(paste(x,"1",sep=""))#如果是字符型变量，则每个字符后加上字符"1"
 }
else {
 return(x*2) #如果不是字符型变量，则均乘以 2
 }
}
rapply(rdat,myfunction,how="list")
```

输出：

```
$a
 [1]  2  4  6  8 10 12 14 16 18 20

$b
 [1] 22 24 26 28 30 32 34 36 38 40

$c
[1] "A1" "B1" "C1" "D1"
```

## 七、vapply 函数

vapply()函数与 sapply()函数相似，但是可以预先指定返回值的类型，得到的结果更加安全,在大量数据下使用 vapply() 的效率要比 sapply() 高。FUN. VALUE 指定每次迭代返回元素的类型和长度的值。

输入:

```
test <- 1:6
vapply(test, function(x) {x < 5}, FUN.VALUE=logical(1))
```

输出:

**[1] TRUE TRUE TRUE TRUE FALSE FALSE**

输入:

```
vapply(test, function(x) {x < 5}, FUN.VALUE=numeric(1))
```

输出:

**[1]** 1 1 1 1 0 0

# 第三节　分组统计

## 一、aggregate()函数

输入:

```
aggregate(mtcars[,c("mpg","disp","hp")],
    by=list(vs=mtcars$vs,am=mtcars$am),
    FUN=function(x)mean(x,na.rm = TRUE))
```

输出:

```
  vs am  mpg disp  hp
1  0  0   15  358 194
2  1  0   21  175 102
3  0  1   20  206 181
4  1  1   28   90  81
```

aggregate(x, by, FUN, ..., simplify = TRUE, drop = TRUE),by 指定分组元素的列表,子集根据该列表进行分组;simplify 指示是否应将结果简化为向量或矩阵的逻辑值;drop 指示是否删除未使用的分组组合的逻辑值。

输入:

```
aggregate(cbind(mpg,disp,hp)~vs+am,data=mtcars,
                    FUN=length)
```

输出：

```
  vs am mpg disp hp
1  0  0  12  12  12
2  1  0   7   7   7
3  0  1   6   6   6
4  1  1   7   7   7
```

aggregate(formula，data，FUN，…，subset，na. action ＝ na. omit)，subset 指定要使用的观测值子集的可选向量。na. action 函数指示当数据包含 NA 值时应执行的操作。默认情况下，忽略给定变量中的缺失值。FUN＝ stat. desc,则输出对应统计量。

## 二、summaryBy( )函数

输入：

```
install.packages("doBy")
library(doBy)
summaryBy(mpg+disp~vs+am,data=mtcars,FUN=c(mean,sd),na.rm=TRUE)
```

输出：

```
  vs am  mpg.mean disp.mean mpg.sd disp.sd
1  0  0       15       358    2.8      72
2  0  1       20       206    4.0      95
3  1  0       21       175    2.5      49
4  1  1       28        90    4.8      19
```

在～左侧的变量是需要分析的数值型变量,而右侧的变量是分组变量。function 可为任何内建或用户自编的 R 函数。FUN＝ stat. desc,则输出对应统计量。

## 三、describeBy( )函数

输入：

```
install.packages("psych")
library(psych)
describeBy(mtcars[,c("mpg","disp")],list(mtcars$vs,mtcars$am),mat=T,
          digits=1)
```

describeBy()函数可计算和 describe()相同的描述性统计量,但不允许指定任意函数。mat＝T 表示以矩阵展示结果,否则将以列表的形式呈现。

输出:(部分结果略)

|      | item | group1 | group2 | vars | n | mean | sd | median | trimmed | mad |
|------|------|--------|--------|------|-----|------|-----|--------|---------|-----|
| mpg1 | 1 | 0 | 0 | 1 | 12 | 15 | 2.8 | 15 | 15 | 2.3 |
| mpg2 | 2 | 1 | 0 | 1 | 7 | 21 | 2.5 | 21 | 21 | 3.3 |
| mpg3 | 3 | 0 | 1 | 1 | 6 | 20 | 4.0 | 20 | 20 | 3.9 |

| | | | | | | | | | |
|------|---|---|---|---|----|-----|------|-----|-----|------|
| mpg4 | 4 | 1 | 1 | 1 | 7 | 28 | 4.8 | 30 | 28 | 4.6 |
| disp1 | 5 | 0 | 0 | 2 | 12 | 358 | 71.8 | 355 | 354 | 96.5 |
| disp2 | 6 | 1 | 0 | 2 | 7 | 175 | 49.1 | 168 | 175 | 39.7 |
| disp3 | 7 | 0 | 1 | 2 | 6 | 206 | 95.2 | 160 | 206 | 40.5 |
| disp4 | 8 | 1 | 1 | 2 | 7 | 90 | 18.8 | 79 | 90 | 11.7 |

## 四、by( )函数

输入：

```
result <- by(mtcars[,c("mpg","disp")],list(vs=mtcars$vs),
              function(x)round(stat.desc(x),1))
result
```

by( )将函数应用于数据框的指定子集。

输出：

```
vs: 0
               mpg     disp
nbr.val       18.0     18.0
nbr.null       0.0      0.0
nbr.na         0.0      0.0
min           10.4    120.3
max           26.0    472.0
range         15.6    351.7
sum          299.1   5528.7
median        15.7    311.0
mean          16.6    307.1
SE.mean        0.9     25.2
CI.mean.0.95   1.9     53.1
var           14.9  11398.8
std.dev        3.9    106.8
coef.var       0.2      0.3
-----------------------------------------------------------------
vs: 1
               mpg    disp
nbr.val       14.0    14.0
nbr.null       0.0     0.0
nbr.na         0.0     0.0
```

| | | |
|---|---|---|
| min | 17.8 | 71.1 |
| max | 33.9 | 258.0 |
| range | 16.1 | 186.9 |
| sum | 343.8 | 1854.4 |
| median | 22.8 | 120.6 |
| mean | 24.6 | 132.5 |
| SE.mean | 1.4 | 15.2 |
| CI.mean.0.95 | 3.1 | 32.8 |
| var | 28.9 | 3236.8 |
| std.dev | 5.4 | 56.9 |
| coef.var | 0.2 | 0.4 |

输入：

```
do.call(cbind, result)
```

do.call()将给定的函数应用于整个列表，能快速将复杂的 list 结构扁平化成 dataframe。

输出：

| | 0.mpg | 0.disp | 1.mpg | 1.disp |
|---|---|---|---|---|
| nbr.val | 18.0 | 18.0 | 14.0 | 14.0 |
| nbr.null | 0.0 | 0.0 | 0.0 | 0.0 |
| nbr.na | 0.0 | 0.0 | 0.0 | 0.0 |
| min | 10.4 | 120.3 | 17.8 | 71.1 |
| max | 26.0 | 472.0 | 33.9 | 258.0 |
| range | 15.6 | 351.7 | 16.1 | 186.9 |
| sum | 299.1 | 5528.7 | 343.8 | 1854.4 |
| median | 15.7 | 311.0 | 22.8 | 120.6 |
| mean | 16.6 | 307.1 | 24.6 | 132.5 |
| SE.mean | 0.9 | 25.2 | 1.4 | 15.2 |
| CI.mean.0.95 | 1.9 | 53.1 | 3.1 | 32.8 |
| var | 14.9 | 11398.8 | 28.9 | 3236.8 |
| std.dev | 3.9 | 106.8 | 5.4 | 56.9 |
| coef.var | 0.2 | 0.3 | 0.2 | 0.4 |

## 五、summarytools 包

输入：

```
install.packages("summarytools")
library(summarytools)
freq(mtcars$cyl, style = "rmarkdown", report.nas = T, #报告缺失值
  order = "-freq")   #频数从低到高排序
```

freq()函数生成带有计数、比例以及缺失数据信息的频率表。

输出(在 Rmarkdown 中运行并导出,代码块的控制选项设置 results='asis'):见表 6 - 1。

表 6 - 1　freq()函数运行结果

|  | Freq | % Valid | % Valid Cum. | % Total | % Total Cum. |
|---|---|---|---|---|---|
| 6 | 7 | 21.88 | 21.88 | 21.88 | 21.88 |
| 4 | 11 | 34.38 | 56.25 | 34.38 | 56.25 |
| 8 | 14 | 43.75 | 100.00 | 43.75 | 100.00 |
| \<NA\> | 0 |  |  | 0.00 | 100.00 |
| Total | 32 | 100.00 | 100.00 | 100.00 | 100.00 |

输入:

```
ctable(x = mtcars$am, y = mtcars$vs, prop = "r", chisq = TRUE,
       OR = TRUE, RR = TRUE, style = 'rmarkdown')
```

ctable 生成分类变量行列交叉表。默认情况下显示行比例,要显示列或总比例,请分别使用 prop="c"或 prop="t",完全省略比例,请使用 prop="n"。

输出(在 Rmarkdown 中运行并导出 word):见表 6 - 2、表 6 - 3。

表 6 - 2　ctable()函数运行结果

| vs | 0 | 1 | Total |
|---|---|---|---|
| am |  |  |  |
| 0 | 12 (63.2%) | 7 (36.8%) | 19 (100.0%) |
| 1 | 6 (46.2%) | 7 (53.8%) | 13 (100.0%) |
| Total | 18 (56.2%) | 14 (43.8%) | 32 (100.0%) |

表 6 - 3　卡方值、OR 值和 RR 值

| Chi. squared | df | $p$. value |
|---|---|---|
| 0.347 5 | 1 | 0.555 5 |
| Odds Ratio | Lo - 95% | Hi - 95% |
| 2.00 | 0.48 | 8.40 |
| Risk Ratio | Lo - 95% | Hi - 95% |
| 1.37 | 0.69 | 2.70 |

输入:

```
print(ctable(x = mtcars$am, y = mtcars$vs, prop = "r", chisq = TRUE,
             OR = TRUE, RR = TRUE), method = 'viewer')
```

method＝"viewer"表示在 RStudio 的 Viewer 中显示 html 输出。

输出：见图 6－1。

# Cross-Tabulation, Row Proportions
## am * vs
**Data Frame**: mtcars

| am | vs 0 | vs 1 | Total |
|---|---|---|---|
| **0** | 12 (63.2%) | 7 (36.8%) | 19 (100.0%) |
| **1** | 6 (46.2%) | 7 (53.8%) | 13 (100.0%) |
| **Total** | 18 (56.2%) | 14 (43.8%) | 32 (100.0%) |

$X^2$ = 0.3475  **df** = 1  **p** = .5555
**O.R.** (95% C.I.) = **2.00**  (0.48 - 8.40)
**R.R.** (95% C.I.) = **1.37**  (0.69 - 2.70)

Generated by summarytools 1.0.1 (R version 4.0.5)
2022-08-17

图 6－1　在 RStudio 的 Viewer 中显示 ctable( )的结果

输入：

```
stby(list(x=mtcars$am, y=mtcars$vs), INDICES=mtcars$cyl, FUN=ctable)
```

stby 类似于基础 by( )函数，INDICES 用于指定一个或多个分层变量。

输出（Rmarkdown 中运行并导出 word）：见表 6－4～表 6－6。

表 6－4　stby( )函数结果（Group：cyl＝4）

| vs | 0 | 1 | Total |
|---|---|---|---|
| am | | | |
| 0 | 0 ( 0.0%) | 3 (100.0%) | 3 (100.0%) |
| 1 | 1 (12.5%) | 7 ( 87.5%) | 8 (100.0%) |
| Total | 1 ( 9.1%) | 10 ( 90.9%) | 11 (100.0%) |

表 6 - 5　stby( )函数结果(Group: cyl = 6)

| vs | 0 | 1 | Total |
|---|---|---|---|
| am | | | |
| 0 | 0（0.0%） | 4（100.0%） | 4（100.0%） |
| 1 | 3（100.0%） | 0（0.0%） | 3（100.0%） |
| Total | 3（42.9%） | 4（57.1%） | 7（100.0%） |

表 6 - 6　stby( )函数结果(Group: cyl = 8)

| vs | 0 | Total |
|---|---|---|
| am | | |
| 0 | 12（100.0%） | 12（100.0%） |
| 1 | 2（100.0%） | 2（100.0%） |
| Total | 14（100.0%） | 14（100.0%） |

输入:

```
mtcars[,c("cyl","vs","am","gear","carb")] <-
        lapply(mtcars[,c("cyl","vs","am","gear","carb")],as.factor)
descr(mtcars[,c("mpg","cyl","wt","vs")],style = "rmarkdown")
```

descr( )函数为数值变量生成常见的集中趋势和离散趋势指标。它可以处理单个向量和数据框,会忽略非数值列。

输出(Rmarkdown 中运行并导出 word,只统计数值变量):见表 6 - 7。

表 6 - 7　descr( )函数统计结果

| | mpg | wt |
|---|---|---|
| Mean | 20.09 | 3.22 |
| Std. Dev | 6.03 | 0.98 |
| Min | 10.40 | 1.51 |
| Q1 | 15.35 | 2.54 |
| Median | 19.20 | 3.33 |
| Q3 | 22.80 | 3.65 |
| Max | 33.90 | 5.42 |
| MAD | 5.41 | 0.77 |
| IQR | 7.38 | 1.03 |
| CV | 0.30 | 0.30 |

（续表）

| | mpg | wt |
|---|---|---|
| Skewness | 0.61 | 0.42 |
| SE. Skewness | 0.41 | 0.41 |
| Kurtosis | −0.37 | −0.02 |
| N. Valid | 32.00 | 32.00 |
| Pct. Valid | 100.00 | 100.00 |

输入：

```
stby(data=mtcars, INDICES=mtcars$vs, FUN=descr, transpose=F)
```

以 vs 变量进行分组统计，transpose＝T 表示以统计量为列变量呈现结果。

输出（Rmarkdown 中运行并导出 word，只统计数值变量）：见表 6－8、见表 6－9。

表 6－8　descr( )函数分组统计(Group：vs = 0)

| | disp | drat | hp | mpg | qsec | wt |
|---|---|---|---|---|---|---|
| Mean | 307.15 | 3.39 | 189.72 | 16.62 | 16.69 | 3.69 |
| Std. Dev | 106.77 | 0.47 | 60.28 | 3.86 | 1.09 | 0.90 |
| Min | 120.30 | 2.76 | 91.00 | 10.40 | 14.50 | 2.14 |
| Q1 | 275.80 | 3.07 | 150.00 | 14.70 | 15.84 | 3.17 |
| Median | 311.00 | 3.18 | 180.00 | 15.65 | 17.02 | 3.57 |
| Q3 | 360.00 | 3.73 | 230.00 | 19.20 | 17.42 | 3.85 |
| Max | 472.00 | 4.43 | 335.00 | 26.00 | 18.00 | 5.42 |
| MAD | 72.65 | 0.32 | 48.18 | 2.97 | 0.85 | 0.50 |
| IQR | 84.20 | 0.63 | 70.00 | 4.30 | 1.42 | 0.61 |
| CV | 0.35 | 0.14 | 0.32 | 0.23 | 0.07 | 0.25 |
| Skewness | −0.26 | 0.74 | 0.45 | 0.48 | −0.71 | 0.54 |
| SE. Skewness | 0.54 | 0.54 | 0.54 | 0.54 | 0.54 | 0.54 |
| Kurtosis | −1.06 | −0.73 | −0.15 | −0.05 | −0.80 | −0.43 |
| N. Valid | 18.00 | 18.00 | 18.00 | 18.00 | 18.00 | 18.00 |
| Pct. Valid | 100.00 | 100.00 | 100.00 | 100.00 | 100.00 | 100.00 |

表 6－9　descr( )函数分组统计(Group：vs ＝1)

| | disp | drat | hp | mpg | qsec | wt |
|---|---|---|---|---|---|---|
| Mean | 132.46 | 3.86 | 91.36 | 24.56 | 19.33 | 2.61 |
| Std. Dev | 56.89 | 0.51 | 24.42 | 5.38 | 1.35 | 0.72 |

（续表）

| | disp | drat | hp | mpg | qsec | wt |
|---|---|---|---|---|---|---|
| Min | 71.10 | 2.76 | 52.00 | 17.80 | 16.90 | 1.51 |
| Q1 | 79.00 | 3.70 | 66.00 | 21.40 | 18.60 | 1.94 |
| Median | 120.55 | 3.92 | 96.00 | 22.80 | 19.17 | 2.62 |
| Q3 | 167.60 | 4.08 | 110.00 | 30.40 | 20.00 | 3.21 |
| Max | 258.00 | 4.93 | 123.00 | 33.90 | 22.90 | 3.46 |
| MAD | 61.82 | 0.26 | 32.62 | 6.00 | 1.02 | 0.95 |
| IQR | 79.35 | 0.36 | 43.75 | 8.22 | 1.37 | 1.21 |
| CV | 0.43 | 0.13 | 0.27 | 0.22 | 0.07 | 0.27 |
| Skewness | 0.80 | −0.28 | −0.24 | 0.41 | 0.86 | −0.17 |
| SE. Skewness | 0.60 | 0.60 | 0.60 | 0.60 | 0.60 | 0.60 |
| Kurtosis | −0.49 | 0.46 | −1.61 | −1.40 | 1.25 | −1.68 |
| N. Valid | 14.00 | 14.00 | 14.00 | 14.00 | 14.00 | 14.00 |
| Pct. Valid | 100.00 | 100.00 | 100.00 | 100.00 | 100.00 | 100.00 |

输入：

```
view(dfSummary(mtcars[,c("mpg","cyl","disp","vs")]))
```

dfSummary()收集数据框中所有变量的信息，并将其显示在一个单一的、易读的表中。
输出：见图 6-2。

| No | Variable | Stats / Values | Freqs (% of Valid) | Graph | Valid | Missing |
|---|---|---|---|---|---|---|
| 1 | mpg [numeric] | Mean (sd) : 20.1 (6)<br>min < med < max:<br>10.4 < 19.2 < 33.9<br>IQR (CV) : 7.4 (0.3) | 25 distinct values | | 32 (100%) | 0 (0%) |
| 2 | cyl [factor] | 1.4<br>2.6<br>3.8 | 11 (34.4%)<br>7 (21.9%)<br>14 (43.8%) | | 32 (100%) | 0 (0%) |
| 3 | disp [numeric] | Mean (sd) : 230.7 (123.9)<br>min < med < max:<br>71.1 < 196.3 < 472<br>IQR (CV) : 205.2 (0.5) | 27 distinct values | | 32 (100%) | 0 (0%) |
| 4 | vs [factor] | 1.0<br>2.1 | 18 (56.2%)<br>14 (43.8%) | | 32 (100%) | 0 (0%) |

图 6-2 在 RStudio 的 Viewer 中显示 dfSummary() 的结果

## 第四节　数据汇总表

### 一、qwraps2 包

qwraps2 包包含了一组用于汇总数据和格式化结果的有用函数。

输入：

```
install.packages("qwraps2")
library(qwraps2)
options(qwraps2_markup='markdown')
mean_sd(mtcars2$mpg,denote_sd="paren",na_rm=T)
```

将 qwraps2_markup 选项设置为 markdown。如果没有设置此选项，qwraps2 将使用 "latex"作为默认标记语言。denote_sd：设置为"pm"或"paren"的字符串，用于报告"mean $\pm$ sd"或"mean(sd)"。

输出：

```
[1] "20.09 (6.03)"
```

输入：

```
median_iqr(mtcars2$mpg,digits = getOption("qwraps2_frmt_digits",1))
```

输出中位数和95％置信区间，保留 1 位小数。

输出：

```
[1] "19.2 (15.4, 22.8)"
```

输入：

```
n_perc(mtcars2$cyl==4,digits=
       getOption("qwraps2_frmt_digits",1),show_symbol=F,na_rm=FALSE)
```

保留 1 位小数，不显示百分号％。

输出：

```
[1] "11 (34.4)"
```

输入：

```
my_summary <-
 list("mpg" =
   list("min"       = ~ min(mpg),
     "max"          = ~ max(mpg),
     "median(iqr)"  = ~ qwraps2::median_iqr(mpg),
```

```
      "mean(sd)"   =~ qwraps2::mean_sd(mpg)),
  "cyl" =
  list("Four"  =~ qwraps2::n_perc(cyl == 4,show_symbol = F),
        "Six"   =~ qwraps2::n_perc(cyl == 6,show_symbol = F),
        "Eight" =~ qwraps2::n_perc(cyl == 8,show_symbol = F))
)
whole <- summary_table(mtcars,my_summary)
whole
```

输出(Rmarkdown 中运行并导出 word)：见表 6 - 10。

表 6 - 10　summary_table( )运行结果

| | mtcars (N = 32) |
|---|---|
| mpg | |
| min | 10.4 |
| max | 33.9 |
| median(iqr) | 19.20 (15.43，22.80) |
| mean(sd) | 20.09 ± 6.03 |
| cyl | |
| Four | 11 (34.38) |
| Six | 7 (21.88) |
| Eight | 14 (43.75) |

输入：

```
by_vs <- summary_table(mtcars,summaries=my_summary,by=c("vs"))
#按 vs 变量分组统计
by_vs
```

输出(Rmarkdown 中运行并导出 word)：见表 6 - 11。

表 6 - 11　summary_table( )分组统计运行结果

| | 0 (N = 18) | 1 (N = 14) |
|---|---|---|
| mpg | | |
| min | 10.4 | 17.8 |
| max | 26 | 33.9 |
| median(iqr) | 15.65 (14.77，19.07) | 22.80 (21.40，29.62) |
| mean(sd) | 16.62±3.86 | 24.56±5.38 |

（续表）

| | 0 (N = 18) | 1 (N = 14) |
|---|---|---|
| cyl | | |
| Four | 1 (5. 56) | 10 (71. 43) |
| Six | 3 (16. 67) | 4 (28. 57) |
| Eight | 14 (77. 78) | 0 (0. 00) |

输入：

```
cbind(whole,by_vs)
```

输出（Rmarkdown 中运行并导出）：见表 6 - 12。

表 6 - 12　summary_table( )结果合并

| | mtcars2 (N = 32) | 0 (N = 18) | 1 (N = 14) |
|---|---|---|---|
| mpg | | | |
| min | 10. 4 | 10. 4 | 17. 8 |
| max | 33. 9 | 26 | 33. 9 |
| median(iqr) | 19. 20 (15. 43, 22. 80) | 15. 65 (14. 77, 19. 07) | 22. 80 (21. 40，29. 62) |
| mean (sd) | 20. 09±6. 03 | 16. 62±3. 86 | 24. 56±5. 38 |
| cyl | | | |
| Four | 11 (34. 38) | 1 (5. 56) | 10 (71. 43) |
| Six | 7 (21. 88) | 3 (16. 67) | 4 (28. 57) |
| Eight | 14 (43. 75) | 14 (77. 78) | 0 (0. 00) |

## 二、carpenter 包

carpenter 包主要用于构建生物医学和健康研究中常用的表格，如基本特征表、描述性统计等。

输入：

```
install.packages("carpenter")
library(carpenter)
mtcars %>%
 mutate(cyl=as.factor(cyl))%>%      #先设置成因子变量
 outline_table() %>%                #启动描述过程
 add_rows('mpg', stat_meanSD, digits=2)%>%    #计算均数和标准差
 add_rows('cyl', stat_nPct) %>%     #计算频数和百分比
 add_rows('wt', stat_medianIQR)%>%  #计算中位数和四分位间距
 build_table()                      #设置表格输出格式
```

add_row()将变量添加到具有相关描述性统计信息的行中。输入:? carpenter::table_stats,查看使用的统计函数。

输出(Rmarkdown 中运行并导出 word):见表 6 - 13。

表 6-13　mpg、cyl 和 wt 的统计描述结果

| Variables | all |
|---|---|
| mpg | 20.09 (6.03) |
| cyl | |
| — 4 | 11 (34.4%) |
| — 6 | 7 (21.9%) |
| — 8 | 14 (43.8%) |
| wt | 3.3 (2.6—3.6) |

输入:

```
mtcars %>%
 mutate(vs = as.factor(vs),  #先设置成因子变量
    cyl = as.factor(cyl)
) %>%
outline_table('vs') %>%    #以 vs 变量进行分组统计
add_rows('mpg',stat_medianIQR) %>%
add_rows('mpg',stat_meanSD) %>%
add_rows('cyl',stat_nPct) %>%
renaming(type='header',c('Measures',"vs=0","vs=1")) %>%
build_table()
```

renaming()自定义行和标题变量的名称,type='rows' 修改行名。

输出(Rmarkdown 中运行并导出 word):见表 6 - 14。

表 6-14　mpg 和 cyl 的分组统计描述结果

| Measures | $vs=0$ | $vs=1$ |
|---|---|---|
| mpg | 15.7 (14.8—19.1) | 22.8 (21.4—29.6) |
| mpg | 16.6 (3.9) | 24.6 (5.4) |
| cyl | | |
| — 4 | 1 (5.6%) | 10 (71.4%) |
| — 6 | 3 (16.7%) | 4 (28.6%) |
| — 8 | 14 (77.8%) | |

### 三、gtsummary 包

gtsummary 包提供了一种优雅而灵活的方式来创建可供发布的分析表和汇总表。
输入：

```
install.packages("gtsummary")
library(gtsummary)
mtcars %>%
 mutate(cyl=as.factor(cyl), #先设置成因子变量
    vs=as.factor(vs))%>%
 select(mpg,cyl,vs)%>%
 tbl_summary(by=vs,        #以 vs 变量进行分组统计
    statistic = list(all_continuous() ~ "{mean}±{sd}",
                all_categorical() ~ "{n} ({p}%)"),
    digits = list(mpg~ c(2,2),cyl~c(0,2)),
    missing="no",
    label = list(mpg ~ "MPG", cyl ~ "CYL")) %>%
    add_p(test = list(mpg~"t.test",cyl~"fisher.test"),
    pvalue_fun = function(x) style_pvalue(x,digits=2)) %>%
    add_overall()%>%
    bold_labels()%>%
    italicize_levels
```

tbl_summary()函数可以计算连续变量和分类变量的描述性统计信息，并以一个漂亮的、可定制的汇总表显示结果。默认的统计量为：list(all_continuous() ~ "{median} ({p25}, {p75})",all_categorical()~ "{n} ({p}%)")。可根据数据的正态性选择不同的输出统计量。digits 用于设置不同变量的小数位数，missing="no"不显示缺失值，label 用于设置变量标签。add_p 用于指定组间比较统计方法并输出 P 值，如 list(all_continuous()~ "t.test",all_categorical() ~ "fisher.test")表示所有的连续性变量用 $t$ 检验。所有的分类变量用 Fisher 确切概率检验，也可以分别对每个变量指定不同的统计方法。统计方法包括："t.test" for a t-test，"aov" for a one-way ANOVA test，"wilcox.test" for a Wilcoxon rank-sum test，"kruskal.test" for a Kruskal-Wallis rank-sum test，"chisq.test" for a chi-squared test of independence，"chisq.test.no.correct" for a chi-squared test of independence without continuity correction，"fisher.test" for a Fisher's exact test 等。pvalue_fun 用于设置 P 值的输出格式。add_overall 将具有总体汇总统计信息的列添加到表中。bold_labels 对变量标签加粗，italicize_levels 以斜体显示变量的水平。此外，tbl_regression()函数可以轻松漂亮地在表中显示回归模型结果。

输出(Rmarkdown 中运行并导出 word)：见表 6-15。

表 6 - 15　tbl_summary( )统计分析结果

| Characteristic | Overall ($N=321$) | 0 ($N=181$) | 1 ($N=141$) | $p$-value2 |
|---|---|---|---|---|
| MPG | 20.09±6.03 | 16.62±3.86 | 24.56±5.38 | <0.001 |
| CYL | | | | <0.001 |
| 4 | 11 (34.38%) | 1 (5.56%) | 10 (71.43%) | |
| 6 | 7 (21.88%) | 3 (16.67%) | 4 (28.57%) | |
| 8 | 14 (43.75%) | 14 (77.78%) | 0 (0.00%) | |

1 Mean±SD；$n$(%)
2 Welch Two Sample t-test；Fisher's exact test

## 四、tableone 包

tableone 包用于简化"表 1"的构建,即生物医学研究论文中常见的患者基线特征表。它可以将连续变量和分类变量混合在一个表中,分类变量可以总结为计数和百分比,连续变量可以用"正态"方式(平均值和标准差)或"非正态"方式(中位数和四分位数间距)来概括。

输入:

```
install.packages("tableone")
library(tableone)
submt <- mtcars%>%
 select(mpg,wt,cyl,vs)%>%
 mutate(cyl=as.factor(cyl),
        vs=as.factor(vs))
dput(names(submt))
```

输出:

```
c("mpg", "wt", "cyl", "vs")
```

输入:

```
varsToFactor <- c("cyl","vs")    #定义因子变量
tableOne<- CreateTableOne(vars=c("mpg","wt","cyl","vs"),
        #字符向量指定分析的变量
        data=submt,
        factorVars=varsToFactor)
submt_word1 <- print(tableOne,showAllLevels=T,catDigits=2,contDigits=2)
install.packages("knitr")
library(knitr)
kable(submt_word1, align="r")
```

showAllLevels＝T,显示所有水平的频数和百分比;catDigits 设置百分比的小数位数;

contDigits 设置连续性定量变量的小数位数。knitr 包中的 kable()函数是一个非常简单的表格生成器。align＝"r"表示列居右对齐，"l"居左对齐，"c"居中。输入 summary（tableOne $CatTable）和 summary（tableOne $ContTable）还可以显示分类变量和连续变量的详细信息。

输出（Rmarkdown 中运行并导出 word）：见表 6-16。

表 6-16　submt_word1 输出结果

|  | level | Overall |
|:---:|:---:|:---:|
| *n* |  | 32 |
| mpg（mean（SD）） |  | 20.09（6.03） |
| wt（mean（SD）） |  | 3.22（0.98） |
| cyl（%） | 4 | 11（34.38） |
|  | 6 | 7（21.88） |
|  | 8 | 14（43.75） |
| *vs*（%） | 0 | 18（56.25） |
|  | 1 | 14（43.75） |

输入：

```
tableOne1<- CreateTableOne(vars=c("mpg","wt","cyl"),
        data=submt,
        strata="vs",  #以 vs 变量进行分层统计分析
        factorVars=varsToFactor,
        includeNA=FALSE,
        argsNormal=list(var.equal=T))
submt_word2 <- print(tableOne1,showAllLevels=T,catDigits=2,contDigits=2)
kable(submt_word2,align="r")
```

默认对定量变量进行独立样本 $t$ 检验或单因素方差分析，对分类变量进行卡方检验，并输出 P 值。includeNA = TRUE,则将 NA 作为常规因子变量处理，而不是缺失，NA 显示为表中的最后一个因子级别，且仅对分类变量有效。argsNormal 用于设定定量变量组间方差是否相等。

输出（Rmarkdown 中运行并导出 word）：见表 6-17。

表 6-17　submt_word2 输出结果

|  | level | 0 | 1 | P |
|:---:|:---:|:---:|:---:|:---:|
| n |  | 18 | 14 |  |
| mpg（mean（SD）） |  | 16.62（3.86） | 24.56（5.38） | $<0.001$ |

（续表）

| | level | 0 | 1 | P |
|---|---|---|---|---|
| wt（mean（SD）） | | 3.69（0.90） | 2.61（0.72） | 0.001 |
| cyl（%） | 4 | 1（5.56） | 10（71.43） | <0.001 |
| | 6 | 3（16.67） | 4（28.57） | |
| | 8 | 14（77.78） | 0（0.00） | |

输入：

```
submt_word3 <- print(tableOne1,nonnormal=c("mpg"),
                    exact=c("cyl"),smd=T,showAllLevels=TRUE)
kable(submt_word3,align="c")
```

nonnormal 指定非正态变量，对其进行 wilcox. test 或 kruskal. test；exact 指定进行 fisher. test 的分类变量。smd＝T 表示计算标准化均数差。

输出（Rmarkdown 中运行并导出 word）：见表 6-18。

表 6-18　submt_word3 输出结果

| | level | 0 | 1 | p | test | SMD |
|---|---|---|---|---|---|---|
| n | | 18 | 14 | | | |
| mpg（median［IQR］） | | 15.65 ［14.77，19.08］ | 22.80 ［21.40，29.62］ | <0.001 | nonnorm | 1.696 |
| wt（mean（SD）） | | 3.69（0.90） | 2.61（0.72） | 0.001 | | 1.322 |
| cyl（%） | 4 | 1（5.6） | 10（71.4） | <0.001 | exact | 2.959 |
| | 6 | 3（16.7） | 4（28.6） | | | |
| | 8 | 14（77.8） | 0（0.0） | | | |

## 五、compareGroup 包

compareGroups 包允许用户创建显示单变量分析结果的表，无论是否按分类变量进行分层。表格可以很容易地导出为 CSV、LaTeX、HTML、PDF、Word 或 Excel 文件，或者插入 Rmarkdown 文件来自动生成报告。

输入：

```
install.packages("compareGroups")
library(compareGroups)
install.packages("survival")  #加载 survival 包的目的在于导入 lung 数据集
library(survival)
head(lung)
```

输出：

| | inst | time | status | age | sex | ph.ecog | ph.karno | pat.karno | meal.cal | wt.loss |
|---|---|---|---|---|---|---|---|---|---|---|
| 1 | 3 | 306 | 2 | 74 | 1 | 1 | 90 | 100 | 1175 | **NA** |
| 2 | 3 | 455 | 2 | 68 | 1 | 0 | 90 | 90 | 1225 | 15 |
| 3 | 3 | 1010 | 1 | 56 | 1 | 0 | 90 | 90 | **NA** | 15 |
| 4 | 5 | 210 | 2 | 57 | 1 | 1 | 90 | 60 | 1150 | 11 |
| 5 | 1 | 883 | 2 | 60 | 1 | 0 | 100 | 90 | **NA** | 0 |
| 6 | 12 | 1022 | 1 | 74 | 1 | 1 | 50 | 80 | 513 | 0 |

输入：

```
lung[,c("status","sex","ph.ecog")]<-
                    lapply(lung[,c("status","sex","ph.ecog")],as.factor)
deslung <- descrTable(lung)
install.packages("installr")
library(installr)
installr::install.pandoc()
export2word(deslung,file = "deslung.docx") #导出为 WORD 文件
```

descrTable()函数在一个步骤中调用 compareGroups 和 createTable 函数构建一个双变量表。installr 包提供了一组用于软件安装和更新的 R 函数（目前仅适用于 Windows 操作系统）。

install.pandoc()下载并安装最新版本的 Windows pandoc，这个函数调用 Pandoc 将文档转换为其他格式，如 HTML、LaTeX、PDF 和 Word 等。

输出：见表 6-19。

表 6-19　deslung 输出结果

| | [ALL]<br>N=228 | N |
|---|---|---|
| inst | 11.1 (8.30) | 227 |
| time | 305 (211) | 228 |
| status: | | 228 |
| 1 | 63 (27.6%) | |
| 2 | 165 (72.4%) | |
| age | 62.4 (9.07) | 228 |
| sex: | | 228 |
| 1 | 138 (60.5%) | |
| 2 | 90 (39.5%) | |

（续表）

| | [ALL]<br>N=228 | N |
|---|---|---|
| ph. ecog: | | 227 |
| 0 | 63（27.8%） | |
| 1 | 113（49.8%） | |
| 2 | 50（22.0%） | |
| 3 | 1（0.44%） | |
| ph. karno | 81.9（12.3） | 227 |
| pat. karno | 80.0（14.6） | 225 |
| meal. cal | 929（402） | 181 |
| wt. loss | 9.83（13.1） | 214 |

输入：

```
des.status <- descrTable(status~.-time-ph.ecog,show.all =T, lung)
export2word(des.status, file = "des.status.docx")
```

如果"～"右侧只出现一个点，则将使用数据框中的所有变量。"－"表示移除变量。添加"show. ratio＝T"可显示 OR 值，"show. all ＝T"显示汇总的统计结果。

输出：见表 6－20。

表 6－20　按"status"分组的摘要描述表

| | [ALL]<br>N=228 | 1<br>N=63 | 2<br>N=165 | p. overall |
|---|---|---|---|---|
| inst | 11.1（8.30） | 13.1（9.49） | 10.3（7.69） | 0.039 |
| age | 62.4（9.07） | 60.3（9.74） | 63.3（8.69） | 0.033 |
| sex: | | | | <0.001 |
| 1 | 138（60.5%） | 26（41.3%） | 112（67.9%） | |
| 2 | 90（39.5%） | 37（58.7%） | 53（32.1%） | |
| ph. karno | 81.9（12.3） | 85.6（10.9） | 80.5（12.6） | 0.004 |
| pat. karno | 80.0（14.6） | 84.0（14.5） | 78.4（14.4） | 0.011 |
| meal. cal | 929（402） | 913（453） | 934（384） | 0.771 |
| wt. loss | 9.83（13.1） | 9.11（12.9） | 10.1（13.2） | 0.607 |

输入：

```
plot(des.status ["wt.loss"])
```

Shapiro-Wilks 检验显示 wt. loss 变量呈非正态分布，可分别检验其他定量变量的概率分布或分类变量的频数分布情况。

输出：见图 6 - 3。

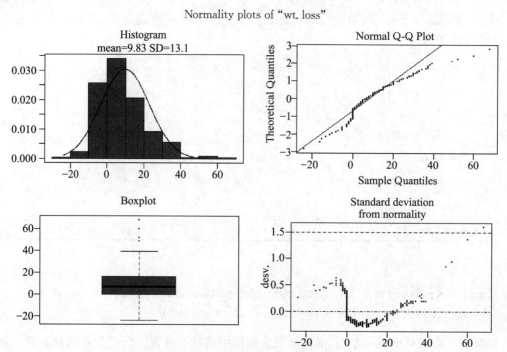

图 6 - 3 wt. loss 变量正态性检验结果

输入：

```
des.status.2<- descrTable(status~.-time-ph.ecog,
                    method=c(meal.cal=2,wt.loss=2),lung)
export2word(des.status.2,file="des.status.2.docx")
```

method 用于变量类型，可能的值是：1 为"正态分布"；2 为"连续非正态"；3 为"分类"；以及 4-NA，其执行 Shapiro-Wilks 检验以确定正态或非正态。默认为正态分布，输出均数和标准差，执行 t. test 或 anova；非正态分布默认输出 $P_{25}$ 和 $P_{75}$，执行 kruskal. test。如要给出最小值和最大值，则在程序中输入：Q1=0，Q3=1。

输出：见表 6 - 21。

表 6 - 21 按"status"分组的摘要描述表（考虑非正态变量）

| | 1<br>N=63 | 2<br>N=165 | p. overall |
|---|---|---|---|
| inst | 13. 1 (9. 49) | 10. 3 (7. 69) | 0.039 |
| age | 60. 3 (9. 74) | 63. 3 (8. 69) | 0.033 |
| sex: | | | <0. 001 |

（续表）

| | 1<br>N=63 | 2<br>N=165 | p. overall |
|---|---|---|---|
| 1 | 26 (41.3%) | 112 (67.9%) | |
| 2 | 37 (58.7%) | 53 (32.1%) | |
| ph. karno | 85.6 (10.9) | 80.5 (12.6) | 0.004 |
| pat. karno | 84.0 (14.5) | 78.4 (14.4) | 0.011 |
| meal. cal | 975 [588;1075] | 1025 [684;1175] | 0.427 |
| wt. loss | 4.00 [0.00;14.5] | 8.00 [0.00;16.2] | 0.317 |

输入：

```
des.status.sex <- strataTable(des.status.2,"sex")    #按 sex 分层统计
des.status.stra <- des.status.sex[-3]
#表格中删除 sex 的输出结果，3 表示变量顺序
export2word(des.status.stra,file="des.status.stra.docx")
```

输出：见表 6-22。

表 6-22 按"status"分组的摘要描述表（按 sex 分层统计）

| | 1 | | | 2 | | |
|---|---|---|---|---|---|---|
| | 1<br>N=26 | 2<br>N=112 | p. overall | 1<br>N=37 | 2<br>N=53 | p. overall |
| inst | 10.3(6.78) | 10.6(8.05) | 0.863 | 15.1(10.7) | 9.68(6.91) | 0.009 |
| age | 61.2(10.5) | 63.8(8.78) | 0.241 | 59.6(9.27) | 62.1(8.48) | 0.193 |
| ph. karno | 85.0(11.0) | 81.1(12.6) | 0.121 | 85.9(10.9) | 79.4(12.6) | 0.011 |
| pat. karno | 83.5(12.3) | 78.5(14.6) | 0.079 | 84.3(16.1) | 78.3(14.1) | 0.070 |
| meal. cal | 1075<br>[825;1225] | 1025<br>[768;1175] | 0.288 | 825<br>[588;1025] | 925<br>[538;1150] | 0.186 |
| wt. loss | 6.00<br>[1.00;16.0] | 10.0<br>[0.00;20.0] | 0.630 | 3.00<br>[0.00;11.0] | 5.00<br>[0.00;11.0] | 0.834 |

输入：

```
des.status.sub<- descrTable(status~.-time-ph.ecog-pat.karno,
          subset=c(ph.ecog==2,pat.karno>80),
          method=c(meal.cal=2,wt.loss=2),lung)
export2word(des.status.sub,file = "des.status.sub.docx")
```

subset 用于建立子集，然后对该子集进行统计分析。

输出：见表 6-23。

表 6-23  按"status"分组的摘要描述表（子集分析）

| | 1<br>N=6 | 2<br>N=44 | p. overall |
|---|---|---|---|
| inst | 17.2（8.47） | 11.3（9.03） | 0.161 |
| age | 71.5（4.76） | 65.5（8.24） | 0.027 |
| sex： | | | 0.070 |
| 1 | 1（16.7%） | 28（63.6%） | |
| 2 | 5（83.3%） | 16（36.4%） | |
| ph. karno | 66.7（8.16） | 65.6（7.96） | 0.769 |
| meal. cal | 750［131;1025］ | 796［484;1062］ | 0.622 |
| wt. loss | 29.5［10.8;34.8］ | 10.0［2.00;20.0］ | 0.063 |

输入：

```
des.status.sel<-descrTable(status~.-time-ph.ecog,
                    selec=list(age=sex==1),lung)
export2word(des.status.sel,file="des.status.sel.docx")
```

select 可用于对某些变量设置限定条件，未纳入的变量则按整体数据进行分析。如 selec =list(age=sex==1)则表示对 sex=1 的两组人群的年龄进行比较分析。

输出：见表 6-24。

表 6-24  按"status"分组的摘要描述表（限定条件）

| | 1<br>N=63 | 2<br>N=165 | p. overall |
|---|---|---|---|
| inst | 13.1(9.49) | 10.3(7.69) | 0.039 |
| age | 61.2(10.5) | 63.8(8.78) | 0.241 |
| sex： | | | <0.001 |
| 1 | 26(41.3%) | 112(67.9%) | |
| 2 | 37(58.7%) | 53(32.1%) | |
| ph. karno | 85.6(10.9) | 80.5(12.6) | 0.004 |
| pat. karno | 84.0(14.5) | 78.4(14.4) | 0.011 |
| meal. cal | 975[588;1075] | 1025[684;1175] | 0.427 |
| wt. loss | 4.00[0.00;14.5] | 8.00[0.00;16.2] | 0.317 |

仅 age 的结果与表 6-21 中的结果有差异。

输入：

```
install.packages("tcltk2")
library(tcltk2)
cGroupsGUI(lung)
```

cGroupsGUI()函数允许用户使用图形界面以一种简单直观的方式构建表,并修改选项。

输出:见图6-4。

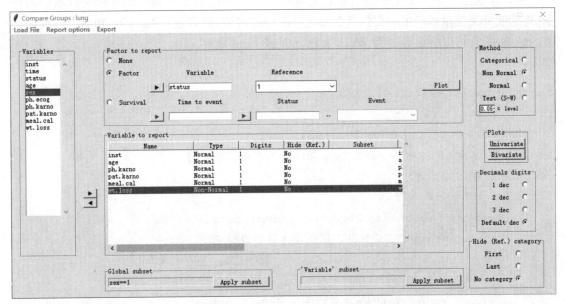

图6-4　compareGroups包图形界面

单击 Load File 菜单可以浏览并选择要加载的数据,有效的文件类型包括 SPSS 或 R 格式、CSV 纯文本文件或工作区中已存在的 data. frame 等。由于已经加载了 lung 数据文件,因此,文件中的变量名全部呈现在左侧变量列表中。直接将"status"变量选入到界面上方框架中,作为 Factor 变量,表示根据"status"进行分组描述;将要描述的变量(行变量)选入到"Variable to report"中,点击"wt. loss"变量,然后在 Method 中勾选"Non Normal",将其设置为非正态分布;点击 Plots 中的"Univariate"按钮可输出直方图、Q-Q 等统计图及 Shapiro-Wilks 正态性检验结果;在"Decimals digits"中设置统计指标的小数位数,在"Hide(Ref. )category"中可设置参照及隐藏输出的类别水平,在"Global subset"中可选择数据子集,输入"sex==1"表示仅对性别为1的记录进行统计描述分析;如仅对某变量设置选择条件,则应先选定变量,再在"'Variable'subset"中设置限定条件,未设置的变量则分析全部记录。

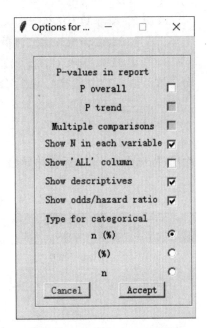

图6-5　compareGroups包图形界面 options 菜单

单击"Report options"菜单,可选择相应的输出指标和格式(见图6-5)。点击"Export"菜单中的"print"可输出结果,也可将结果导出为 CSV、HTML、LaTeX 等格式。

## 六、finalfit 包

finalfit 包是一个"多合一"的函数，它接受一个单一的因变量和一个解释变量名称的向量（连续或分类变量），产生一个包括汇总统计的最终表格，能够输出 lm、glm 和 coxph 回归模型的结果，并且可以轻松导出为 Word 文档、pdf 或 html 文件。

输入：

```
install.packages("finalfit")
library(finalfit)
lung$status <- factor(lung$status)
explanatory=c("age","sex","ph.karno","wt.loss")
dependent = "status"
finalfit.lung <-lung %>%
    summary_factorlist(dependent,explanatory,
        cont = "mean",#连续性定量变量计算均数(标准差),
                        cont="median"计算中位数（四分位数间距）
        cont_nonpara=4,#指定变量序号，采用非参数检验和统计指标
        cont_range=T,#四分位数间距用 P25，P75 表示
        column=T,#按列统计，column=F 则按行统计
        total_col=T,#添加列的合计结果
        p_cont_para="t.test",#指定定量变量的参数统计方法，包括"aov"和
"t.test"，非参数方法统一为 kruskal.test
        p_cat="chisq",#指定分类变量的统计方法，包括"chisq" or "fisher"
        digits=c(1,1,3,2),#依次设定小数位数：（1）平均值/中位数（2）标准差/四
分位数范围（3）P 值（4）数百分比。
        p=TRUE)   #添加 P 值
 knitr::kable(finalfit.lung)
```

输出（Rmarkdown 中运行并导出 word）：见表 6 - 25。

表 6 - 25  finalfit.lung 结果输出

| label | levels | 1 | 2 | Total | p |
|-------|--------|---|---|-------|---|
| age | Mean (SD) | 60.3(9.7) | 63.3(8.7) | 62.4(9.1) | 0.033 |
| sex | 1 | 26(41.27) | 112(67.88) | 138(60.53) | <0.001 |
|  | 2 | 37(58.73) | 53(32.12) | 90(39.47) |  |
| ph.karno | Mean (SD) | 85.6(10.9) | 80.5(12.6) | 81.9(12.3) | 0.004 |
| wt.loss | Median (IQR) | 4.0(0.0 to 14.5) | 8.0(0.0 to 16.2) | 7.0(0.0 to 15.8) | 0.317 |

此外，Crosstable 包中的 crosstable()函数也可以为所有选择的列生成一个描述性的统计表，为分类变量生成联列表为数值变量计算摘要。

# 第五节　正态性检验

## 一、图形判断

输入：

```
install.packages("dlookr")
library(dlookr)
lung[,c("status","sex","ph.ecog")]<-
lapply(lung[,c("status","sex","ph.ecog")],as.factor)
lung %>% plot_hist_numeric()
```

dlookr 包是一个支持数据诊断、探索和转换的工具集合。数据诊断提供缺失值和离群值以及唯一值和负值的信息和可视化结果，以此了解数据的分布和质量。数据探索提供了单变量的描述性统计、正态性检验和异常值、两个变量的相关性的信息和可视化结果。数据转换支持对连续变量进行分类，归纳缺失值和异常值，而且还能创建支持这三项任务的自动报告。plot_hist_numeric()函数用于绘制数值变量的直方图，绘图区只呈现单幅图：each＝T。

输出：见图 6-6。

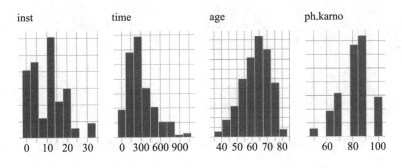

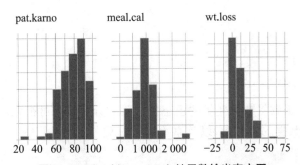

图 6-6　plot_hist_numeric()函数输出直方图

输入：

```
lung %>%
 group_by(status) %>%
   plot_hist_numeric()
```

输出：见图 6-7。

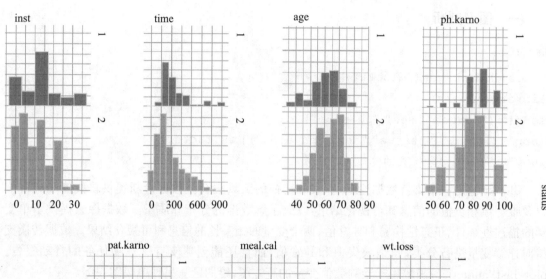

图 6-7　plot_hist_numeric()函数输出按"status"分组直方图

输入：

```
lung %>%
 group_by(status) %>%
   plot_normality(wt.loss)
```

plot_normality()函数将数值变量的正态性检验的分布信息可视化，包括原始数据、log 转换数据和平方根转换数据的直方图，以及原始数据的 Q-Q 图。
输出：见图 6-8。

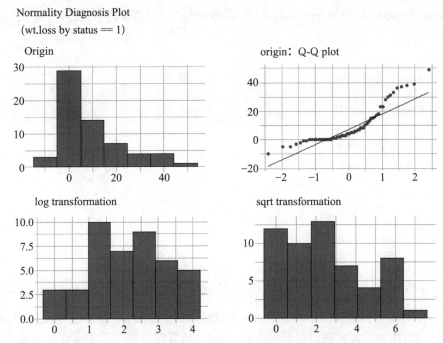

图 6‑8 plot_normality()函数对 wt. loss 变量的正态性检验的可视化结果(status＝1)

## 二、Shapiro. Wilk 检验

➥ **方法一:**dlookr 包中的 normality()函数

输入:

```
lung %>%
 group_by(status)%>%
  normality(wt.loss,meal.cal)
```

dlookr 包 normality()Normality()对数值变量进行 Shapiro-Wilk 正态性检验。

输出:

| | variable | status | statistic | p_value | sample |
|---|---|---|---|---|---|
| 1 | wt.loss | 1 | 0.838 | 0.000000982 | 63 |
| 2 | wt.loss | 2 | 0.927 | 0.000000502 | 165 |
| 3 | meal.cal | 1 | 0.895 | 0.000500 | 63 |
| 4 | meal.cal | 2 | 0.906 | 0.000000115 | 165 |

➥ **方法二:**RVAideMemoire 包中的 byf. shapiro ()函数

输入:

```
install.packages("RVAideMemoire")
library(RVAideMemoire)
byf.shapiro(wt.loss~status,data=lung)
```

RVAideMemoire 包中的 byf. shapiro（）函数对每个水平的因子的数值变量执行 Shapiro-Wilk 检验。

输出：

```
Shapiro-Wilk normality tests
data: wt.loss by status
   W  p-value
1 0.8378 9.823e-07 ***
2 0.9266 5.019e-07 ***
---
Signif. codes: 0 '***' 0.001 '**' 0.01 '*' 0.05 '.' 0.1 ' ' 1
```

⬎ **方法三**：lapply＋split

输入：

```
do.call(rbind,lapply(split(lung[,"wt.loss"],lung$status),shapiro.test))
```

split（）函数将数据框拆分为列表，lapply（）函数将正态检验应用于所有元素，do. call（）函数将所有行作为单独的元素提供给 rbind（），rbind（）函数获取所有行并将它们放在一起。

输出：

```
  statistic    p.value       method              data.name
1 0.8378268  9.822656e-07 "Shapiro-Wilk normality test" "X[[i]]"
2 0.9266207  5.018554e-07 "Shapiro-Wilk normality test" "X[[i]]"
```

⬎ **方法四**：dplyr＋funs

输入：

```
library(dplyr)
lung %>%
group_by(status) %>%
summarise_at(c("wt.loss"),.funs =
                    funs(statistic = shapiro.test(.)$statistic,
                         p.value = shapiro.test(.)$p.value))
```

输出：

```
  status statistic  p.value
1   1     0.838   0.000000982
2   2     0.927   0.000000502
```

# 第七章

# 随机抽样与随机分组

## 第一节　随机抽样

### 一、简单随机抽样

简单随机抽样(simple random sample)也称为单纯随机抽样、纯随机抽样、SRS 抽样,是从更大的集合(总体)中选择的个体(样本)的子集。每个个体都是完全随机选择的,使得每个个体在抽样过程中的任何阶段都有相同的被选概率。

输入:

```
set.seed(1)
CO2[sample(nrow(CO2),5,replace=F),]
```

输出:

```
   Plant        Type      Treatment  conc   uptake
68 Mc1  Mississippi    chilled     500    19.5
39 Qc3       Quebec    chilled     350    34.0
1  Qn1       Quebec nonchilled     95     16.0
34 Qc2       Quebec    chilled     675    37.5
43 Mn1  Mississippi nonchilled     95     10.6
```

replace＝F 表示非重复抽样,可以先通过 set. seed(seed)设置 R 的随机数生成器的种子,该生成器对于创建可重现的模拟或随机对象非常有用。

### 二、分层抽样

分层抽样(stratified sampling)是指将抽样单位按某种特征或某种规则划分为不同的层,然后从不同的层中独立随机地抽取样本,从而保证样本的结构与总体的结构相近,从而提高估计的精度。

输入:

```
table(CO2$Type)   # table 显示 Type 各类别的频数
```

输出：

```
Quebec  Mississippi
  42       42
```

输入：

```
install.packages("sampling")
library(sampling)
set.seed(1)
strs<-strata(CO2,stratanames="Type",size=c(3,7),method="srswor")
getdata(CO2, strs)
```

输出：

| | Plant | Treatment | conc | uptake | Type | ID_unit | Prob | Stratum |
|---|---|---|---|---|---|---|---|---|
| 1 | Qn1 | nonchilled | 95 | 16.0 | Quebec | 1 | 0.07142857 | 1 |
| 4 | Qn1 | nonchilled | 350 | 37.2 | Quebec | 4 | 0.07142857 | 1 |
| 39 | Qc3 | chilled | 350 | 34.0 | Quebec | 39 | 0.07142857 | 1 |
| 56 | Mn2 | nonchilled | 1000 | 31.5 | Mississippi | 56 | 0.16666667 | 2 |
| 60 | Mn3 | nonchilled | 350 | 27.9 | Mississippi | 60 | 0.16666667 | 2 |
| 63 | Mn3 | nonchilled | 1000 | 27.8 | Mississippi | 63 | 0.16666667 | 2 |
| 65 | Mc1 | chilled | 175 | 14.9 | Mississippi | 65 | 0.16666667 | 2 |
| 75 | Mc2 | chilled | 500 | 12.5 | Mississippi | 75 | 0.16666667 | 2 |
| 76 | Mc2 | chilled | 675 | 13.7 | Mississippi | 76 | 0.16666667 | 2 |
| 79 | Mc3 | chilled | 175 | 18.0 | Mississippi | 79 | 0.16666667 | 2 |

stratanames="Type"表示以变量 Type 作为分层变量，如要从 Treatment 和 Type 两个变量组合中抽样，则输入 stratanames＝c("Treatment"，"Type")；size＝c(3,7)表示每层选取的样本量；srswor 表示无替换的简单随机抽样，srswr 表示有替换的简单随机抽样，Poisson 为泊松抽样；如果不指定抽样方法，则默认为无替换的简单随机抽样。strata 只输出抽取的记录编号，还需要通过 getdata 函数来输出完整记录。更详细的分层抽样方法请参考 fifer 包里的 stratified 函数。

### 三、整群抽样

整群抽样(cluster sampling)是在统计总体中明显存在相互同质但内部不同的分组时使用的抽样方法。在这个抽样方法中，总人口被分成若干个群(组)，并从这些群(组)中选择一个简单的随机样本，然后对每个群(组)中的元素进行采样。如果每个采样群(组)中的所有元素都被采样，则称为"一阶段"整群抽样方法。如果从这些组中的每一个组中选择一个简单的随机元素子样本，则称为"两阶段"整群抽样方法。

➥ **方法 1**：安装 sampling 包

输入：

```
table(CO2$Plant)
```

输出：

```
Qn1 Qn2 Qn3 Qc1 Qc3 Qc2 Mn3 Mn2 Mn1 Mc2 Mc3 Mc1
  7   7   7   7   7   7   7   7   7   7   7   7
```

输入：

```
install.packages("sampling")
library(sampling)
set.seed(1)
clus <- cluster(CO2,clustername="Plant",size=2,method="srswor")
getdata(CO2,clus)
```

输出：

|    | Type        | Treatment  | conc | uptake | Plant | ID_unit | Prob      |
|----|-------------|------------|------|--------|-------|---------|-----------|
| 48 | Mississippi | nonchilled | 675  | 32.4   | Mn1   | 48      | 0.1666667 |
| 49 | Mississippi | nonchilled | 1000 | 35.5   | Mn1   | 49      | 0.1666667 |
| 46 | Mississippi | nonchilled | 350  | 30.0   | Mn1   | 46      | 0.1666667 |
| 47 | Mississippi | nonchilled | 500  | 30.9   | Mn1   | 47      | 0.1666667 |
| 43 | Mississippi | nonchilled | 95   | 10.6   | Mn1   | 43      | 0.1666667 |
| 44 | Mississippi | nonchilled | 175  | 19.2   | Mn1   | 44      | 0.1666667 |
| 45 | Mississippi | nonchilled | 250  | 26.2   | Mn1   | 45      | 0.1666667 |
| 23 | Quebec      | chilled    | 175  | 24.1   | Qc1   | 23      | 0.1666667 |
| 24 | Quebec      | chilled    | 250  | 30.3   | Qc1   | 24      | 0.1666667 |
| 22 | Quebec      | chilled    | 95   | 14.2   | Qc1   | 22      | 0.1666667 |
| 26 | Quebec      | chilled    | 500  | 32.5   | Qc1   | 26      | 0.1666667 |
| 27 | Quebec      | chilled    | 675  | 35.4   | Qc1   | 27      | 0.1666667 |
| 28 | Quebec      | chilled    | 1000 | 38.7   | Qc1   | 28      | 0.1666667 |
| 25 | Quebec      | chilled    | 350  | 34.6   | Qc1   | 25      | 0.1666667 |

　　clustername="Plant"表示以 Plant 变量为分群变量，size＝2 表示抽样整群的数量，srswor 表示无替换简单随机抽样。

　　➥ **方法** 2：常规方法

输入：

```
clusters <- sample(unique(CO2$Plant),size=2,replace=F)
CO2[CO2$Plant %in% clusters, ]
```

输出：略

## 四、系统抽样

　　系统抽样（systematic sampling），也称等距抽样。将总体中的所有单位按一定顺序排列，在规定的范围内随机地抽取一个单位作为初始单位，然后按事先规定好的规则确定其他样本单位。先从数字 1 到 k 之间随机抽取一个数字 r 作为初始单位,以后依次取 r＋k、r＋2k 等单位。这种方法操作简便,可提高估计的精度。

输入:

```
set.seed(1)
sys.sample = function(N,n){
 k = ceiling(N/n)
 r = sample(1:k,1)
 sys.samp = seq(r,r + k*(n-1),k)}
syss <- sys.sample(84,6)
syss
```

ceiling(x)表示取不小于 x 的最小整数,如 ceiling(3.1)返回值为 4。系统抽样的间距为 k。84 是 $CO_2$ 数据集的行数。

输出:

```
[1] 9 23 37 51 65 79
```

输入:

```
CO2[syss,]
```

输出:

```
   Plant        Type  Treatment  conc  uptake
9   Qn2       Quebec  nonchilled  175   27.3
23  Qc1       Quebec     chilled  175   24.1
37  Qc3       Quebec     chilled  175   21.0
51  Mn2  Mississippi  nonchilled  175   22.0
65  Mc1  Mississippi     chilled  175   14.9
79  Mc3  Mississippi     chilled  175   18.0
```

## 五、多阶段抽样

多阶段抽样(multistage sampling)是指将抽样过程分阶段进行,每个阶段使用的抽样方法往往不同,即将各种抽样方法结合使用,其在大型流行病学调查中常用。

输入:

```
no <- rep(1:4,each=21)  #每个数字各重复 21 次
NCO2 <- cbind(no,CO2)  #按列合并
table(NCO2$no,NCO2$Plant)
```

输出:

```
  Qn1 Qn2 Qn3 Qc1 Qc3 Qc2 Mn3 Mn2 Mn1 Mc2 Mc3 Mc1
1  7   7   7   0   0   0   0   0   0   0   0   0
2  0   0   0   7   7   7   0   0   0   0   0   0
```

| 3 | 0 | 0 | 0 | 0 | 0 | 7 | 7 | 7 | 0 | 0 | 0 |
| 4 | 0 | 0 | 0 | 0 | 0 | 0 | 0 | 0 | 0 | 7 | 7 | 7 |

输入：

```
install.packages("sampling")
library(sampling)
set.seed(1)
m=mstage(NCO2,stage=list("cluster","cluster"),varnames=list("no","Plant"),size=list(2,c(2,2)),method=list("srswor","srswor"))
unique(m[[1]]$no) #显示第一次整群抽样的结果
```

stage 指定各阶段抽样方法，包括"stratified"、"cluster"和""（不分层或整群）；varnames 指定抽样的变量列表。size 按多阶段抽样中样本出现的顺序指定的样本大小列表。method 指定在每个阶段抽样的方法列表。

输出：

```
[1] 1 3
```

输入：

```
unique(m[[2]]$Plant) #显示第二次整群抽样的结果
```

输出：

```
[1] Qn1 Qn2  Mn1 Mn3
```

输入：

```
getdata(NCO2,m)[[2]]  #输出数据
```

输出：略

## 六、随机拆分训练集和验证集

输入：

```
sub <- sample(nrow(CO2),0.7*nrow(CO2),replace=F)
train <- CO2[sub,]
test <- CO2[-sub,]
```

抽取 70% 的数据为训练集，其余为验证集。

输出：略

# 第二节  随机分组

## 一、简单随机分组（simple random assignment）

对研究对象直接进行随机分组，在事先或者实施过程中不作任何限制、干预或调整。常通过随机数字表或用计算机产生随机数来进行随机化。

例：将 24 名研究对象随机分成 3 组，分别作为对照组、安慰剂组和试验组。

输入：

```
install.packages("randomizr")
library(randomizr)
Z1 <- simple_ra(N=24,num_arms=3,conditions = c("control","placebo",
"treatment"))
Z1
```

输出：

```
[1] control  placebo  treatment treatment treatment placebo  placebo
placebo  control  control  placebo
[12] placebo  treatment placebo  control  control  treatment treatment
control  control  treatment placebo
[23] control  control
Levels: control placebo treatment
```

输入：

```
table(Z1)
```

输出：

```
control  placebo treatment
   9        8       7
```

简单随机分组容易出现各组例数不相等的情况。通过 num_arms 设置分组数，默认为 2 组；通过 prob_each 设置分组的概率，如果指定 num_arms 而不更改 prob_each，那么 simple_ra()将假定所有组的概率相等。condition 设置各组的名称，如果未指定，则双臂试验的两组将被命名为 0（对照组）和 1（治疗组），在三臂试验中用 T1、T2、T3 命名。

## 二、完全随机分组（complete random assignment）

完全随机分组与简单随机分组非常相似，不同之处在于研究人员可以精确地指定每个组的入组例数。

输入：

```
install.packages("randomizr")
library(randomizr)
Z2 <- complete_ra(N=24,num_arms=3,conditions=c("control","placebo",
                "treatment"))
table(Z2)
```

输出：

```
control placebo treatment
   8       8       8
```

输入：

```
Z3 <- complete_ra(N=24,num_arms=3,m_each=c(6,8,10),conditions=
                c("control","placebo", "treatment"))
table(Z3)
```

输出：

```
control placebo treatment
   6       8      10
```

完全随机分组默认结果是各组例数相等，可以通过 m_each 来自设置各组的例数。

### 三、分层随机化(stratified randomization)

分层随机分组化法是首先根据研究对象进入试验时某些重要的临床特征或危险因素进行分层（如年龄、性别、病情、疾病分期等），然后在每一层内进行随机分组，最后分别合并为试验组和对照组。分层化对于组间样本分布的均衡性具有重要的作用。但是分层随机只适合于有 2～3 个分层因素时，而当分层因素较多时容易出现不均衡的情况。

例：将 24 名研究对象按照性别（男和女）和年龄组（<18 岁和≥18 岁）分为 4 组，各组例数分别为 4、6、8、6 例，将每一层随机分为对照组和实验组。

输入：

```
install.packages("randomizr")
library(randomizr)
strata<- rep(c("A", "B","C","D"),times=c(4,6,8,6))
Z4<- block_ra(blocks= strata,conditions=c("control","treatment"))
table(strata,Z4)
```

输出：

```
        Z4
strata control treatment
   A       2       2
   B       3       3
   C       4       4
   D       3       3
```

A、B、C、D 表示 4 个分层。

## 四、区组随机化(block randomization)

区组随机化是指将符合条件的受试者分成若干个大小相等的区组,然后将每一个区组内部的受试者按一定的分配比例(通常是 1∶1)随机分配到各比较组,即每个区组有一半的对象进入试验组,一半的对象进入对照组。区组(block)是受试对象由若干特征相似的试验对象组成,如一窝的动物、批号相同的试剂、体重相近的受试者、入组时间顺序相近等。区组的长度(block length)是指一个区组包含多少个接受不同处理的受试单元,即区组中对象的数目。区组的长度不宜太小,太小则形成不随机,一般区组的长度至少要求为组数的 2 倍以上。区组的长度也不宜太大,太大易使分段内不均衡。区组随机化可以避免简单随机化可能产生的不均衡现象,可以提高统计学效率(见图 7-1)。

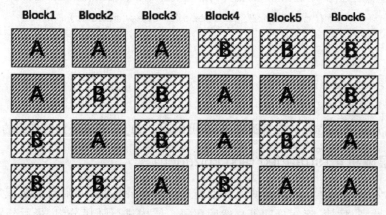

图 7-1 区组随机化示意图

**例**:将 24 名研究对象按照某些特征先分为 6 个区组,每个区组的长度定为 4,然后在区组内部进行随机化分为对照组和实验组。

输入:

```
install.packages("randomizr")
library(randomizr)
block <- rep(c("A","B","C","D","E","F"),each=4)
Z5 <- block_ra(blocks=block, num_arms=2, conditions =c("control",
                                                "treatment"))
Z5
```

输出:

```
[1] control  treatment treatment control  control  treatment treatment
control  treatment control  control
[12] treatment control  treatment treatment control  control  treatment
control  treatment treatment treatment
[23] control  control
Levels: control treatment
```

输入：

```
table(block,Z5)
```

输出：

```
      Z5
block control treatment
  A      2        2
  B      2        2
  C      2        2
  D      2        2
  E      2        2
  F      2        2
```

A、B、C、D、E、F 表示 6 个区组。

## 五、分层区组随机化（stratified block randomization）

多中心临床试验中普遍采用的方法是以中心分层,然后在各中心内进行区组随机化,即称为分层的区组随机化。分层有助于层内的均衡性,同时还考虑分段,即区组(block)随机地安排受试者,这将有助于增加每一段的可比性。分层区组随机化是将区组随机化和分层随机化相结合的一种随机化方法,相对来说,是一种比较理想的随机化方法。

例:分别将 10 名男性和女性研究对象随机分配到对照组和实验组。

输入：

```
install.packages("blockrand")
library(blockrand)
set.seed(1)
male <- blockrand(n=10,id.prefix='M',block.prefix='M',stratum='Male')
female <- blockrand(n=10,id.prefix='F',block.prefix='F',
                    stratum='Female')
my.study <- rbind(male,female)
my.study
```

id. prefix 可选整数或字符串,作为 id 列的前缀。block. prefix 可选整数或字符串,作为 block 列的前缀。blockrand 进行分层区组随机化时,能够对区组长度进行不固定的随机化,可以避免区组内最后序列的可预测性,保证随机化结果的隐藏性。

输出：

| | id | stratum | block.id | block.size | treatment |
|---|---|---|---|---|---|
| 1 | M01 | Male | M1 | 2 | B |
| 2 | M02 | Male | M1 | 2 | A |
| 3 | M03 | Male | M2 | 2 | B |

| 4  | M04 | Male   | M2 | 2 | A |
|----|-----|--------|----|---|---|
| 5  | M05 | Male   | M3 | 6 | A |
| 6  | M06 | Male   | M3 | 6 | B |
| 7  | M07 | Male   | M3 | 6 | B |
| 8  | M08 | Male   | M3 | 6 | B |
| 9  | M09 | Male   | M3 | 6 | A |
| 10 | M10 | Male   | M3 | 6 | A |
| 11 | F01 | Female | F1 | 2 | B |
| 12 | F02 | Female | F1 | 2 | A |
| 13 | F03 | Female | F2 | 4 | B |
| 14 | F04 | Female | F2 | 4 | A |
| 15 | F05 | Female | F2 | 4 | A |
| 16 | F06 | Female | F2 | 4 | B |
| 17 | F07 | Female | F3 | 2 | A |
| 18 | F08 | Female | F3 | 2 | B |
| 19 | F09 | Female | F4 | 2 | B |
| 20 | F10 | Female | F4 | 2 | A |

# 第八章

# 常见概率分布及抽样模拟

## 第一节　常见概率分布

### 一、正态分布

正态分布(normal distribution)又名高斯分布,是一个非常常见的连续概率分布。正态分布在统计学上十分重要,经常用于自然和社会科学,来代表一个不明的随机变量。若随机变量X服从一个位置参数为$\mu$、形态参数为$\sigma$的正态分布,则记为:

$$X:N(\mu, \sigma^2),$$

其概率密度函数为 $f(x)=\dfrac{1}{\sigma\sqrt{2\pi}}e^{-\frac{(x-\mu)^2}{2\sigma^2}}$

标准正态分布是位置参数$\mu=0$、形态参数为$\sigma=1$的正态分布。

输入:

```
install.packages("ggplot2")
library(ggplot2)
p1 <- ggplot(data.frame(x=c(-4,4)),aes(x=x)) +
 stat_function(fun=dnorm,args=list(mean=0,sd=1),colour = "black",
               size=1.3,linetype="solid") +
 stat_function(fun=dnorm,args=list(mean=-1,sd=1), colour = "blue",
               size=1.3,linetype="longdash")+
 stat_function(fun=dnorm,args=list(mean=1,sd=1),colour = "red",
               size=1.3,linetype="dotted")+
theme_bw(base_size=18)+
theme(axis.title=element_blank())+
ggtitle("正态分布曲线")+
 theme(plot.title=element_text(
         hjust=0.5,size=18,face="bold"))
ggsave("normal.tiff",plot=p1,width=7,height=5,units="in",dpi=700)
```

stat_function()将函数计算并绘制为连续曲线。dnorm()为正态分布密度函数。ggsave

（）是一个用于保存图形的方便函数，"in"表示英寸，1 in = 2.54 cm；DPI(dots per inch，每英寸面积内的像素点数)是一个量度单位。此外，利用 ggfortify 包中 ggdistribution()函数能够快速作图。

输出：见图 8-1。

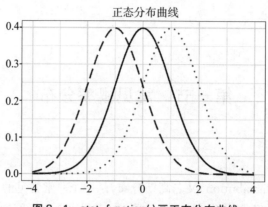

**图 8-1　stat_function( )画正态分布曲线**

输入：

```
install.packages("ggplot2")
library(ggplot2)
func3<- function(x) {
 y <- dnorm(x)
 y[x>=(-1.96)&x<=1.96] <- NA
 return(y)
}
p2 <- ggplot(data.frame(x = c(-4, 4)), aes(x = x)) +
 stat_function(fun = dnorm, args = list(0, 1),colour = "black",size = 1.3) +
 stat_function(fun = func3, geom="area", fill="red",alpha=1) +
 scale_x_continuous(limit=c(-4,4),breaks=c(-4,-1.96,0,1.96,4))+
 theme_bw(base_size = 18)+
 theme(axis.title = element_blank())+
 ggtitle("标准正态曲线")+
 theme(plot.title = element_text(hjust = 0.5,size=18,face = "bold")) +
 annotate("text",x=-3,y=0.03,label="italic(P)==0.025", parse = TRUE)+
 annotate("text",x=3,y=0.03,label="italic(P)==0.025",parse = TRUE)
ggsave("z.tiff", plot = p2,width = 7, height =5, units="in",dpi=700)
```

italic 表示斜体，parse = TRUE 表示将标签解析为数字表达式。还可以利用 mosaic 包中的 xpnorm 函数画出任一正态分布下的面积图。

输出：见图 8-2。

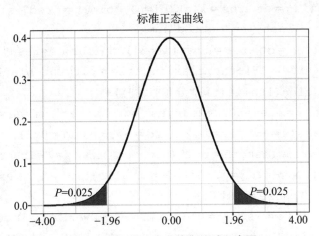

图 8-2　标准正态曲线拒绝域示意图

## 二、$t$ 分布

在概率论和统计学中,学生 $t$ -分布(Student's t-distribution),简称 $t$ 分布,用于根据小样本来估计总体呈正态分布且标准差未知的期望值。若总体标准差已知,或是样本数足够大时(依据中心极限定理渐进正态分布),则应使用正态分布来进行估计。

$$t = \frac{\bar{X}_n - \mu}{s_n / \sqrt{n}}$$

$t$ 的概率密度函数是:

$$f(t) = \frac{\Gamma\left(\frac{\nu+1}{2}\right)}{\sqrt{\nu\pi}\,\Gamma\left(\frac{\nu}{2}\right)}\left(1 + \frac{t^2}{\nu}\right)^{\frac{(\nu+1)}{2}}$$

其中,$\nu$ 等于 n−1,一般被称为自由度;$\Gamma$ 是伽玛函数。

$t$ 的概率密度函数的形状类似于标准正态分布,但更低、更宽。随着自由度 $\nu$ 的增加,则越来越接近标准正态分布。

输入:

```
install.packages("ggplot2")
library(ggplot2)
p3 <- ggplot(data.frame(x=c(-4,4)),aes(x = x)) +
 stat_function(fun = dnorm, args = list(mean=0,sd=1),colour = "black", size
            = 1.3) +
 stat_function(fun = dt,args = list(df=1),colour = "blue",size = 1.3,
            linetype="longdash") +
```

```
stat_function(fun = dt,args = list(df=3),colour = "red",size = 1.3,
              linetype="dotted") +
stat_function(fun = dt,args = list(df=31),colour = "green",size = 1.3) +
theme_bw(base_size = 18)+theme(axis.title = element_blank())+
ggtitle(expression(italic(t)~"分布曲线"))+
theme(plot.title = element_text(hjust = 0.5,size =18,face = "bold")) +
geom_segment(aes(x = -2.6,y = 0.2,xend = -0.8,yend = 0.2),colour="blue",
             arrow = arrow(length = unit(0.5,"cm"),type = "closed"))+
annotate("text",x =-2.8,y=0.2,label="italic(t)(1)",size=5,colour =
         "blue",parse = TRUE)+
geom_segment(aes(x = -2.6,y = 0.3,xend = -0.6,yend = 0.3),colour =
             "red",arrow = arrow(length = unit(0.5,"cm"),type =
             "closed"))+
annotate("text",x=-2.8,y=0.3,label="italic(t)(3)",size=5,
         colour="red",parse = TRUE)+
geom_segment(aes(x = -2.5,y = 0.35,xend = -0.5,yend = 0.35),colour =
             "green",arrow = arrow(length = unit(0.5,"cm"),type =
             "closed"))+
annotate("text",x=-2.8,y=0.35,label="italic(t)(31)",size=5,
         colour="green",parse = TRUE)
ggsave("t.tiff",plot = p3,width =7,height =5,units="in",dpi=700)
```

dnorm()为 t 分布密度函数,df 为自由度,annotate()函数允许在 ggplot2 图表上添加各种形状,包括"rect"、"segment"、"pointrange"和"text"等。通过 expression 函数使标题中的字母 t 转为斜体;geom_segment()在点(x, y)与点(xend, yend)之间绘制直线;arrow()创建箭头的类型。

输出:见图 8-3。

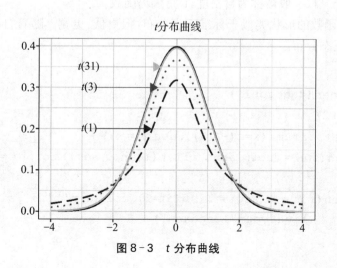

图 8-3  t 分布曲线

### 三、$F$ 分布

若总体 $X : N(0,1)$，$(X_1, X_2, \cdots, X_{n1})$ 与 $(Y_1, Y_2, \cdots, Y_{n2})$ 为来自 $X$ 的两个独立样本，设统计量

$$F = \frac{\sum_{i=1}^{n_1} X_i^2}{n_1} \Big/ \frac{\sum_{i=1}^{n_2} Y_i^2}{n_2}$$

则称统计量 $F$ 服从自由度 $n_1$ 和 $n_2$ 的 $F$ 分布，记为 $F \sim F(n_1, n_2)$，被广泛应用于似然比率检验，特别是方差分析中。

$F(n_1, n_2)$ 分布的概率密度为：

$$f(x, n_1, n_2) = \frac{(n_1/n_2)^{\frac{n_1}{2}}}{B(n_1/2, n_2/2)} x^{\frac{n_1}{2}-1} \left(1 + \frac{n_1}{n_2} x\right)^{-\frac{n_1+n_2}{2}}, \ x > 0$$

当 $x \leqslant 0$ 时，$F(n_1, n_2)$ 为 0。

输入：

```
install.packages("ggplot2")
library(ggplot2)
install.packages("ggtext")
library(ggtext)
p4 <- ggplot(data.frame(x=c(0,5)),aes(x=x)) +
    stat_function(fun=df,args=list(df1=1,df2=5),
    aes(colour="df1"),size=1) +
    ylim(0,1)+
    stat_function(fun=df,args=list(df1=3,df2=5),
    aes(colour="df2"),size=1) +
    stat_function(fun=df,args=list(df1=3,df2=20),
    aes(colour="df3"),size=1) +
theme_bw(base_size = 18)+theme(axis.title = element_blank())+
ggtitle(expression(italic(F)~"分布曲线"))+
theme(plot.title = element_text(hjust = 0.5,size=18))+
theme(legend.title = element_blank(),legend.background = element_blank(),
    legend.position = c(0.79,0.8))+
theme(legend.text = element_markdown())+
scale_color_manual(values = c("#E7B800","#2E9FDF","#FC4E07"),
        labels= c("*df1=1, df2=5*","*df1=3, df2=5*","*df1=3,
                df2=20*"))
ggsave("f.tiff",plot=p4,width=7,height=5,units="in",dpi=700)
```

df() 为 $F$ 分布密度函数，aes(colour="df1")、aes(colour="df2")、aes(colour="df3") 在

此主要用于设置图标标签的输出顺序,scale_color_manual()用于修改线条颜色和图例标签,通过 ggtext 包,使 ggplot2 中的文本呈现为 markdown/html 格式,此处" * "用于将图标标签设置为斜体," * * "可以加粗标签。

输出:见图 8-4。

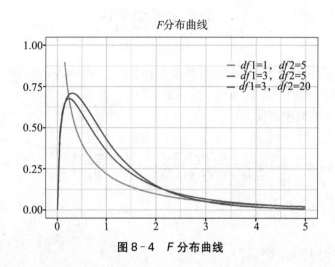

图 8-4  F 分布曲线

## 四、卡方分布

在概率论和统计学中,k 个自由度的卡方分布(Chi-square distribution)是 k 个独立的标准正态随机变量的平方和的分布。卡方分布是伽马分布的特例,是推断统计中最广泛使用的概率分布之一。主要适用于对拟合优度检验和独立性检验,以及对总体方差的估计和检验等。

$$\chi^2 = \sum_{i=1}^{n} \frac{(O_i - E_i)^2}{E_i}$$

其中,$\chi^2$ 为统计量,$O$ 表示观察频数,$E$ 表示期望频数(理论)频数,$n$ 为单元格子数。卡方分布的概率密度函数为:

$$f(x\,;\,k) = \frac{x^{\frac{k}{2}-1} e^{-\frac{x}{2}}}{2^{\frac{k}{2}} \Gamma\left(\frac{k}{2}\right)}$$

其中,x≥0,当 x≤0 时,f(x;k)=0,k 为自由度。

输入:

```
install.packages("ggplot2")
library(ggplot2)
dch1 <- function(x) {
 y <- dchisq(x,1)
 y[x<3.84|x>100] <- NA
 return(y)
```

```
}
dch2 <- function(x){
 y <- dchisq(x,2)
 y[x<5.99| x>100] <- NA
 return(y)
}
dch3 <- function(x){
 y <- dchisq(x,3)
 y[x<7.81| x>100] <- NA
 return(y)
}
dch4 <- function(x){
 y <- dchisq(x,4)
 y[x<9.49| x>100] <- NA
 return(y)
}
P5 <-
 ggplot(data.frame(x = c(0,15)), aes(x = x)) +ylim(0,0.5)+
 scale_x_continuous(limit=c(0,15),breaks=c(0,3.84,5.99,7.81,9.49,15) )+
 stat_function(fun = dchisq,args=list(df=1),aes(colour="df=1"),size = 1)+
 stat_function(fun=dch1, geom="area",fill="red") +
 stat_function(fun = dchisq,args=list(df=2),aes(colour="df=2"),size = 1)+
 stat_function(fun=dch2, geom="area",fill="blue") +
 stat_function(fun = dchisq,args=list(df=3),aes(colour="df=3"),size = 1)+
 stat_function(fun=dch3, geom="area",fill="green") +
 stat_function(fun = dchisq,args=list(df=4),aes(colour="df=4"),size = 1)+
 stat_function(fun=dch4, geom="area",fill="black") +
 theme_bw(base_size = 18)+theme(axis.title = element_blank())+
 ggtitle("卡方分布曲线")+
  theme(plot.title = element_text(hjust = 0.5,size=18,face = "bold"))+
 scale_colour_manual("df",values = c("red","blue","green","black"))+
 theme(legend.title = element_blank(),legend.background =
     element_blank(),legend.position = c(0.9,0.8))+
 annotate("text", x=7,y=0.08,label="italic(P)==0.05",parse = TRUE)
ggsave("chi.tiff",plot=p5,width=7, height=5, units="in",dpi=700)
```

dchisq()为卡方分布密度函数，legend. title ＝ element_blank()移除图例标题；legend. background ＝ element_blank()移除图例背景。scale_colour_manual()设置图标标题和颜色。

输出：见图8-5。

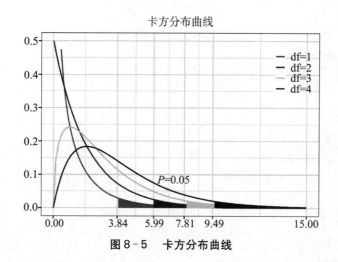

图8-5　卡方分布曲线

## 五、二项分布

在 n 次独立重复的伯努利试验中，设每次试验中事件 A 发生的概率为 $p$。X 用来表示 n 重伯努利试验中事件 A 发生的次数，则 X 的可能取值为 0，1，…，n，且对每一个 k（0≤k≤n），事件{X＝k}即为"n 次试验中事件 A 恰好发生 k 次"，随机变量 X 的离散概率分布即为二项分布（binomial distribution）。

一般来说，如果随机变量 X 服从参数为 $n$ 和 $p$ 的二项分布，记为 $X \sim B(n, p)$。n 次试验中正好得到 k 次成功的概率为：

$$P\{X=k\} = \binom{n}{k} p^k (1-p)^{n-k}$$

例：在出现正面概率为 0.5 的情况下，抛 20 枚硬币中有 8 枚正面的概率是多少？

输入：

```
dbinom(x=8,size=20,prob=0.5)
```

输出：

```
0.1201344
```

输入：

```
install.packages("ggplot2")
library(ggplot2)
bidata <- data.frame(heads=3:17,prob= dbinom(x=3:17,size=20,prob=0.5))
bidata<- transform(bidata,group=ifelse(heads==8,"8","other"))
P6 <- ggplot(bidata, aes(x=factor(heads),y=prob,fill=group))+
    geom_bar(stat="identity") +
```

```
geom_text(aes(label = round(prob,2),y = prob+ 0.01,colour = group),
            size =4,fontface='bold',
            family="serif",vjust = 0) +
labs(x="Successes(x)",y="Probability",title="dbinom(x,20,0.5)") +
theme_bw(16,"serif") +
theme(plot.title = element_text(size =18,hjust = 0.5))+
theme(legend.title = element_blank(),legend.background =
      element_blank(),legend.position = c(0.9,0.8))
ggsave("bi.tiff",plot=p6,width=7,height=5,units="in",dpi=700)
```

geom_bar()函数中有两个有效值：count 和 identity，stat＝"count"，表示对离散的数据进行计数，stat＝"identity 是直接引用数据集中变量的值。serif 参数设置为带衬线字体，即笔画结尾有特殊的装饰线或衬线。vjust 参数用于垂直移动元素的位置。

输出：见图 8－6。

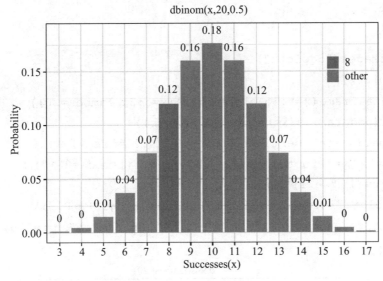

图8－6　二项分布示意图

例：在出现正面概率为 0.5 的情况下，抛 20 枚硬币中至多有 8 枚正面的概率是多少？

输入：

```
pbinom(q=8,size=20,prob=0.5,lower.tail=T)#用 pbinom()求累积概率
```

输出：

```
0.2517223
```

## 六、泊松分布

泊松分布（Poisson distribution）是一种统计与概率学里常见到的离散概率分布，适合描述单位时间内随机事件发生的次数，如人群中某种患病率很低的非传染性疾病的患病人数或死亡人数，医院门诊单位时间内就诊的患者数等。

若 X 服从参数为 λ 的泊松分布，记为 $X \sim Pois(\lambda)$。泊松分布的概率函数为：

$$P(X=k)=\frac{\lambda^k}{k!}e^{-\lambda},\ k=0,\ 1,\ \cdots$$

其中，k 是出现的次数，λ 是 Poisson 分布的唯一参数，它表示单位时间（或单位面积、单位空间）内某随机事件的平均发生数，即总体均数。Poisson 分布可作为二项分布的极限而得到。即如果 $X\sim B(n,\pi)$，当 π 很小，而 n 很大时，可认为 X 近似服从 λ= nπ 的 Poisson 分布。Poisson 分布的总体均数与总体方差相等，即 $\lambda=\sigma^2$。

例：某地区 10 万人中出现了 20 例流行性腮腺炎病例，据此推断该地区 10 万人口中不少于 20 人患流行性腮腺炎的概率。

输入：

```
ppois(19,lambda = 20,lower.tail = F)
#ppois()求累积概率，lower.tail = F 表示计算 P[X>19]的概率
```

输出：

```
0.5297427
```

输入：

```
install.packages("ggplot2")
library(ggplot2)
podata <- data.frame(x=5:35,prob= dpois(x=5:35,lambda=20))
p7 <- ggplot(podata, aes(x=factor(x), y=prob))+
    geom_bar(stat="identity",width = 0.2,fill="red") +
    labs(x="x",y="Probability",title="dpois(lambda=20)") +
    theme_bw(16,"serif") +
    theme(plot.title = element_text(size =18, hjust = 0.5))
ggsave("po.tiff",plot=p7,width=7,height=5,units="in",dpi=700)
```

输出：见图 8-7。

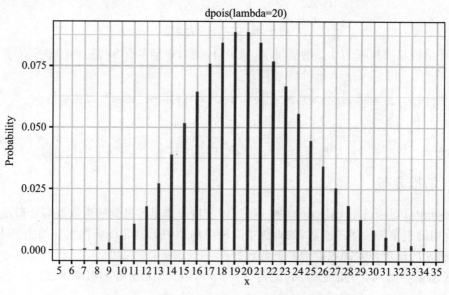

图 8-7 泊松分布示意图

## 七、超几何分布

超几何分布(hypergeometric distribution)是统计学上一种离散概率分布。它描述了由有限个对象中抽出 n 个对象，成功抽出指定种类的对象的个数(抽出不放回(without replacement))。

一般地，设有 N 个样本，其中有 K 个是不及格的，超几何分布描述了在该 N 个样本中抽出 n 个，其中 k 个是不及格的概率。

$$P(X=k)=\frac{C_K^k C_{N-K}^{n-k}}{C_N^n}（其中~k~为非负整数）$$

若随机变量 X 服从参数为"n，K，N"的超几何分布，则记为 X～H(n，K，N)。

例：从 60 万人口中抽取了 100 人作为样本，如果已知 40% 的人口具有某种特定属性，则该样本中 35 人或更少的人具有该属性的概率是多少？

输入：

```
phyper(q=35,m=240000,n=360000, k=100)  #phyper()求 q≤35 的累积概率
```

q 为分位数向量，表示从同时包含黑球和白球的盒子中无放回抽取的白球数量，m 为白球数量，n 为黑球数量，k 为抽取球的数量。

输出：

```
0.1794489
```

输入：

例：盒子里有白球 29 个，黑球 11 个，从里面抽取 20 个，抽到 18 个白球的概率是多少？

```
dhyper(x=18,m=29,n=11, k=20)
```

输出：

```
0.01380413
```

输入：

```
install.packages("ggplot2")
library(ggplot2)
hpdata <- data.frame(x=factor(c(9:20)),y=dhyper(9:20, m=29,n=11, k=20))
hpdata$group<-factor(ifelse(hpdata$x==18,"x=18","other"))
p8 <- ggplot(hpdata,aes(x=x,y=y,color=group))+geom_point(size=5) +
    geom_segment(aes(xend=x,y=0,yend=y),size=1.5,linetype="solid")+
    geom_text(aes(label = round(y,3), y=y+0.02))+
    theme_bw(base_size = 14)+
    labs(x="x",y="Probability",title="dhyper(20,29,40)")+
    theme_bw(16,"serif") +
```

```
    theme(plot.title = element_text(size = 18, hjust = 0.5),
    legend.title = element_blank(),legend.background =
        element_blank(),legend.position = c(0.9,0.8))
ggsave("hp.tiff",plot=p8,width=7,height=5,units="in",dpi=700)
```

geom_segment()在点(x，y)与点(xend，yend)之间绘制直线。

输出：见图 8 - 8。

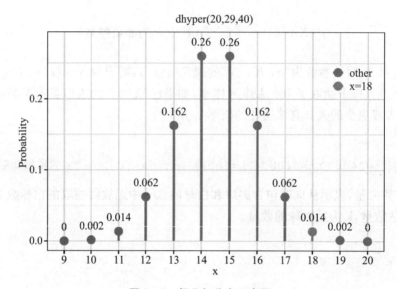

图 8 - 8   超几何分布示意图

### 八、假设检验的两类错误

第一类错误(type Ⅰ error)也称为假阳性，拒绝了正确的零假设 $H_0$(弃真)的错误。犯第一类错误的概率用 $\alpha$ 来限制，即犯第一类错误的概率不得超过 $\alpha$。

第二类错误(type Ⅱ error)也称为假阴性，不拒绝实际上不成立的零假设 $H_0$(取伪)。犯第二类错误的概率用 $\beta$ 限制，即第二类错误的概率不得超过 $\beta$。拒绝不正确的 $H_0$ 的概率，在统计学中称之为检验功效(power of test)。检验功效的意义是：当两个总体参数间存在差异时(如对立假设 $H_1:\mu \neq \mu_0$ 成立时)，所使用的统计检验能够发现这种差异(拒绝零假设 $H_1:\mu = \mu_0$)的概率。检验功效用 $1-\beta$ 来限制，即检验功效不得低于 $1-\beta$。一般情况下要求检验功效不得低于 0.8。

输入：

```
install.packages("ggplot2")
library(ggplot2)
p9 <- ggplot(data.frame(x = c(-4, 6)), aes(x)) +
 stat_function(fun = dnorm,geom = "line",xlim = c(-4, 4) ) +
```

```
stat_function(fun = dnorm,geom = "area",fill = "red",alpha = 0.5,
         xlim = c(qnorm(0.95),4)) +   #右侧面积 0.05 的 Z 值 1.64
stat_function(fun = dnorm,geom = "line",xlim = c(-2,6),colour="orange",
         args = list(mean = 2)) +        #绘制均数为 2，标准差为 1 的正态曲线
stat_function(fun = dnorm,geom = "area",fill = "steelblue",
         xlim = c(-4,qnorm(0.95)),alpha = 0.2,args = list(mean = 2)) +
stat_function(fun = dnorm,size=0.5,geom = "area",fill = "orange",
         xlim = c(qnorm(.95),6),alpha = 0.3,args = list(mean = 2)) +
labs(title = "犯一类错误和二类错误的概率",subtitle="以单侧 Z 检验为例")
p9 <- p9 +annotate("segment",x=-0.5,y=0.15,xend=1,yend=0.1,arrow =
      arrow(length = unit(0.3,"cm")),size=1) +
  annotate("text",label="beta",x=-0.7,y=0.15,parse=T,size=7) +
  annotate("segment",x=2.5,y=0.06,xend=2.1,yend=0.02,arrow =
      arrow(length = unit(0.3,"cm")),size=1) +
  annotate("text",label="alpha",x=2.7,y=0.06,parse=T,size=7) +
  annotate("segment",x=3.8,y=0.25,xend=2.5,yend=0.2,arrow =
      arrow(length = unit(0.3,"cm")),size=1) +
  annotate("text",label="1-beta",x=4.3,y=0.25,parse=T,size=7) +
  annotate("text",label="H[0]",x=0,y=0.42,parse=T,size=7) +
   annotate("text",label="H[1]",x=2,y=0.42,parse=T,size=7) +
  annotate("text",label="mu[0]+Z[alpha]*sigma/sqrt(n)",x=1,y=0.38,
             parse=T,size=4) +
  annotate("segment",x=qnorm(.95),y=0,xend=qnorm(.95),yend=0.4,
             size=1,linetype="dotted") +
theme(panel.grid.minor = element_blank(),   #不绘制次网格线
   panel.grid.major = element_blank(),       #不绘制主网格线
   panel.background = element_blank(),        #不绘制面板（绘图区）背景
   plot.background=element_blank(),           #不绘制图表背景
   panel.border = element_blank(),            #不绘制面板（绘图区）边框
   axis.line = element_blank(),               #不绘制坐标轴线
   axis.text = element_blank(),               #不绘制坐标轴标签
   axis.title= element_blank(),               #不绘制坐标轴标题
   axis.ticks = element_blank(),              #不绘制坐标轴刻度线
   plot.title = element_text(hjust = 0.5,size=16,face = "bold"),
   plot.subtitle=element_text(hjust=0.5,size=14,face="italic",
             color="black"))
ggsave("error.tiff",plot=p9,width=7,height=5,units="in",dpi=700)
```

stat_function()函数中 geom 参数用于指定显示数据的几何对象，最常见的视觉效果可能是一个区域(area)，一条线(line)或点(points)，xlim 用于限制函数的范围。subtitle 设置副标

题。hjust 调节标题的横向位置，hjust＝0.5 表示居中。element_blank（ ）：不绘制任何内容，也不分配任何空间；element_rect（ ）：设置边框和背景；element_text（ ）：设置文本格式；element_line（ ）：设置线的格式。

输出：见图 8－9。

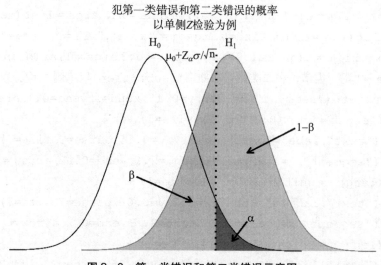

犯第一类错误和第二类错误的概率
以单侧 $Z$ 检验为例

图 8-9　第一类错误和第二类错误示意图

# 第二节　抽样模拟

## 一、置信区间

区间估计是按事先给定的 $(1-\alpha)$ 来估计包含未知总体参数的一个区间范围，该范围称为参数的置信区间（confidence interval，CI）。$(1-\alpha)$ 称为置信度（confidence），也可表示为 $100(1-\alpha)\%$，通常取 95%。总体均数的 95% 置信区间的实际含义为：如果从同一总体中重复抽取 100 份样本含量相同的独立样本，每份样本分别计算 1 个置信区间，在 100 个置信区间中，将大约有 95 个置信区间包含总体均数，5 个置信区间不包含总体均数。对于某一次估计的置信区间，我们就认为这个区间包含了总体均数，置信度为 95%。

输入：

```
install.packages("PASWR")
library(PASWR)
CIsim(samples=100,n=30,parameter=100,sigma=10,
      conf.level = 0.95, type = "Mean")
```

CIsim（）函数模拟随机样本，根据随机样本构建总体均值（Mean）、总体方差（Var）或总体率（Pi）的置信区间。parameter 可以是总体均数、方差和率。sigma 为总体标准差。红色和蓝色的线段代表不包含总体均数 100 的 5 个置信区间。

输出:见图 8-10。

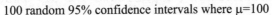

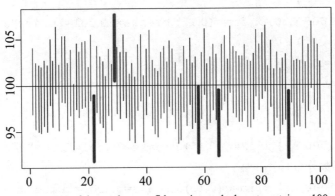

100 random 95% confidence intervals where μ=100

Note：5% of the random confidence intervals do not contain μ=100

**图 8-10　总体均数 95%置信区间模拟图**

## 二、中心极限定理

中心极限定理(central limit theorem，CLT)指出，假设所有样本的大小相同，不管总体的分布形状，当样本量增大时(n≥30)，样本均数的分布近似于正态分布。

分别设随机变量 X 服从总体均数为 5，标准差为 2 的正态分布，$X \sim N(5,4)$；随机变量 Y 服从总体均数和总体标准差为 5 的指数分布，$Y \sim E(1/5)$；随机变量 Z 服从区间[1，9]上总体均数为 5，总体标准差为 2.3 的均匀分布，$Z \sim U(1,9)$。运用 R 语言编程进行随机抽样实验，参考程序如下：

输入：

```
par(mfcol=c(4,3))
sim.fun <- function(m,X,...) {       #n 为模拟样本次数,X 为需要模拟的函数
  sample <- 1:m
  for(i in 1:m) {
  sample[i] <- X(...)
    }
  sample
  }
X<- function(n,mu=5,sigma=2){
  s=rnorm(n,mu,sigma)
  mean(s)
  }
hist(sim.fun(1000,X,1),xlim=c(0,15),breaks=20,col="black",border="white",
    main = "正态分布(n=1)")
hist(sim.fun(1000,X,5),xlim=c(0,15),breaks=20,col="black",border="white",
    main = "n=5")
```

```
hist(sim.fun(1000,X,10),xlim=c(0,15),breaks=20,col="black",border="white"
    ,main = "n=10")
hist(sim.fun(1000,X,30),xlim=c(0,15),breaks=20,col="black",border="white"
    ,main = "n=30")
Y<-function(n,mu=5) {
    s=rexp(n,1/mu)
    mean(s)
    }
hist(sim.fun(1000,Y,1),xlim=c(0,15),breaks=20,col="blue",border="white",
    main = "指数分布(n=1)")
hist(sim.fun(1000,Y,5),xlim=c(0,15),breaks=20,col="blue",border="white",
    main = "n=5")
hist(sim.fun(1000,Y,10),xlim=c(0,15),breaks=20,col="blue",border="white",
    main = "n=10")
hist(sim.fun(1000,Y,30),xlim=c(0,15),breaks=20,col="blue",border="white",
    main = "n=30")
Z<-function(n) {
    s=runif(n,1,9)
    mean(s)
    }
hist(sim.fun(1000,Z,1),xlim=c(0,15),breaks=20,col="red",border="white",
    main = "均匀分布(n=1)")
hist(sim.fun(1000,Z,5),xlim=c(0,15),breaks=20,col="red",border="white",
main = "n=5")
hist(sim.fun(1000,Z,10),xlim=c(0,15),breaks=20,col="red",border="white",
    main = "n=10")
hist(sim.fun(1000,Z,30),xlim=c(0,15),breaks=20,col="red",border="white",
    main = "n=30")
```

par(mfcol＝c(4,3))表示在同一绘图区中绘制 4 行 3 列共 12 个图形,而且是先按列绘制;若按先按行绘制,则表示为 par(mforw＝c(4,3))。sim. fun 函数用于生成随机数,分别按样本含量为 1、5、10、30 从正态分布、指数分布和均匀分布总体中模拟抽样 1000 次,并计算样本均数。hist()函数用于作直方图,breaks 设置分组组数,col 为柱子的填充色,border 为柱子的边框的颜色,默认为 black。当 border ＝ NA 时,代表没有边框。main 设置图的标题。输出:见图 8 - 11。

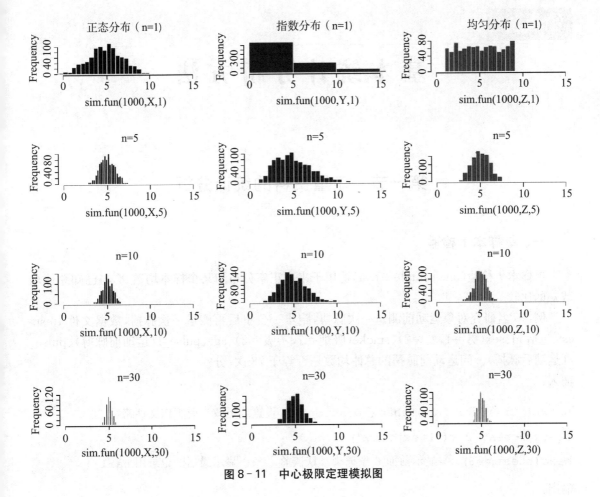

图 8-11 中心极限定理模拟图

# 第九章

# 基本统计分析方法

## 第一节 定量资料的统计分析

### 一、单样本 $t$ 检验

单样本 $t$ 检验(one sample $t$-test)适用于来自正态分布的某个样本均数 $\bar{X}$ 与已知总体均数 $\mu$ 的比较。

例:40 名研究对象运动前测量一次脉搏,跑步一公里后再测量一次脉搏,数据文件 ttest. csv 包括 id、sex(男＝1,女＝2)、smoke(吸烟＝1,不吸＝2)、age、pulse_1(运动前脉搏)、pulse_2(运动后脉搏)。问运动前脉搏的总体均数是否等于 78 次/分?

输入:

```
setwd("C:\\Users\\mooshaa\\Desktop")  #设置或更改当前工作文件路径
ttest <- read.csv("ttest.csv")
head(ttest,n=6)   #显示前面 6 条记录,默认前 6 条;显示最后的记录用 tail()
```

输出:

```
  id sex smoke age pulse_1 pulse_2
1  1   1     1  31      72     126
2  2   2     1  20      78     154
3  3   1     2  28      74     128
4  4   2     2  29      96     155
5  5   1     1  21      88     128
6  6   2     1  27      86     165
```

输入:

```
install.packages("dplyr")
library(dplyr)
ttest %>%
 summarise(mean = mean(pulse_1),  #计算均数
    sd = sd(pulse_1),         #计算标准差
    samp_size = n())          #显示例数
```

输出：

| mean | sd | samp_size |
|------|------|-----------|
| 79.45 | 7.27 | 40 |

输入：

```
shapiro.test(ttest$pulse_1)      #正态性检验
```

输出：

```
Shapiro-Wilk  normality test
data: ttest$pulse_1
W = 0.97076, p-value = 0.3802      #P大于 0.05，说明样本来自正态分布的总体
```

输入：

```
install.packages("ggplot2")
library(ggplot2)
ggplot(ttest,aes(x=pulse_1))+
    geom_histogram(binwidth=3,color="black", fill="lightblue")+
    theme_bw()
```

　　binwidth 参数用来设置组距，也可以通过 bins 来指定分组数目。

输出：见图 9-1。

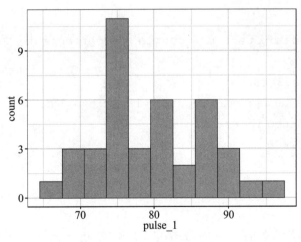

图 9-1　pulse 变量直方图

输入：

```
t.test(ttest$pulse_1,mu=78,alternative = "two.sided",
       conf.level = 0.95)
```

　　如为双侧检验 alternative ＝ "two. sided"可省略，若 $H_1: \mu > 78$，则补充 alternative＝"greater"；若 $H_1: \mu < 78$，则补充 alternative＝"less"。

输出：

```
One Sample t-test
data: ttest$pulse_1
t = 1.2606, df = 39, p-value = 0.2149
alternative hypothesis: true mean is not equal to 78
95 percent confidence interval:
 77.12345   81.77655
sample estimates:
mean of x
  79.45
```

因此，可以认为该样本的总体均数与 78 次/分差异无统计学意义（$t = 1.261$，$P = 0.215$）。

## 二、单样本 Wilcoxon 符号秩检验

单样本 Wilcoxon 符号秩检验(one sample Wilcoxon signed rank test)是单样本 $t$ 检验的非参数替代方法，适用于非正态分布的数据，用来检验样本的未知总体中位数是否与已知总体中位数在统计学上是否有差异。

例：问 40 名研究对象运动前脉搏的总体中位数是否等于 78 次/分？

输入：

```
wilcox.test(ttest$pulse_1, mu=78, conf.int = 0.95)
```

输出：

```
  Wilcoxon signed rank test with continuity correction
data: ttest$pulse_1
V = 436, p-value = 0.3443
alternative hypothesis: true location is not equal to 78
95 percent confidence interval:
 77.00000   82.00006
sample estimates:
(pseudo)median
  79.50009
```

因此，可以认为该样本的总体中位数与 78 次/分差异无统计学意义（$V = 436$，$P = 0.344$）。

## 三、两个独立样本 $t$ 检验

两个独立样本 $t$ 检验( two independent samples $t$-test )适用于完全随机设计的两样本均数的比较，其目的是通过两样本均数差别去推断各自所代表的总体均数是否相等，从而回答两组处理效果有无差别。两个独立样本 $t$ 检验的前提条件是：①两样本相互独立；②两样本所代表的总体应服从正态分布。

**例:**问 40 名研究对象中,吸烟与不吸烟人群运动前的脉搏数总体均数是否有差异?

输入:

```
install.packages("dplyr")
library(dplyr)
ttest %>%
group_by(smoke) %>%         #按 smoke 分组统计 pulse_1 的均数和标准差
 summarise(
  count = n(),
  mean = mean(pulse_1, na.rm = TRUE),
  sd = sd(pulse_1, na.rm = TRUE)
  )
```

输出:

| smoke | count | mean | sd |
|---|---|---|---|
| 1 1 | 16 | 81.1 | 7.79 |
| 2 2 | 24 | 78.3 | 6.85 |

输入:

```
ttest %>%
 group_by(smoke) %>%         #按 smoke 分组对 pulse_1 进行正态性检验
 summarise(statistic = shapiro.test(pulse_1)$statistic,
           p.value = shapiro.test(pulse_1)$p.value)
```

更灵活的 Shapiro-Wilk 检验可参考 rstatix 包中的 shapiro_test 和 mshapiro_test 函数,以及 dlookr 包中的 normality 函数。

输出:

| smoke | statistic | p.value |
|---|---|---|
| 1 1 | 0.928 | 0.229 |
| 2 2 | 0.961 | 0.457 |

两组正态性检验的 $P > 0.05$,表明均服从正态分布。

输入:

```
install.packages("ggplot2")
library(ggplot2)
ggplot(ttest,aes(x=pulse_1,fill=smoke))+
      geom_histogram(binwidth=3,color="black")+
      facet_grid(.~smoke)+                      #将 smoke 按水平方向分割
      theme_classic(base_size = 14)+            #设置图的主题
      theme(legend.position="top")+             #图例放在顶部
      theme(strip.text = element_blank())       #移除分页标签文字
```

facet_grid() 可以将图形按照水平或者垂直方向进行分割，若按垂直方向分割则表示为 facet_grid(smoke~.)，此外还可以利用 facet_wrap() 根据行列的数值进行分割，如分成 2 列则表示为 facet_wrap( ～ smoke，ncol＝2)。

输出：见图 9-2。

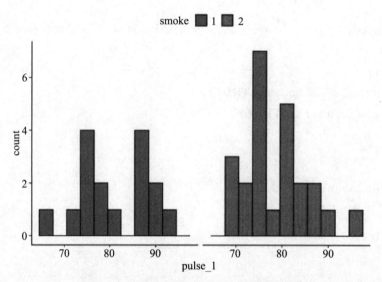

**图 9-2　按 smoke 分组的 pulse 变量直方图**

独立样本 $t$ 检验还需要考察两组数据的总体方差齐性，进行方差齐性检验的方法主要包括以下几种。

F-test：比较两个样本的总体方差，要求数据必须是正态分布。

Bartlett's test：比较两个或多个样本的总体方差，数据也必须是正态分布。

Levene's test：是 Bartlett's test 的替代方法，对偏离正态性不敏感。

Fligner-Killeen test：一种对偏离正态非常稳健的非参数检验方法。

输入：

```
bartlett.test(pulse_1~smoke,data = ttest)
```

输出：

```
Bartlett test of homogeneity of variances
data: pulse_1 by smoke
Bartlett's K-squared = 0.29509, df = 1, p-value = 0.587
```

Bartlett's test 结果显示，$P＞0.05$，表明两样本数据总体方差相等。F-test 可用 var. test()实现，Levene's test 通过 car 包中 leveneTest()实现；Fligner-Killeen test 可通过 stats 包中的 fligner. test()实现。

输入：

```
t.test(pulse_1~smoke,data=ttest,var.equal = TRUE)
```

输出：

```
Two Sample t-test
data: pulse_1 by smoke
t = 1.1955, df = 38, p-value = 0.2393
alternative hypothesis: true difference in means is not equal to 0
95 percent  confidence interval:   #均数差值的95%置信区间包含0
 -1.935426  7.518760
sample estimates:
mean in group 1 mean in group 2
   81.12500     78.33333
```

因此，可以认为吸烟组和不吸烟组人群运动前脉搏的总体均数差异无统计学意义（$t = 1.196$，$P = 0.239$）。

输入：

```
install.packages("ggpubr")
library(ggpubr)
ttest$smoke <-factor(ttest$smoke,levels=c(1,2),labels=c("吸烟","不吸烟"))
pt1 <- ggboxplot(ttest,x="smoke",y="pulse_1",color="smoke",
            palette = "lacent", add = "jitter", xlab = "",
            ylab ="运动前脉搏数")+
            theme(legend.position = "none")+
    stat_compare_means(method="t.test",
            method.args = list(var.equal=T),label.x = 1.5)+
            theme(text = element_text(size=15))
ggsave("pt1.tiff",plot=pt1,width=7, height=5, units="in",dpi=700)
```

palette 用于按组着色或填充的调色板。ggpubr 包中的 stat_compare_means()函数用于将均数比较的 p 值添加到 ggplot 图中。method. args 用于设置统计方法的附加参数列表，如可以使用 method. args＝list(alternative＝"greater")进行单侧检验。label. x 设置标签的横向位置。add 用于添加另一个作图元素的字符向量，如果多个数据点具有完全相同的 x 和 y 值，则多个点绘制会重叠并隐藏，jitter 图给每个点的位置增加了少量的随机变化，是处理较小数据集的离散性引起的重叠的一种有用的方法。

输出：见图 9-3。

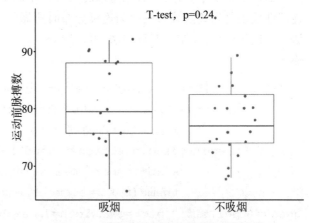

图 9-3　吸烟和不吸烟组人群运动前脉搏数的箱式图和抖动图

### 四、两个独立样本 Wilcoxon 检验

两个独立样本 Wilcoxon 检验（Wilcoxon rank sum test，又称 Wilcoxon 秩和检验或 Mann-Whitney U 检验）是两个独立样本 $t$ 检验的一种非参数替代方法，适用于非正态分布的数据。

例：在 40 名研究对象中，吸烟与不吸烟人群运动前的脉搏数总体分布是否相同？

输入：

```
group_by(ttest, smoke) %>%
 summarise(
  count = n(),
  median = median(pulse_1, na.rm = TRUE),    #计算中位数
  IQR = IQR(pulse_1, na.rm = TRUE))          #计算四分位数间距
```

输出：

|   | smoke | count | median | IQR |
|---|-------|-------|--------|-----|
| 1 | 吸烟 | 16 | 79.5 | 12.2 |
| 2 | 不吸烟 | 24 | 77 | 8.5 |

输入：

```
wilcox.test(pulse_1~smoke, data=ttest)
```

输出：

```
Wilcoxon rank sum test with continuity correction
data: pulse_1 by smoke
W = 236.5, p-value = 0.223
alternative hypothesis: true location shift is not equal to 0
```

当样本量小于 50 且没有相持情况时（tie，不同个体的观测值相同）将默认计算确切 $P$ 值；连续性校正是当离散分布近似为连续分布时所做的一种调整，对于大于 50 的样本，正态近似法计算速度更快，强制正态近似法，可设置 exact = F。

输入：

```
pw1 <- ggboxplot(ttest,x="smoke",y="pulse_1",color="smoke",
       palette = "lacent",add = "dotplot",xlab = "",
              ylab ="运动前脉搏数")+
       theme(legend.position = "none")+
              stat_compare_means(label.x = 1.5)+
              theme(text = element_text(size=15))
ggsave("pw1.tiff", plot=pw1,width=7, height=5, units="in",dpi=700)
```

输出：见图 9 - 4。

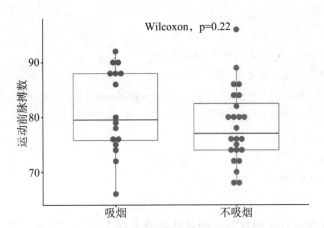

图9-4 吸烟和不吸烟组人群运动前脉搏数的箱式图和点图

## 五、配对样本 *t* 检验

配对样本 *t* 检验(paired samples *t*-test)是用于确定两组观测之间的均数差值是否为零的统计方法,其中每个受试者被测量两次,从而产生成对的观察结果,要求差值呈正态分布。

例:统计 40 名研究对象运动前后脉搏差值的总体均数是否为 0?

输入:

```
ttest1 <- ttest %>%
    mutate(d=pulse_2-pulse_1)      #计算差值
shapiro.test(ttest1$d)            #对差值进行正态性检验
```

输出:

```
Shapiro-Wilk normality test
data: ttest1$d
W = 0.9746, p-value = 0.4967
```

$P>0.05$,表明差值服从正态分布。

输入:

```
ttest1 %>%
 summarise_at(c("pulse_2","pulse_1"),funs(mean,sd))
```

输出:

```
pulse_2_mean  pulse_1_mean  pulse_2_sd    pulse_1_sd
    138           79.45         13.14417      7.274649
```

输入:

```
t.test(ttest1$pulse_2,ttest1$pulse_1,paired = T)
```

输出：

```
Paired t-test
data: ttest1$pulse_2 and ttest1$pulse_1
t = 29.89, df = 39, p-value < 2.2e-16
alternative hypothesis: true difference in means is not equal to 0
95 percent confidence interval:
 54.58784    62.51216
sample estimates:
mean of the differences
      58.55
```

因此，可认为跑步前后脉搏数差值的总体均数不等于 $0(t = 29.89，P < 0.001)$，跑步后脉搏数比跑步前平均快 58.6 次/分($95\%$ CI：54.6～62.5)。

输入：

```
ttest1 <- ttest1 %>% rename("运动前"=pulse_1,"运动后"=pulse_2)#变量重命名
pt2 <- ggpaired(ttest1,cond1 = "运动前", cond2 = "运动后",color="condition",
            line.color = "gray", line.size = 0.4,point.size=2, xlab =F,
            ylab = "脉搏",palette = "jco")+
            theme(legend.position = "none")+
     stat_compare_means(method="t.test",paired = TRUE,
            label.x = 1.5,size=5)+
            theme(text = element_text(size=15))
ggsave("pt2.tiff", plot=pt2,width=7, height=5, units="in",dpi=700)
```

color = "condition"或 fill = "condition"表示根据前后条件对点和箱式图颜色、箱式图填充颜色进行设置。size 用于设置标签字体大小。

输出：见图 9-5。

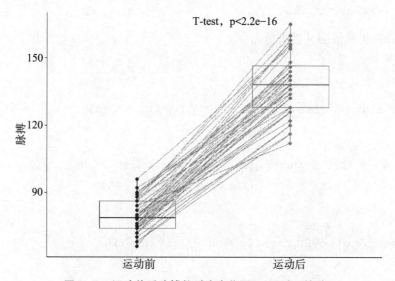

图 9-5　运动前后脉搏数对应变化图示(配对 $t$ 检验)

## 六、配对样本 Wilcoxon 检验

配对样本 Wilcoxon 检验(paired samples Wilcoxon test,也称为 Wilcoxon 符号秩检验)是配对 $t$ 检验的非参数替代,用于比较配对数据,适用于两组差值不是正态分布的情况。

例:问 40 名研究对象运动前后脉搏差值的总体中位数是否为 0?

输入:

```
ttest1 %>%
  summarise_at(c("pulse_2","pulse_1"),funs(median,IQR))
```

输出:

```
pulse_2_median  pulse_1_median  pulse_2_IQR  pulse_1_IQR
    138             78.5           18.5          12
```

输入:

```
wilcox.test(ttest1$pulse_2,ttest1$pulse_1,paired=T)
```

输出:

```
Wilcoxon signed rank test with continuity correction
data: ttest1$pulse_2 and ttest1$pulse_1
V = 820, p-value = 3.67e-08
alternative hypothesis: true location shift is not equal to 0
```

输入:

```
Pw2 <- ggpaired(ttest1, cond1 = "运动前", cond2 = "运动后",color="condition",
              line.color = "gray", line.size = 0.4,point.size=2,xlab=F,
              ylab = "脉搏",palette = "lacent")+
          theme(legend.position = "none")+
      stat_compare_means(method="wilcox.test",paired = TRUE,
                        label.x = 1.5,size=5)+
          theme(text = element_text(size=15))
ggsave("pw2.tiff",plot=pw2,width=7,height=5,units="in",dpi=700)
```

输出:见图 9-6。

## 七、单因素方差分析

单因素方差分析(one-way ANOVA)是独立样本 $t$ 检验的扩展,可以用于两个或两个以上样本均值的比较。方差分析应用条件:①独立性和随机性,各个样本是相互独立的随机样本;②正态性,各样本来自正态分布的总体;③方差齐性,各个样本的总体方差相等。方差分析对于违背正态性的数据,结果较为稳健。

例:为研究茶多酚保健饮料对急性缺氧的影响,将 60 只 Wistar 小白鼠随机分为低、中、高

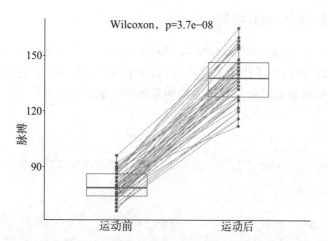

图 9 - 6　运动前后脉搏数对应变化图示（配对 Wilcoxon 检验）

3 个剂量和 1 个对照组，每组 15 只小白鼠。对照组给予蒸馏水 0.25 ml 灌胃，低、中、高剂量组分别给予 2.0、4.0、8.0 g/kg 的饮料溶于 0.2～0.3 ml 蒸馏水后灌胃，每天 1 次。40 天后，对小白鼠进行耐氧存活时间实验，结果如下。试比较不同剂量的茶多酚保健饮料对延长小白鼠的平均耐氧存活时间有无差别。数据文件 oneway.csv 中包括 min（分钟）和 goup 两个变量（对照组＝1，低剂量组＝2，中剂量组＝3，高剂量组＝4）。

输入：

```
oneway <- read.csv("oneway.csv")
oneway %>%
 group_by(group) %>%
 slice(1:3)          #按位置选择行
```

输出：

| | Min | group |
| --- | --- | --- |
| 1 | 21.3 | 1 |
| 2 | 23.1 | 1 |
| 3 | 27.5 | 1 |
| 4 | 20.2 | 2 |
| 5 | 24.5 | 2 |
| 6 | 21.3 | 2 |
| 7 | 28.1 | 3 |
| 8 | 24.7 | 3 |
| 9 | 29.8 | 3 |
| 10 | 30.2 | 4 |
| 11 | 36.8 | 4 |
| 12 | 38.6 | 4 |

输入：

```
group_by(oneway, group) %>%
 summarise(
  count = n(),
  mean = mean(min, na.rm = TRUE),
  sd = sd(min, na.rm = TRUE)
 )
```

输出：

```
  group count  mean   sd
1   1    15   21.5  3.43
2   2    15   22.9  3.56
3   3    15   28.1  4.38
4   4    15   31.8  4.54
```

输入：

```
group_by(oneway, group) %>%    #按 group 分组对 min 进行正态性检验
 summarise(statistic = shapiro.test(min)$statistic,
            p.value = shapiro.test(min)$p.value)
```

输出：

```
  group  statistic  p.value
1   1     0.967     0.811
2   2     0.923     0.213
3   3     0.936     0.333
4   4     0.955     0.601
```

四组资料正态性检验的 $P>0.05$，表明均服从正态分布。

输入：

```
install.packages("car")
library(car)
oneway$group <- factor( oneway$group )     #转成因子变量
leveneTest(min~group,data=oneway,center=mean)
```

输出：

```
Levene's Test for Homogeneity of Variance (center = mean)
      Df   F value  Pr(>F)
group  3   0.7561   0.5235
      56
```

方差齐性检验 $F=0.756$，$P=0.524$，表明四组数据总体方差相等。若 ceter＝median，则能够提供一种更稳健的方差齐性检验的方法，即 Brown-Forsythe 检验。

输入：

```
oneway.aov<-aov(min~group,data=oneway)
summary(oneway.aov)
```

输出：

```
             Df   Sum Sq   Mean Sq    F value     Pr(>F)
group         3   1017.4   339.1      21.14       2.77e-09 ***
Residuals    56   898.4    16.0
---
Signif. codes: 0 '***' 0.001 '**' 0.01 '*' 0.05 '.' 0.1 ' ' 1
```

由于方差分析的 $F=21.14$，$P<0.001$，说明四组小白鼠存活时间的总体均数间差异有统计学意义。

输入：

```
TukeyHSD(oneway.aov)
```

输出：

```
Tukey multiple comparisons of means
  95% family-wise confidence level
Fit: aov(formula = min ~ group, data = oneway)
$group
         diff          lwr          upr          p adj
2-1  1.331333  -2.54130792    5.203975     0.7994364
3-1  6.510000   2.63735875   10.382641     0.0002357
4-1 10.288000   6.41535875   14.160641     0.0000000
3-2  5.178667   1.30602541    9.051308     0.0043885
4-2  8.956667   5.08402541   12.829308     0.0000006
4-3  3.778000  -0.09464125    7.650641     0.0583601
```

diff 为两组均数间的差值，lwr 和 upr 分别为差值 95%（默认）的下限和上限，p adj 为多重比较校正后的 P 值。结果显示，除 2 和 1 组、4 和 3 组外，其他各组间差异均有统计学意义（$P<0.05$）。

输入：

```
plot(TukeyHSD(oneway.aov,conf.level=0.95))
```

绘制均值成对比较图，置信区间跨过无效线 0 表示差异无统计学意义，等同 $P>0.05$。

输出：见图 9-7。

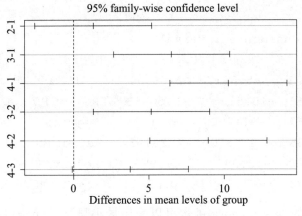

图9-7 均值成对比较图

输入：

```
install.packages("multcomp")
library(multcomp)
summary(glht(oneway.aov, linfct = mcp(group = "Tukey")))
```

输出：

```
Simultaneous Tests for General Linear Hypotheses
Multiple Comparisons of Means: Tukey Contrasts
Fit: aov(formula = min ~ group, data = oneway)
Linear Hypotheses:
          Estimate  Std. Error  t value  Pr(>|t|)
2 - 1 == 0  1.331    1.463       0.910    0.79942
3 - 1 == 0  6.510    1.463       4.451    < 0.001 ***
4 - 1 == 0  10.288   1.463       7.034    < 0.001 ***
3 - 2 == 0  5.179    1.463       3.541    0.00426 **
4 - 2 == 0  8.957    1.463       6.124    < 0.001 ***
4 - 3 == 0  3.778    1.463       2.583    0.05830 .
---
Signif. codes:  0 '***' 0.001 '**' 0.01 '*' 0.05 '.' 0.1 ' ' 1
(Adjusted p values reported -- single-step method)
```

还可以使用 multcomp 包中的 glht()函数来执行方差分析的多个比较过程，glht 代表一般线性假设检验。此函数还能够给出两两比较的 $t$ 值。group ＝"Dunnett"可输出各个干预组与对照组（数字小的）比较的结果。

输入：

```
install.packages("asbio")
library(asbio)
pairw.anova(y=oneway$min, x=oneway$group, method= "bonf")
```

输出：

```
95% Bonferroni confidence intervals
            Diff      Lower      Upper     Decision     Adj. p-value
mu1-mu2  -1.33133   -5.3317    2.66904      FTR H0              1
mu1-mu3     -6.51  -10.51037  -2.50963    Reject H0       0.000247
mu2-mu3  -5.17867   -9.17904   -1.1783    Reject H0       0.004868
mu1-mu4   -10.288  -14.28837  -6.28763    Reject H0              0
mu2-mu4  -8.95667  -12.95704   -4.9563    Reject H0          1e-06
mu3-mu4    -3.778   -7.77837   0.22237      FTR H0       0.074569
```

此外，asbio 包中的 pairw. anova 函数可以采用最小显著差异法（LSD）、Bonferroni 法、Tukey-Kramer 诚实显著差异法、Scheffe 法或 Dunnett 法对两两比较的 $P$ 值进行调整。Dunnett 的方法需要指定一个对照组，不返回调整后的 $P$ 值。对应的 mthod 包括："lsd"，"bonf"，"tukey"，"scheffe"，"dunnett"。

输入：

```
install.packages("DescTools")
library(DescTools)
PostHocTest(oneway.aov,method="bonferroni",ordered=T)
```

输出：

```
Posthoc multiple comparisons of means : Bonferroni
  95% family-wise confidence level
  factor levels have been ordered
$group
      diff        lwr.ci       upr.ci       pval
2-1  1.331333  -2.6690362    5.331703    1.00000
3-1  6.510000   2.5096305   10.510370    0.00025 ***
4-1 10.288000   6.2876305   14.288370    1.8e-08 ***
3-2  5.178667   1.1782972    9.179036    0.00487 **
4-2  8.956667   4.9562972   12.957036    5.7e-07 ***
4-3  3.778000  -0.2223695    7.778370    0.07457 .
---
Signif. codes: 0 '***' 0.001 '**' 0.01 '*' 0.05 '.' 0.1 ' ' 1
```

DescTools 包中的 PostHocTest 函数中对比比较的方法包括 LSD 法、Bonferroni 法、Newman-Keuls 法、Tukey's HSD 法、Scheffe 法和 Duncan 法等。对应的 method 包括："lsd"，"bonf"，"newmankeuls"，"hsd"，"scheffe"，"duncan"。若 ordered＝T，那么计算出的均值差异都是正的。

LSD 法：是 $t$ 检验的一个简单变形，其充分利用样本信息估计出一个更为稳健的标准误，LSD 并未对检验水准进行任何校正，因此该方法最灵敏，但当两两比较次数增加时，犯 I 类错误的概率会增大。

Bonferroni 法:若每次检验水准为 $\alpha'$,共进行 m 次比较,当 $H_0$ 为真时,犯Ⅰ类错误的累积概率 $\alpha$ 不超过 $m\alpha'$,即 $\alpha'=\alpha/m$。该方法适用于样本组数不多的情况,当比较次数较多时(如 m>10),结论偏于保守。

Tukey 法(Tukey's HSD 法)基于学生化的范围分布(studentized range distribution)计算统计量 $q$,适用于各组样本含量相同的情况。它控制所有比较中最大的Ⅰ类错误的概率不超过 $\alpha$,当样本量不相等时,可选择 Tukey-Kramer 法。

Scheffe 法的实质是对多组均数间的线性组合是否为 0 进行检验,可应用于样本量不等时的多重比较。它允许进行组间平均值之间所有可能的对比。Scheffe 法比较保守,并产生较宽的置信区间。

Newman-keuls 法(Student-Newman-Keuls 法,SNK)根据预先制定的准则将各组均数分为多个子集,利用学生化的范围分布来进行假设检验,并根据所要检验的均数的个数调整总的Ⅰ类错误的概率不超过 $\alpha$。

Duncan 法是对 SNK 法的一种修正,检验效能更高,能够有效防止Ⅱ类错误,但代价是犯Ⅰ类错误的风险会更大,该方法通常用于农学和其他农业研究。

一般而言,当进行事后两两比较时,如样本含量相同、方差相等,建议采用 Tukey 法;如方差相等但样本量不同,选择 Scheffe 法或 Tukey-Kramer 法。若想控制犯Ⅰ类错误的概率,选择 Bonferroni 法。多个实验组与一个对照组的比较,采用 Dunnett 法。

输入:

```
oneway<- oneway %>%
            mutate(group=factor(group,levels=c(1:4),
            labels=c("对照组","低剂量组","中剂量组","高剂量组")))
library(ggpubr)
library(rstatix)
stat.test <- aov( min~ group, data = oneway) %>%
                tukey_hsd()
poneway <- ggerrorplot(oneway,x="group", y="min",desc_stat ="mean_sd",
        add=c("violin","dotplot"),color="group",palette = "jama",
        xlab="",ylab="时间(分)")+
        theme(legend.position = "none")+
        theme(text = element_text(size=15))+
    stat_compare_means(method="anova", label.x = 2,
        label.y=60,size=5)+      #添加全局 p 值
    stat_pvalue_manual(data=stat.test, label ="p.adj",size=4,
        y.position = c(55,46, 49, 43,53,59))  #添加两两比较校正 p 值
ggsave("poneway.tiff",plot=poneway,width=7, height=5,units="in",
    dpi=700)
```

desc_stat 用于可视化误差的描述性统计指标。默认值是 "mean_se"。允许的值包括

"mean"、"mean_se"、"mean_sd"、"mean_ci"、"mean_range"、"median"、"median_iqr"、"median_hilow"、"median_q1q3"、"median_mad"、"median_range"。stat_pvalue_manual 函数用于手动向 ggplot 添加 $p$ 值，尤其是添加校正 $p$ 值，y. position 用于设置标签的位置。rstatix 包中的 tukey_hsd()函数能够为管道操作符执行 Tukey 的事后检验。

输出：见图 9-8。

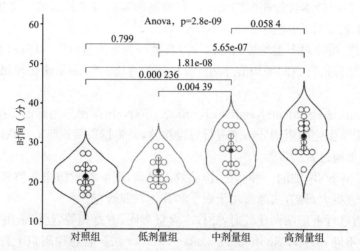

图 9-8　四组小白鼠的平均耐氧存活时间的误差图(小提琴图和点图)

## 八、Kruskal-Wallis 检验

Kruskal-Wallis 检验是单因素方差分析的非参数替代检验，实际上是两独立样本 Mann-Whitney U 检验在多个独立样本下的推广，用于推断不满足正态分布或方差不齐时的定量变量或者定序变量的多个总体分布有无差别。

输入：

```
library(rstatix)
oneway %>%
 group_by(group) %>%
 get_summary_stats(min,type="common")
```

get_summary_stats()用于计算一个或多个数值变量的汇总统计信息。type 指定统计指标，包括"full"、"common"、"robust"、"five_number"、"mean_sd"、"mean_se"、"mean_ci"、"median_iqr"、"median_mad"、"quantile"、"mean"、"median"、"min"、"max"。

输出：

| group | variable | n | min | max | median | iqr | mean | sd | se | ci |
|---|---|---|---|---|---|---|---|---|---|---|
| 对照组 | min | 15 | 16.0 | 27.5 | 21.3 | 4.62 | 21.5 | 3.43 | 0.885 | 1.90 |
| 低剂量组 | min | 15 | 18.4 | 29.4 | 22.5 | 5.28 | 22.9 | 3.56 | 0.918 | 1.97 |
| 中剂量组 | min | 15 | 21.9 | 35.1 | 28.3 | 6.20 | 28.1 | 4.38 | 1.13 | 2.43 |
| 高剂量组 | min | 15 | 23.4 | 38.6 | 31.7 | 6.72 | 31.8 | 4.54 | 1.17 | 2.51 |

输入：

```
res.kru<- oneway %>%
    kruskal_test(min~group)
res.kru
```

输出：

```
.y.   n  statistic  df      p            method
min   60   30.9       3  0.000000908   Kruskal-Wallis
```

输入：

```
oneway <- oneway %>%
          mutate(group=factor(group,levels=c(1:4),
              labels=c("对照组","低剂量组","中剂量组","高剂量组")))
res.dunn <- oneway %>%
          dunn_test(min ~ group,p.adjust.method = "bonferroni")
res.dunn
```

还可以用 wilcox_tes() 函数进行两两比较。$p$ 值校正的方法还有"holm"、"hochberg"、"hommel"、"BH"、"BY"、"fdr"，不校正 $p$ 值用 p.adjust.method = "none"。

输出：

| | .y. | group1 | group2 | n1 | n2 | statistic | p | p.adj | p.adj.signif |
|---|---|---|---|---|---|---|---|---|---|
| 1 | min | 对照组 | 低剂量组 | 15 | 15 | 0.742 | 0.458 | 1 | ns |
| 2 | min | 对照组 | 中剂量组 | 15 | 15 | 3.36 | 0.000791 | 0.00475 | ** |
| 3 | min | 对照组 | 高剂量组 | 15 | 15 | 4.87 | 0.00000111 | 0.00000664 | **** |
| 4 | min | 低剂量组 | 中剂量组 | 15 | 15 | 2.61 | 0.00896 | 0.0538 | ns |
| 5 | min | 低剂量组 | 高剂量组 | 15 | 15 | 4.13 | 0.0000364 | 0.000218 | *** |
| 6 | min | 中剂量组 | 高剂量组 | 15 | 15 | 1.52 | 0.130 | 0.777 | ns |

输入：

```
pkruskal <- ggbarplot(oneway,x="group", y="min1",
                add=c("mean_se","dotplot"),color="group",
                palette = "jama",xlab="",ylab="时间（分）")+
      theme(legend.position = "none")+
      theme(text = element_text(size=15))+
      stat_compare_means(label.x = 2,label.y=65,size=5)+   #添加全局 p 值
      stat_pvalue_manual(data=res.dunn,label ="p.adj.signif",
                    size=5,y.position = c(55,46,49,40,53,59))
                              #添加两两比较校正 p 值
ggsave("pkruskal.tiff",plot=pkruskal,width=7,height=5,units="in",
      dpi=700)
```

输出:见图 9-9。

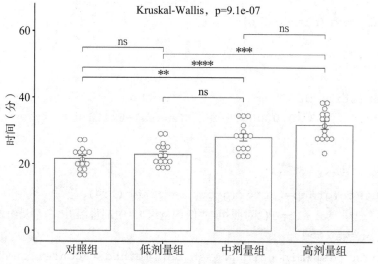

图 9-9 四组小白鼠的平均耐氧存活时间的条形图

## 九、Welch 方差分析

Welch 方差分析(Welch's ANOVA)是经典方差分析的替代方法,适用于数据违反了方差齐性的假设。对于满足正态分布、方差不齐的数据,Welch 方差分析具有最高的检验效能和最低的 I 类错误率。然而,当数据服从正态分布、方差相等、平衡或不平衡时(样本量相同/不同),经典的方差分析仍然表现最好。

例:iris 也称鸢尾花卉数据集,是一类多重变量分析的数据集。数据集包含 150 个数据样本,分为 Setosa、Versicolour、Virginica 3 类,每类 50 个数据,每个数据包含 4 个属性,可通过花萼长度( Sepal. Length)、花萼宽度( Sepal. Width)、花瓣长度(Petal. Length)、花瓣宽度(Petal. Width)4 个属性预测鸢尾花卉属于 3 个种类中的哪一类。问不同种类花卉的花萼长度是否有差异?

输入:

```
iris[sample(nrow(iris),6),]    #从数据框中随机抽取 6 条记录
```

输出:

| | Sepal.Length | Sepal.Width | Petal.Length | Petal.Width | Species |
|---|---|---|---|---|---|
| 72 | 6.1 | 2.8 | 4.0 | 1.3 | versicolor |
| 26 | 5.0 | 3.0 | 1.6 | 0.2 | setosa |
| 7 | 4.6 | 3.4 | 1.4 | 0.3 | setosa |
| 137 | 6.3 | 3.4 | 5.6 | 2.4 | virginica |
| 78 | 6.7 | 3.0 | 5.0 | 1.7 | versicolor |
| 81 | 5.5 | 2.4 | 3.8 | 1.1 | versicolor |

输入：

```
iris %>%
group_by(Species) %>%
 summarise(
  count = n(),
  mean = mean(Sepal.Length, na.rm = TRUE),
  var = var(Sepal.Length, na.rm = TRUE)   #输出方差
 )
```

输出：

```
 Species     count mean  var
1 setosa       50   5.01  0.124
2 versicolor   50   5.94  0.266
3 virginica    50   6.59  0.404
```

输入：

```
iris %>%
 group_by(Species) %>%
   shapiro_test(Sepal.Length)
```

输出：

```
 Species      variable      statistic     p
1 setosa      Sepal.Length   0.978       0.460
2 versicolor  Sepal.Length   0.978       0.465
3 virginica   Sepal.Length   0.971       0.258
```

三种花卉花萼长度数据的正态性检验 $P$ 值均大于 0.05，提示均服从正态分布。

输入：

```
iris %>% levene_test(Sepal.Length~Species)
```

输出：

```
  df1 df2 statistic    p
1  2  147    6.35    0.00226
```

levene 方差齐性检验 $P < 0.05$，表明各组数据总体方差不相等。

输入：

```
res.wel <- iris %>%
   welch_anova_test(Sepal.Length~Species)
res.wel
```

输出：

```
.y.            n statistic DFn  DFd     p       method
Sepal.Length 150 139.       2  92.2 1.51e-28 Welch ANOVA
```

此外,还可以选择 onewaytests 包中的 welch.test()函数进行 Welch 方差分析。

输入:

```
res.games <- iris%>%
    games_howell_test(Sepal.Length~Species)
res.games
```

输出:

| group1 | group2 | estimate | conf.low | conf.high | p.adj | adj.signif |
|--------|--------|----------|----------|-----------|----------|------------|
| setosa | versicolor | 0.930 | 0.719 | 1.14 | 2.86e-10 | **** |
| setosa | virginica | 1.58 | 1.34 | 1.83 | 0 | **** |
| versicolor | virginica | 0.652 | 0.376 | 0.928 | 5.58e-7 | **** |

Games-Howell 法是 Tukey-Kramer 法的改进版,主要应用于在违反方差齐性假设的情况下,对所有可能的组间差异组合进行比较。但每组样本数量越少,此方法对Ⅰ类误差控制的容忍度越高。因此,该方法适用于样本数量为 6 个或 6 个以上的情况。

输入:

```
pwelch <- ggline(iris,x="Species", y="Sepal.Length",
            add=c("mean_sd","jitter"),xlab="",color ="Species")+
        theme(legend.position = "none")+
        theme(text = element_text(size=15))+
 stat_pvalue_manual(data=res.games,label ="p.adj.signif",size=5,
        y.position = c(7.3,7.6,8.2))+ #添加两两比较校正 p 值
        labs(subtitle = get_test_label(res.wel,detailed=T))
ggsave("pwelch.tiff",plot=pwelch,width=7,height=5,units="in",
    dpi=700)
```

rstatix 包中的 get_test_label()函数用于从统计检验结果中提取标签信息。

输出:见图 9-10。

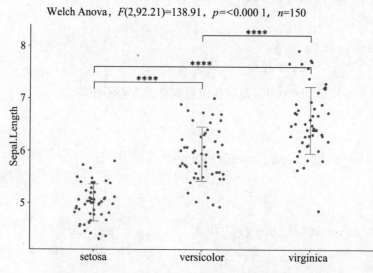

图 9-10　不同种类花卉的花萼长度比较的线图和抖动图

## 十、Jonckheere-Terpstra 检验

与 Kruskal-Wallis 检验相似的是，Jonckheere-Terpstra 检验无效假设是几个独立的样本来自同一个总体。然而，当存在先验排序时，研究目的是分析结局变量是否存在上升或下降的趋势，Jonckheere 检验比 Kruskal-Wallis 检验具有更强的检验效能。

输入：

```
oneway <- oneway %>%
    mutate(group=factor(group,levels=c("对照组","低剂量组","中剂量组",
        "高剂量组"),ordered = TRUE))
install.packages("PMCMRplus")
library(PMCMRplus)
jonckheereTest(oneway$min,oneway$group,alternative = "greater")
```

ordered＝T，转成有序因子变量。此外，DescTools 包中的 JonckheereTerpstraTest()函数也可以实现。

输出：

```
Jonckheere-Terpstra test
data: oneway$min and oneway$group
z = 5.6637, p-value = 7.406e-09
alternative hypothesis: greater
sample estimates:
 JT
1104
```

假设检验的 $Z=5.663$，$P<0.001$，因此，可以认为保健饮料的茶多酚剂量越高，小白鼠的平均耐氧存活时间越长。

## 十一、随机区组设计资料的方差分析

随机区组设计资料的方差分析(randomized block analysis of variance)通常是将受试对象按性质(如动物的窝别、体重，人的年龄、性别、病情等非实验因素)相同或相近者组成 $b$ 个区组(配伍组)，每个区组中的受试对象分别随机分配到 k 个处理组中，分析处理因素与区组因素各个水平组间均数差异有无统计学意义。在完全随机区组设计中，区组是实验设计中可能影响实验结果的非处理因素，目的是让组间样本的属性均衡一致，有利于发现处理因素的效应。一般情况下，区组因素和处理因素之间没有交互作用，无须考虑交互作用。如果把区组当成一个处理因素，则两个处理因素各个水平交叉处(单元格)只有一个数据，无法计算方差，所以随机区组设计资料无法进行方差齐性检验。

例：研究补钙对绝经期妇女骨密度的影响。绝经期妇女按年龄相同分为 7 个区组，每个区组 4 名，分别进行四个剂量补钙观察[A 组，B 组，C 组，D 组(对照组)]。经 1 年补钙，测其骨密度值，假定 1 年内影响骨密度的其他因素相同，分析不同剂量补钙对绝经期妇女骨密度值的影响是否不同。数据文件 blockanova.csv 中包括 block(区组)、group(A、B、C、D 四组)和BMD(骨密度)3 个变量。

输入：

```
setwd("C:\\Users\\mooshaa\\Desktop")
blockanova<- read.csv("blockanova.csv")
head(blockanova,8)
```

输出：

```
  block group  BMD
1   1     A    2.42
2   1     B    1.65
3   1     C    2.75
4   1     D    3.35
5   2     A    1.99
6   2     B    1.76
7   2     C    2.58
8   2     D    3.12
```

输入：

```
blockanova[,c(1,2)] <- lapply(blockanova[,c(1,2)],as.factor)
#将第1、2列转为因子变量
summary(blockanova)
```

输出：

```
Block     group       BMD
1:4       A:7    Min.   :0.090
2:4       B:7    1st Qu. :1.333
3:4       C:7    Median :1.945
4:4       D:7    Mean   :1.832
5:4              3rd Qu. :2.460
6:4              Max.   :3.350
7:4
```

输入：

```
res.block <- aov(BMD~group+block,data=blockanova)
anova(res.block)
#anova 函数为一个或多个拟合模型计算（如 lm 或 glm）方差分析表
```

输出：

```
Analysis of Variance Table
Response: ca
```

|  | Df | Sum Sq | Mean Sq | F value | Pr(>F) |
|---|---|---|---|---|---|
| group | 3 | 3.3178 | 1.10593 | 3.7796 | 0.0289933 * |
| block | 6 | 13.5981 | 2.26635 | 7.7453 | 0.0003181 *** |
| Residuals | 18 | 5.2669 | 0.29261 | | |

```
---
Signif. codes: 0 '***' 0.001 '**' 0.01 '*' 0.05 '.' 0.1 ' ' 1
```

处理组和区组的 $P$ 值均小于 $0.05$,可以认为 4 个补钙剂量和不同年龄组骨密度值不同,即处理组和区组的总体均数中至少有两个不同。

输入:

```
TukeyHSD(res.block, ordered = T, conf.level = 0.95)
#order=T,计算出的均值差异均为正值
```

输出(区组两两比较的结果略):

```
Tukey multiple comparisons of means
  95% family-wise confidence level
  factor levels have been ordered
Fit: aov(formula = ca ~ group + block, data = blockanova)
$group
        diff         lwr          upr        p adj
A-B 0.42714286  -0.39005224   1.2443380    0.4707288
D-B 0.79285714  -0.02433796   1.6100522    0.0590322
C-B 0.86714286   0.04994776   1.6843380    0.0353281      #差异组
D-A 0.36571429  -0.45148081   1.1829094    0.5957137
C-A 0.44000000  -0.37719510   1.2571951    0.4457732
C-D 0.07428571  -0.74290938   0.8914808    0.9938388
```

输入:

```
plot(TukeyHSD(res.block, "group"),col="red")
```

输出:见图 9 - 11。

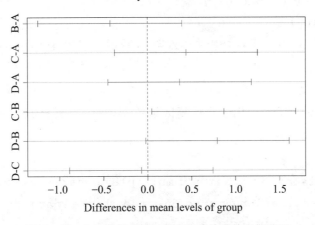

图 9 - 11　4 个补钙剂量组骨密度差值置信区间图示

### 十二、Friedman 检验

Friedman 检验主要目的是推断随机区组设计的多个相关样本所来自的多个总体分布是否有差别，也可以当成是单因素重复测量方差分析的非参数替代方法，适用于当数据违背正态性假设或因变量为等级变量的情形。

输入：

```
shapiro.test(res.block$residuals)
```

输出：

```
Shapiro-Wilk normality test

data: res.block$residuals
W = 0.91009, p-value = 0.01987
```

残差正态性检验的 $P<0.05$，提示残差不服从正态分布。

输入：

```
friedman.test(BMD ~ group | block, data=blockanova)
```

输出：

```
Friedman rank sum test

data: BMD and group and block
Friedman chi-squared = 12.086, df = 3, p-value = 0.007095
```

Friedman 检验的 $\chi^2=12.086$，$P=0.007$，因此，可以认为 A、B、C、D 四种剂量补钙对绝经期妇女骨密度值的影响不同。

输入：

```
install.packages("PMCMRplus")
library(PMCMRplus)
pair.friedman <- frdAllPairsNemenyiTest(BMD ~ group | block,
                                        data=blockanova)
pair.friedman
```

frdAllPairsNemenyiTest()用于非重复区组数据（每个单元格只有一个数据）事后两两比较。

输出：

```
Pairwise comparisons using Nemenyi multiple comparison test
    with q approximation for unreplicated blocked data
data: BMD and group and block
    A   B   C
```

```
B 0.24   -     -
C 0.73 0.02    -
D 0.60 0.01 1.00
P value adjustment method: none
```

输入：

```
summary(pair.friedman)
```

输出：

```
          q value   Pr(>|q|)
B-A==0    2.635     0.244053
C-A==0    1.464     0.728805
D-A==0    1.757     0.599959
C-B==0    4.099     0.019635 *
D-B==0    4.392     0.010262 *
D-C==0    0.293     0.996864
```

两两比较结果显示，B 组和 C 组、B 组和 D 组间的绝经期妇女骨密度值差异有统计学意义，结合均值可知 B 组＜C 组，B 组＜D 组。

## 十三、析因设计资料的方差分析

析因设计（factorial ANOVA）是将两个或多个实验因素的各水平进行组合，对各种可能的组合都进行实验，从而探讨各实验因素的主效应以及各因素间的交互作用的研究设计类型。析因设计中的 3 种效应如下。

（1）单独效应（simple effects）或条件效应（conditional effect）：当其他因素的水平固定时，某一因素不同水平间的差异。

（2）主效应（main effects）：某一因素单独效应的平均值或者为该因素不同水平平均效应的差值。

（3）交互效应（interaction）：两因素或多个因素不是各自独立的，而是一个因素的水平有改变时，另一个因素的效应也随之变化。当交互作用存在时，要逐一分析各因素的单独效应。若不存在交互作用，则说明各因素的作用效果相互独立，分析各因素主效应即可。如表 10-1 中，交互效应 $AB=[(a_2b_2-a_1b_2)-(a_2b_1-a_1b_1)]/2=(8-4)/2=2$，或 $AB=[(a_2b_2-a_2b_1)-(a_1b_2-a_1b_1)]/2=(24-20)/2=2$。

（4）联合效应（combination effect）：指两因素均处于高水平时对于两因素均处于低水平时的效应变化。A 和 B 的联合效应为 $42-14=28$。以绝对效应为衡量尺度（如线性回归模型），如果两因素同时作用的效应偏离各自单独作用时效应之和，则称此两因素存在统计学上的相加交互作用。若以相对效应为衡量尺度（如 logistic 和 Cox 回归模型），如果两因素同时作用时的效应偏离各自单独作用时效应之积，则称此两因素存在统计学上的相乘交互作用。不管哪种交互作用，如果为正偏离，则为协同作用；若为负偏离，则为拮抗作用。

表 9‑1　两因素两水平析因设计效应分析

| A 因素 | B 因素 | | B 的单独效应 | B 的主效应 |
| --- | --- | --- | --- | --- |
| | $b_1$ | $b_2$ | | |
| $a_1$ | 14 | 34 | 20 | |
| $a_2$ | 18 | 42 | 24 | 22 |
| A 的单独效应 | 4 | 8 | | |
| A 的主效 | 6 | | | 2(交互效应) |

例：观察 A、B 两种镇痛药物联合运用在产妇分娩时的镇痛效果。A 药取 3 个剂量：1 mg，2.5 mg，5 mg；B 药也取 3 个剂量：5 $\mu$g，15 $\mu$g，30 $\mu$g；共 9 个处理组。将 27 名产妇随机等分为 9 组，记录分娩时的镇痛时间，数据如下。试分析 A、B 两药联合运用的镇痛效果。数据文件 factanova.csv 中包括 drugA(镇痛药物 A)、drugB(镇痛药物 B)和 min(镇痛时间)三个变量。

输入：

```
factanova <- read.csv("factanova.csv")
factanova <- factanova %>%
 mutate(
  drugA=factor(drugA,levels=(unique(drugA))), #转成因子变量
  drugB=factor(drugB,levels=(unique(drugB)))
 )
factanova %>%
 group_by(drugA,drugB) %>%
 slice(1) #选取两因素不同水平组合的第一条记录
```

输出：

```
  drugA drugB  min
1 A1    B5    105
2 A1    B15   115
3 A1    B30    75
4 A2.5  B5     75
5 A2.5  B15   125
6 A2.5  B30   135
7 A5    B5     85
8 A5    B15    65
9 A5    B30   180
```

输入：

```
library(rstatix)
factanova %>%
 group_by(drugA,drugB) %>%
 summarize_at("min",funs(mean,sd))
```

输出：

```
  drugA drugB  mean   sd
1  A1     B5   83.3  20.2
2  A1     B15  100   18.0
3  A1     B30   85   10
4  A2.5   B5    90   21.8
5  A2.5   B15  115   21.8
6  A2.5   B30  135   15
7  A5     B5   110   21.8
8  A5     B15   95   27.8
9  A5     B30  177   15.3
```

输入：

```
interaction.plot(x.facto= factanova$drugA, #构成 x 轴的因子变量
            trace.facto= factanova$drugB,#形成轨迹的因子变量
            response= factanova$min,#y 轴定量变量
            type="b",#图的类型（b,代表点线组合）
            lty =1, # 线条类型（1，代表实绩）
            lwd = 2, # 线条宽度
            col=c("black","red","green"),#设置颜色
            pch=c(19,17,15))#设置点的标记
```

interaction. plot()函数绘制双因素交互作用图。

输出：见图 9 - 12。

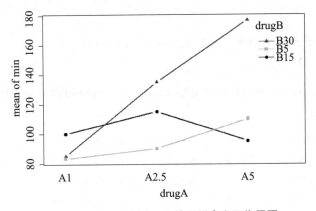

**图 9－12　drugA 和 drugB 的双因素交互作用图**

B 药物作用效果随着 A 药物的剂量差异而不同，假如药物 A 和药物 B 不存在交互作用，则药物 A 与 B 的不同水平间的交互作用曲线应该是趋于平行。

输入：

```
install.packages(HH)
library(HH)
interaction2wt(min~drugA*drugB, data=factanova)
```

HH 包中的 interaction2wt() 函数可绘制主效应和双因素交互作用图。左下角和右上角为主效应,左上角和右下角为交互效应。

输出:见图 9-13。

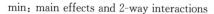

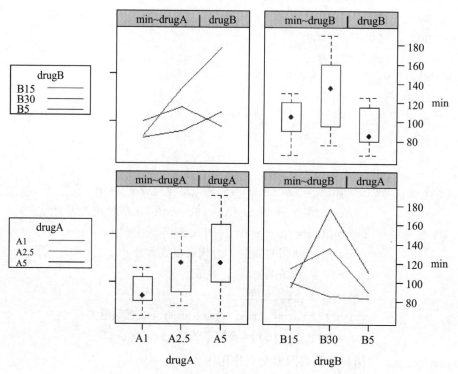

**图 9-13　drugA 和 drugB 的双因素主效应和交互效应图**

输入:

```
res.fact<- aov(min~drugA*drugB,data=factanova)
summary(res.fact)
```

~右边等价于 drugA+drugB+drugA:drugB,包含两种药物交互作用。

输出:

|  | Df | Sum Sq | Mean Sq | F value | Pr(>F) |
|---|---|---|---|---|---|
| drugA | 2 | 6572 | 3286 | 8.470 | 0.00256 ** |
| drugB | 2 | 7022 | 3511 | 9.050 | 0.00190 ** |
| drugA:drugB | 4 | 7872 | 1968 | 5.073 | 0.00647 ** |
| Residuals | 18 | 6983 | 388 | | |
| Signif. codes: 0 '***' 0.001 '**' 0.01 '*' 0.05 '.' 0.1 ' ' 1 | | | | | |

主效应、交互作用均显著。在析因设计资料的分析中,应当先重点考察各因素间是否存在交互效应,如果存在交互效应,此时各因素的主效应检验结果已无实际意义,应进一步作各个因素的单独效应分析。在交互作用不显著的情况下,应当将交互项移除模型。运行 TukeyHSD(res.fact) 可输出主效应和交互项所有组合组之间均值比较的结果,如果仅输出交

互项组间比较的结果，可以通过 which 指定，如 which＝"drugA：drugB"。在方差分析中，有 Type Ⅰ、Type Ⅱ and Type Ⅲ 三种计算离均差平方和的方法。如果是平衡设计（每组样本量相等），三种方法的计算结果一致，如为非平衡设计（各组样本量不等），通常选择 Type Ⅲ 进行方差分析。基础函数 aov()默认使用 Type Ⅰ，如果需要使用 Type Ⅱ and Type Ⅲ，可以利用 car 包中的 Anova()函数，如 Anova(res. fact,type＝3)。

输入：

```
library(rstatix)
factanova %>%
 group_by(drugA) %>%
    pairwise_t_test(min~ drugB,p.adjust.method = "holm")
```

$P$ 值调整的方法包括"holm"、"hochberg"、"hommel"、"bonferroni"、"BH"、"BY"、"fdr"、"none"。如果不想调整 $P$ 值（不推荐），可使用 p. adjust. method ＝ "none"。

输出：

| | drugA | group1 | group2 | n1 | n2 | p | p.adj | p.adj.signif |
|---|---|---|---|---|---|---|---|---|
| 1 | A1 | B5 | B15 | 3 | 3 | 0.267 | 0.8 | ns |
| 2 | A1 | B5 | B30 | 3 | 3 | 0.907 | 0.907 | ns |
| 3 | A1 | B15 | B30 | 3 | 3 | 0.313 | 0.8 | ns |
| 4 | A2.5 | B5 | B15 | 3 | 3 | 0.173 | 0.346 | ns |
| 5 | A2.5 | B5 | B30 | 3 | 3 | 0.0318 | 0.0954 | ns |
| 6 | A2.5 | B15 | B30 | 3 | 3 | 0.262 | 0.346 | ns |
| 7 | A5 | B5 | B15 | 3 | 3 | 0.44 | 0.44 | ns |
| 8 | A5 | B5 | B30 | 3 | 3 | 0.0104 | 0.0209 | * |
| 9 | A5 | B15 | B30 | 3 | 3 | 0.00411 | 0.0123 | * |

B 药物的简单效应结果显示，当 A 药剂量为 5 mg 时，B 药剂量为 30 μg 的镇痛时间长于 15 μg 的镇痛时间（$P＝0.012$）和 5 μg 的镇痛时间（$P＝0.021$）。

输入：

```
factanova %>%
  group_by(drugB) %>%
      tukey_hsd(min~drugA)
```

输出：

| | drugB | group1 | group2 | estimate | conf.low | conf.high | p.adj | p.adj.signif |
|---|---|---|---|---|---|---|---|---|
| 1 | B5 | A1 | A2.5 | 6.67 | -46.6 | 60.0 | 0.923 | ns |
| 2 | B5 | A1 | A5 | 26.7 | -26.6 | 80.0 | 0.341 | ns |
| 3 | B5 | A2.5 | A5 | 20 | -33.3 | 73.3 | 0.521 | ns |
| 4 | B15 | A1 | A2.5 | 15.0 | -42.4 | 72.4 | 0.716 | ns |
| 5 | B15 | A1 | A5 | -5.00 | -62.4 | 52.4 | 0.962 | ns |

| | | | | | | | |
|---|---|---|---|---|---|---|---|
| 6 | B15 | A2.5 | A5 | -20 | -77.4 | 37.4 | 0.565 | ns |
| 7 | B30 | A1 | A2.5 | 50.0 | 15.8 | 84.2 | 0.00987 | ** |
| 8 | B30 | A1 | A5 | 91.7 | 57.5 | 126.0 | 0.000426 | *** |
| 9 | B30 | A2.5 | A5 | 41.7 | 7.49 | 75.8 | 0.0224 | * |

A 药物的简单效应结果显示，当 B 药剂量为 30 μg 时，A 药剂量为 5 mg 的镇痛时间长于 2.5 mg 的镇痛时间（$P=0.022$）和 1 mg 的镇痛时间（$P<0.001$）；A 药剂量为 2.5 mg 的镇痛时间长于 1 mg 的镇痛时间（$P=0.01$）。

输入：

```
library(car)
leveneTest(res.fact)
```

输出：

```
Levene's Test for Homogeneity of Variance (center = median)
      Df    F value   Pr(>F)
group  8     0.1474   0.9953
      18
```

Levene 方差齐性检验的 $P=0.995>0.05$，表明各个单元格（各处理因素不同水平间的组合）观察值总体方差相等。

输入：

```
plot(res.fact,1) #数字 1-6 分别呈现不同的图形，1 代表残差图
```

输出：见图 9 - 14。

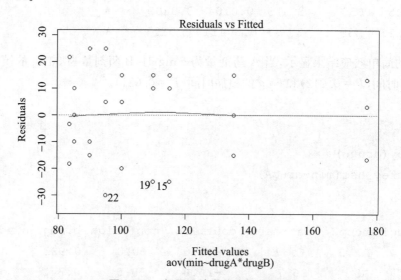

图 9 - 14　析因设计方差分析残差图

残差-预测值图用于判断方差齐性，若残差随机分布在 0 刻度线周围形成一个个"水平带"，无任何特殊的形状，不存在异常点，可基本认为满足方差相等的前提条件。

输入：

```
shapiro.test(residuals(res.fact))
```

输出：

```
Shapiro-Wilk normality test

data: residuals(res.fact)
W = 0.9446, p-value = 0.1582
```

残差正态性检验 $P=0.158>0.05$，表明满足正态性前提条件。

输入：

```
plot(res.fact,2)
```

输出：见图 9 - 15。

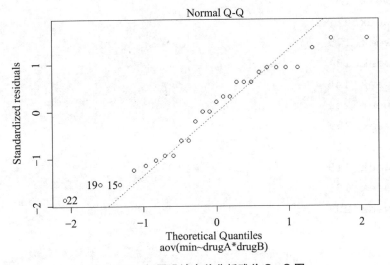

**图 9 - 15 析因设计方差分析残差 Q - Q 图**

Q - Q 图（分位图）是将两组分位数相互绘制而成的散点图，如果数据服从正态分布，那么其假定的正态分位数会与实际数据基本一致，对应 Q - Q 图上的点近似地在一条直线附近，说明满足正态分布。

## 十四、Scheirer-Ray-Hare 检验

Scheirer-Ray-Hare 检验是 Kruskal-Wallis H 检验的扩展，为双因素析因设计方差分析的非参数检验替代方法，适用于因变量为非正态分布的定量变量或等级变量。Scheirer-Ray-Hare 检验的不足是不太可能发现交互效应的显著性，而排列秩变换方差分析 Aligned Rank Transform（ART）ANOVA 能够提供精确的非参数处理主效应和交互效应，ART 也可以作为随机区组设计方差分析中单元格观察单位数超过 1 例且违背前提条件时的非参数替代方法。可以利用 ARTool 包中的 art() 函数进行 ART 检验。

**例**：对照组、细胞组和膜片组每组 10 只兔子在两个时间点（3 周和 6 周，每时间点 5 只）取材并测量 ML 值（The maximum load），比较不同处理组间及不同时间点 ML 值。数据文件 scheirer. csv 中包括 group（对照组、细胞组和膜片组）、time（3 week 和 6 week）和 ML 三个变量。

输入：

```
scheirer <- read.csv("scheirer.csv")
scheirer %>%
 group_by(group,time) %>%
 slice(1:2)       #输出各水平组合下的前 2 例记录
```

输出：

|    | group  | time  | ML  |
|----|--------|-------|-----|
| 1  | 对照组 | 3week | 82  |
| 2  | 对照组 | 3week | 90  |
| 3  | 对照组 | 6week | 169 |
| 4  | 对照组 | 6week | 175 |
| 5  | 膜片组 | 3week | 134 |
| 6  | 膜片组 | 3week | 146 |
| 7  | 膜片组 | 6week | 251 |
| 8  | 膜片组 | 6week | 259 |
| 9  | 细胞组 | 3week | 110 |
| 10 | 细胞组 | 3week | 119 |
| 11 | 细胞组 | 6week | 198 |
| 12 | 细胞组 | 6week | 207 |

输入：

```
scheirer %>%
 group_by(group) %>%
 get_summary_stats(ML,type="mean_sd")
```

输出：

|   | group  | variable | n  | mean | sd   |
|---|--------|----------|----|------|------|
| 1 | 对照组 | ML       | 10 | 142  | 52.8 |
| 2 | 膜片组 | ML       | 10 | 220  | 72.3 |
| 3 | 细胞组 | ML       | 10 | 171  | 53.2 |

输入：

```
install.packages("rcompanion")
library(rcompanion)
scheirerRayHare(ML ~ group*time,data=scheirer)
```

输出：

```
DV: ML
Observations: 30
D: 1
MS total: 77.5

            Df   Sum Sq     H       p.value
group       2    471.80   6.0877    0.04765
time        1   1657.63  21.3888    0.00000
group:time  2      2.07   0.0267    0.98676
Residuals  24    116.00
```

结果显示，3 组间 ML 值和两个时间点的 ML 值之间的差异均有统计学意义，交互作用不显著。

输入：

```
library(rstatix)
scheirer %>%
  dunn_test(ML~group, p.adjust.method = "bonferroni")
```

输出：

| .y. | group1 | group2 | n1 | n2 | statistic | p | p.adj | p.adj.signif |
|---|---|---|---|---|---|---|---|---|
| 1 ML | 对照组 | 膜片组 | 10 | 10 | 2.46 | 0.0137 | 0.0412 | * |
| 2 ML | 对照组 | 细胞组 | 10 | 10 | 1.12 | 0.264 | 0.791 | ns |
| 3 ML | 膜片组 | 细胞组 | 10 | 10 | -1.35 | 0.178 | 0.535 | ns |

Dunn 检验显示，对照组和膜片组之间的 ML 值差异存在统计学意义（$P < 0.05$），膜片组 >对照组。还可以应用 FSA 包中的 dunnTest() 进行两两比较。此外，还可以利用 asbio 包中的 perm. fact. test() 函数进行双因素和三因素析因设计资料的置换检验。

## 十五、完全随机设计资料的协方差分析

协方差分析（ANCOVA）是将线性回归分析与方差分析结合起来的一种分析方法，其基本思想是将定量变量 X（不可控或未控因素）对 Y 的影响看作协变量，建立因变量 Y 随 X 变化的线性回归关系，并利用这种回归关系把 X 值化为相等后再进行各组 Y 的修正均数的比较。其实质是从 Y 的总离均差平方和中扣除 X 对 Y 的回归平方和，对残差平方和作进一步分解后再进行方差分析，以便更准确地评价处理的效应。所谓修正均数（adjusted mean）是假设各协变量取值固定在总体均数时的因变量 Y 的均数。

协方差分析的应用条件：①分组变量各个水平下协变量与因变量呈线性关系；②在各组中协变量的回归系数（即各回归线的斜率）要求相等，即各组的回归线是平行；③因变量近似服从正态分布；④各组间残差方差相等；⑤无明显的异常值。

例：研究镉作业工人暴露于烟尘的年数与肺活量的关系，按暴露年数将工人分为两组：甲组显露于镉烟尘≥10 年，乙组显露于镉烟尘<10 年，两组工人的年龄未经控制，问两组暴露于镉作业工人的平均肺活量是否相同？数据文件 ancova.csv 中包括 age（年龄：岁）、group（甲组，乙组）、capacity（肺活量：L）三个变量，其中甲组 12 人，乙组 16 人。

输入：

```
ancova <- read.csv("ancova.csv")
ancova$group <- factor(ancova$group,levels = c("甲组","乙组"))
ancova %>%
  group_by(group) %>%
  slice(1:5)
```

输出：

```
   group age capacity
1  甲组   39   4.62
2  甲组   40   5.29
3  甲组   41   5.52
4  甲组   41   3.71
5  甲组   45   4.02
6  乙组   43   4.61
7  乙组   39   4.73
8  乙组   38   4.58
9  乙组   42   5.12
10 乙组   43   3.89
```

输入：

```
ancova %>%
  group_by(group) %>%
  summarise_if(is.numeric,funs(mean,sd))
#如果是定量变量，求其均值和标准差
```

输出：

| group | age_mean | capacity_mean | age_sd | capacity_sd |
|-------|----------|---------------|--------|-------------|
| 1 甲组 | 49.8 | 3.95 | 9.11 | 1.03 |
| 2 乙组 | 44.3 | 4.12 | 5.92 | 0.768 |

输入：

```
res.ancova <- aov(capacity~group*age,data=ancova)
summary(res.ancova)
```

输出：

|  | Df | Sum Sq | Mean Sq | F value | Pr(>F) |
|---|---|---|---|---|---|
| group | 1 | 0.205 | 0.205 | 0.448 | 0.509448 |
| age | 1 | 9.605 | 9.605 | 21.061 | 0.000118 *** |
| group:age | 1 | 0.028 | 0.028 | 0.062 | 0.804998 |
| Residuals | 24 | 10.945 | 0.456 |  |  |
| --- |  |  |  |  |  |
| Signif. codes: 0 '***' 0.001 '**' 0.01 '*' 0.05 '.' 0.1 ' ' 1 |  |  |  |  |  |

看交互相是否显著判断各组回归斜率是否相等，$P$ 值大于 0.05，提示没有违背平行性假定。因此，剔除交互项，由于 type Ⅰ 离均差平方的计算与纳入的自变量顺序有关，因此需要先放入协变量以控制其影响，再纳入分组变量。

输入：

```
res.ancova.1 <- aov(capacity~age+group,data=ancova)
summary(res.ancova.1)
```

输出：

|  | Df | Sum Sq | Mean Sq | F value | Pr(>F) |
|---|---|---|---|---|---|
| age | 1 | 9.366 | 9.366 | 21.337 | 1e-04 *** |
| group | 1 | 0.444 | 0.444 | 1.011 | 0.324 |
| Residuals | 25 | 10.974 | 0.439 |  |  |
| --- |  |  |  |  |  |
| Signif. codes: 0 '***' 0.001 '**' 0.01 '*' 0.05 '.' 0.1 ' ' 1 |  |  |  |  |  |

结果显示，控制年龄后，甲乙两组间肺活量差异无统计学意义（$F=1.011$，$P=0.324$）。由于组间样本量不等，建议用 type Ⅲ 离均差平方进行分析，可不受纳入变量顺序的影响。

输入：

```
library(car)
Anova(res.ancova.1, type =3)
```

输出：

```
Anova Table (Type III tests)
Response: capacity
```

|  | Sum Sq | Df | F value | Pr(>F) |
|---|---|---|---|---|
| (Intercept) | 35.597 | 1 | 81.0955 | 2.542e-09 *** |
| age | 9.605 | 1 | 21.8815 | 8.589e-05 *** |
| group | 0.444 | 1 | 1.0109 | 0.3243 |
| Residuals | 10.974 | 25 |  |  |
| --- |  |  |  |  |
| Signif. codes: 0 '***' 0.001 '**' 0.01 '*' 0.05 '.' 0.1 ' ' 1 |  |  |  |  |

输入：

```
library(rstatix)
pair.ancova <- ancova %>%
        emmeans_test(capacity ~ group, covariate = age,  #比较调整均值
                     p.adjust.method = "bonferroni", detailed = FALSE)
pair.ancova
```

detailed＝T，还可输出调整均数差值及其置信区间。

输出：

| term | .y. | group1 | group2 | df | statisti | p | p.adj | p.adj.signif |
|------|-----|--------|--------|-----|----------|---|-------|--------------|
| age*group | capacity | 甲组 | 乙组 | 25 | 1.01 | 0.324 | 0.324 | ns |

输入：

```
get_emmeans(pair.ancova)     #计算各组的调整均值及其置信区间
```

输出：

| | age | group | emmean | se | df | conf.low | conf.high | method |
|---|------|-------|--------|------|-----|----------|-----------|--------|
| 1 | 46.6 | 甲组 | 4.20 | 0.199 | 25 | 3.79 | 4.61 | Emmeans test |
| 2 | 46.6 | 乙组 | 3.93 | 0.171 | 25 | 3.58 | 4.28 | Emmeans test |

甲组和乙组的调整均值分别为 4.20 和 3.93，即为将年龄平均值为 46.6 代入回归方程所求得的平均数。

输入：

```
shapiro.test(res.ancova.1$residuals)
```

输出：

```
Shapiro-Wilk normality test

data: res.ancova.1$residuals
W = 0.95278, p-value = 0.2325
```

$P > 0.05$，残差服从正态分布。

输入：

```
leveneTest(capacity~group,data=ancova,center=mean)
```

输出：

```
Levene's Test for Homogeneity of Variance (center = mean)
      Df   F value   Pr(>F)
group  1   1.654     0.2098
      26
```

$P>0.05$,两组间总体方差相等。

输入:

```
library(ggpubr)
ggscatter(ancova,x="age",y="capacity",
    color="group",add="reg.line",mean.point = T,ggtheme = theme_pubr())
```

mean. point=T 为添加两组平均值,可见,两条回归直线近似平行,提示满足平行假设。

输出:见图 9 - 16。

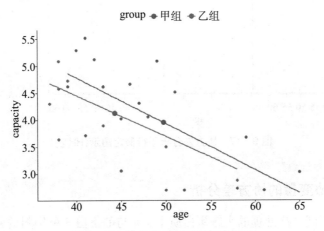

图 9 - 16 协方差分析平行假定图示

输入:

```
install.packages("HH")
library(HH)
ancova(capacity~age+group,data=ancova)
```

HH 包中的 ancova()函数可计算并同时绘制单因素协方差分析的结果。

输出:见图 9 - 17。

```
Analysis of Variance Table
Response: capacity
          Df   Sum Sq   Mean Sq    F value    Pr(>F)
age        1    9.3658   9.3658    21.3366    1e-04 ***
group      1    0.4438   0.4438     1.0109    0.3243
Residuals 25   10.9739   0.4390
---
Signif. codes: 0 '***' 0.001 '**' 0.01 '*' 0.05 '.' 0.1 ' ' 1
```

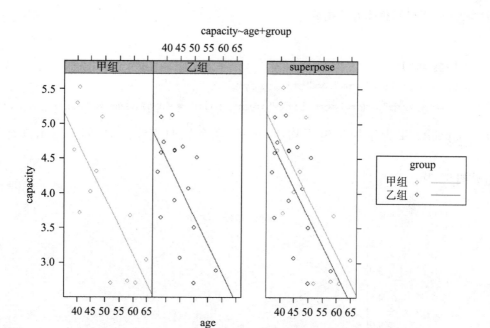

图 9 - 17　协方差分析平行假定图示(HH 包)

### 十六、多个协变量的协方差分析

例：研究两种不同方法处理的水解蛋白质Ⅰ、Ⅱ与酪蛋白 3 种饲料的营养价值是否不同。试验将 24 只同种系的幼大白鼠随机分为 3 组，每组 8 只，同时测量了每只鼠的初始年龄(周)及 4 周内的进食量(单位：g)与所增体重(单位：g)，试分析不同饲料对体重增加的影响？数据文件 mancova.csv 包括 group(水解蛋白质Ⅰ、水解蛋白质Ⅱ和酪蛋白)、age(年龄)、food(进食量)和 weight(增重)四个变量。

输入：

```
mancova <- read.csv("mancova.csv")
 mancova$group <- factor(mancova$group,levels=unique(mancova$group))
mancova %>%
  group_by(group) %>%
   slice(1:3)
```

输出：

| | group | age | food | weight |
|---|---|---|---|---|
| 1 | 水解蛋白质Ⅰ | 6 | 281.7 | 37 |
| 2 | 水解蛋白质Ⅰ | 10 | 274.0 | 47 |
| 3 | 水解蛋白质Ⅰ | 8 | 253.8 | 37 |
| 4 | 水解蛋白质Ⅱ | 5 | 309.8 | 24 |
| 5 | 水解蛋白质Ⅱ | 6 | 317.8 | 43 |

| | | | | | |
|---|---|---|---|---|---|
| 6 | 水解蛋白质 II | 10 | 326.1 | 60 |
| 7 | 酪蛋白 | 8 | 259.3 | 82 |
| 8 | 酪蛋白 | 5 | 241.2 | 66 |
| 9 | 酪蛋白 | 6 | 248.5 | 74 |

输入：

```
mancova %>%
  group_by(group) %>%
  summarise_at(c("age","food","weight"),funs(mean,sd))
```

输出：

| group | age_mean | food_mean | weight_ mean | age_sd | food_sd | weight_sd |
|---|---|---|---|---|---|---|
| 1 水解蛋白质 I | 6.75 | 273.0 | 37.5 | 1.67 | 11.9 | 6.61 |
| 2 水解蛋白质 II | 7.12 | 320.0 | 44.8 | 2.03 | 5.98 | 10.7 |
| 3 酪蛋白 | 7 | 249.0 | 77.8 | 1.69 | 6.81 | 7.23 |

输入：

```
res.mancova <- mancova %>%
anova_test(dv=weight,between=group,covariate=c(age,food),detailed=T)
res.mancova
```

rstatix 包中的 anova_test()函数可以进行多种类型的方差分析,包括独立测量方差分析(Independent measures ANOVA:between-Subjects designs)、重复测量方差分析(Repeated measures ANOVA:within-Subjects designs)、裂区设计方差分析(Split-plot ANOVA)和协方差分析。其中,dv 代表因变量,between 为组间因子变量,within 为组内因子变量,covariate 代表协变量,默认计算以 Type Ⅱ 离均差平方各进行方差分析,可以通过 type=3 等进行设置,ges 为效应值(广义 eta 方,$\eta2$)。

输出：

```
ANOVA Table (type II tests)
```

| | Effect | SSn | SSd | DFn | DFd | F | p | p<.05 | ges |
|---|---|---|---|---|---|---|---|---|---|
| 1 | age | 868.749 | 285.644 | 1 | 19 | 57.786 | 3.55e-07 | * | 0.753 |
| 2 | food | 69.151 | 285.644 | 1 | 19 | 4.600 | 4.50e-02 | * | 0.195 |
| 3 | group | 4452.035 | 285.644 | 2 | 19 | 148.067 | 2.58e-12 | * | 0.940 |

结果显示,年龄($F=57.786$, $P<0.001$)和食物($F=4.600$, $P=0.045$)对体重增加量均有影响,三组间的体重增加量差异有统计学意义($F=148.1$, $P<0.001$)。

输入：

```
pair.mancova <- mancova %>%
      emmeans_test(weight~ group,covariate =c(age,food),
              p.adjust.method = "bonferroni",detailed=F)
pair.mancova
```

输出：

| group1 | group2 | statistic | p | p.adj | p.adj.signif |
|--------|--------|-----------|---|-------|--------------|
| 水解蛋白质 I | 水解蛋白质 II | 0.874 | 3.93e-1 | 1.00e+0 | ns |
| 水解蛋白质 I | 酪蛋白 | -14.1 | 1.62e-11 | 4.86e-11 | **** |
| 水解蛋白质 II | 酪蛋白 | -6.53 | 2.98e-6 | 8.93e-6 | **** |

经 bonferroni 两两比较发现,酪蛋白的增重量高于水解蛋白质 I ($t=-14.1$, $P<0.001$) 和水解蛋白质 II ($t=-6.53$, $P<0.001$)。

输入：

```
get_emmeans(pair.mancova)    #计算各组的调整均值及其置信区间
```

输出：

| age | food | group | emmean | se | df | conf.low | conf.high |
|-----|------|-------|--------|-----|-----|----------|-----------|
| 6.96 | 280. | 水解蛋白质 I | 40.0 | 1.57 | 19 | 36.7 | 43.3 |
| 6.96 | 280. | 水解蛋白质 II | 35.5 | 4.24 | 19 | 26.6 | 44.3 |
| 6.96 | 280. | 酪蛋白 | 84.6 | 3.53 | 19 | 77.2 | 91.9 |

此外,还可以利用 jmv 包中的 ancova() 函数进行协方差分析,该函数用于探索一个连续性因变量与一个或多个分类型解释变量以及一个或多个连续性解释变量间的关系,或者直接在 jamovi 软件中运行更为简便。

### 十七、Johnson-Neyman 分析

无论协变量是否有显著差异,在满足假定条件下,均可以采用协方差分析,以消除基线协变量的影响,提高统计检验效能。但当违背应用条件时,协方差分析就不再适用。其中,当不满足回归直线平行假定时,Johnson-Neyman 方法可作为协方差分析恰当的替代方法,它从调节效应分析角度,可以计算出简单斜率显著与否时连续性定量调节变量的临界值。如果因变量 Y 与自变量 X 的关系受到第三个变量 M 的影响,就称 M 为调节变量。调节变量可以是定性的,也可以是定量的。通常应用回归模型进行调节效应分析,简要模型如下:

$$\hat{Y} = b_0 + b_1 X + b_2 M + b_3 XM$$

其中,Y 与 X 的关系由回归系数 $b_1 + b_3 M$ 来刻画,$b_1 + b_3 M$ 表示简单斜率(simple slope),$b_3$ 衡量了调节效应(moderating effect)的大小。如果 $b_3$ 显著,说明 M 的调节效应显著。$b_3$ 也代表了 X 与 M 的交互效应,调节效应与交互效应分析从统计学角度而言是一致的,然而在调节效应中,调节变量是确定的,不能互换,而交互效应分析中变量的地位是等价的。Johnson-Neyman 方法就是对简单斜率进行检验,以确定简单斜率显著与否的分界点。R 语言有多个包可以实现 JN 方法,如 interactions、rockchalk、probemod、reghelper 等,其中,interactions 和 rockchalk 包在 JN 分析和简单斜率作图上较为出色。

例:数据文件 johnson. csv 中包含 group(1 和 2 组)、pre(干预前评分)和 post 干预后评分,每组各 20 例研究对象,问两组间干预后评分是否有差异?

输入：

```
johnson <- read.csv("johnson.csv")
johnson %>%
  group_by(group) %>%
  slice(1:5)
```

输出：

```
   group pre post
1   0    20  49
2   0    26  54
3   0    30  51
4   0    37  63
5   0    41  61
6   1    25  78
7   1    26  84
8   1    32  77
9   1    36  81
10  1    45  82
```

输入：

```
lmjn<- lm(post ~ pre* group, data = johnson)    #拟合包含交互项的线性回归模型
summary(lmjn)
```

输出：

```
Call:
lm(formula = post ~ pre * group, data = johnson)
Residuals:
   Min     1Q  Median     3Q     Max
-5.7655 -2.8781  0.1123 2.2599 6.1977


Coefficients:
            Estimate Std. Error t value    Pr(>|t|)
(Intercept) 24.25695  2.57370     9.425   2.95e-11 ***
pre          1.03679  0.04784    21.671    < 2e-16 ***
group       55.11468  3.70566    14.873    < 2e-16 ***
pre:group   -0.94787  0.06714   -14.118   3.01e-16 ***
---
Signif. codes: 0 '***' 0.001 '**' 0.01 '*' 0.05 '.' 0.1 ' ' 1


Residual standard error: 3.362 on 36 degrees of freedom
Multiple R-squared: 0.9343,  Adjusted R-squared: 0.9288
F-statistic: 170.6 on 3 and 36 DF, p-value: < 2.2e-16
```

回归结果显示，模型整体检验的 $F=170.60$，$P<0.001$，表明所建立的回归模型有统计学意义。各回归系数的假设检验结果显示，pre、group 以及两者的交互项均存在统计学意义。交互项有统计学意义即表明调节效应显著，即两组的回归斜率不平行。

输入：

```
library(ggpubr)
johnson$group <- as.factor(johnson$group)
jnpot <- ggscatter(johnson,x="pre",y="post",
                   color="group", add="reg.line", mean.point = T,
                   ggtheme = theme_pubr())
jnpot
```

输出：见图 9-18。

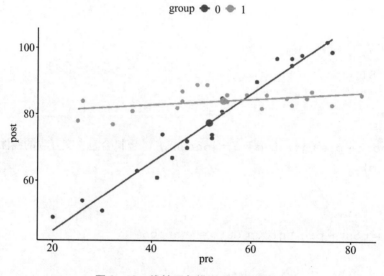

图 9-18　线性回归模型交互作用图示

输入：

```
install.packages("interactions")
library(interactions)
johnson$group <- as.numeric(johnson$group)  #作图时 group 须为数值型变量
johnson_neyman(lmjn, pred=group,modx=pre,plot=T)
#pred 为预测变量，modx 为调节变量
```

输出：见图 9-19。

```
JOHNSON-NEYMAN INTERVAL
When pre is OUTSIDE the interval [55.82, 60.69], the slope of group is p < .05.
Note: The range of observed values of pre is [20.00, 82.00]
```

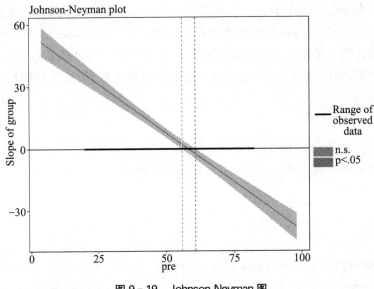

**图 9-19 Johnson-Neyman 图**

结果显示,当 pre 得分的取值范围在[55.82,60.69]之外时,简单斜率 $P<0.05$,即在图中两条竖直虚线与阴影部分的重合区域范围,简单斜率的置信区间包含 0;此区域外,简单斜率显著不为 0。其中,加粗横线的长度代表 pre 得分的取值范围:[20,82]。

输入:

```
jnpot+geom_vline(xintercept =c(55.82,60.69),linetype="dotted",size=1 )+
  annotate("text",x = 37,y=42,label = "当 pre 在[55.82, 60.69]时, 组间 post
差异无统计学意义")
```

geom_vline()函数用于绘制垂直线,annotate()函数用于添加文本几何对象。

输出:见图 9-20。

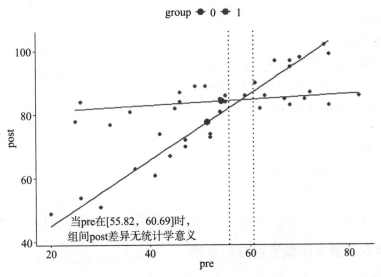

**图 9-20 两组间 post 得分显著区域图示**

当 pre<55.82 时，group1 中的 post 得分显著高于 group0；当 pre>60.69 时 group0 中的 post 得分显著高于 group1；pre 的取值范围在[55.82，60.69]时，post 得分在两组的差异无统计学意义。有统计学意义并不意味着有实际意义，为进一步了解两组间在有统计学意义区域的实际效应值大小，可以分别以调节变量 pre 的临界点筛选数据，然后分别对 post 得分进行独立样本 t 检验。

输入：

```
subjndata<- subset(johnson,pre<55.82)
t.test(post~group,data=subjndata,var.equal=F)
```

输出：

```
Welch Two Sample t-test
data: post by group
t = -4.9746, df = 15.509, p-value = 0.0001508
alternative hypothesis: true difference in means is not equal to 0
95 percent confidence interval:
 -23.544481  -9.448526
sample estimates:
mean in group 0    mean in group 1
   67.23077         83.72727
```

结果显示，当 pre<55.82 时，group1 比 group0 平均高 16.50(95% CI：9.45～23.54)。

输入：

```
subjndata1 <- subset(johnson,pre>60.69)
t.test(post~group,data=subjndata1,var.equal=T)
```

输出：

```
Two Sample t-test
data: post by group
t = 8.3269, df = 13, p-value = 1.439e-06
alternative hypothesis: true difference in means is not equal to 0
95 percent confidence interval:
 9.058575   15.405711
sample estimates:
mean in group 0 mean in group 1
   96.85714      84.62500
```

结果显示，当 pre>60.69 时，group0 比 group1 平均高 12.23(95% CI：9.06～15.41)。

## 十八、单因素重复测量资料方差分析

重复测量设计(repeated measurement design)是指同一受试对象的同一观察指标在不同

的时间点或者同一个个体的不同部分上进行多次测量所得的资料,结果是按时间先后顺序固定排列的,不能随机分配,常用来分析某观察指标在不同时间点上的变化趋势,由于不同时间上的测量结果可能存在相关性,因此需要采用特殊的统计方法进行分析。重复测量方差分析通常要求时间间隔相等,否则需要使用随机效应模型或参照不等距重复测量设计方差分析方法。在具有一个测量前和多个测量后数据的重复测量方差分析中,测量前组间存在差异通常不那么重要,关键在于检验组间和时间的交互作用是否有统计学意义,交互作用显著表明不同组随时间变化的趋势不同。

单因素重复测量资料方差分析(也称为受试者内方差分析,one-way repeated measures ANOVA)被用来分析三个或更多相关组之间的平均值是否不同,每组的参与者是相同的。

重复测量资料方差分析的应用条件:①结局变量为定量变量;②受试者内因素的各个水平,因变量需符合近似正态分布,其实只要不是严重的偏态分布,此方法的结果都是稳健的;③各个时间点组成的协方差矩阵具有球形性(sphericity)特征。

所谓球形对称是指所有两两时间点变量间差值对应的方差相等。以表 9-2 为例,由于 3 个时间点差值的方差相差较大($13.9\ vs\ 17.4\ vs\ 3.1$),因此,违背球形性假设条件的可能性较大。

表 9-2 球形对称解释

| 编号 | 时间点 1 | 时间点 2 | 时间点 3 | 时间点 1—时间点 2 | 时间点 1—时间点 3 | 时间点 2—时间点 3 |
|---|---|---|---|---|---|---|
| 1 | 45 | 50 | 55 | −5 | −10 | −5 |
| 2 | 42 | 42 | 45 | 0 | −3 | −3 |
| 3 | 36 | 41 | 43 | −5 | −7 | −2 |
| 4 | 39 | 35 | 40 | 4 | −1 | −5 |
| 5 | 51 | 55 | 59 | −4 | −8 | −4 |
| 6 | 44 | 49 | 56 | −5 | −12 | −7 |
| | | | 方差 | 13.9 | 17.4 | 3.1 |

例:将 8 份受试对象的血滤液放置 0 分、45 分、90 分和 135 分钟,问其中所含血糖浓度(mmol/L)是否有区别? 数据文件 oneRM. csv 中包含 id(编号)、time(放置时间,t0、t45、t90、t135)和 bloodsugar(血糖值)三个变量。

输入:

```
oneRM <- read.csv("oneRM.csv")
head(oneRM,8)        #输出前 8 例记录
```

输出:

```
  id time bloodsugar
1 1  t0      5.27
2 1  t45     5.27
```

```
3  1  t90    4.49
4  1  t135   4.61
5  2  t0     5.27
6  2  t45    5.22
7  2  t90    4.88
8  2  t135   4.66
```

输入：

```
oneRM <- oneRM %>%
  mutate(time=factor(time,levels = unique(time)))
oneRM %>%
  group_by(time) %>%
  get_summary_stats(bloodsugar, type = "mean_sd")
```

rstatix 包中的 get_summary_stats() 函数可以计算一个或多个定量变量的摘要统计信息。

输出：

```
  time   variable    n   mean  sd
1 t0     bloodsugar  8   5.60  0.353
2 t45    bloodsugar  8   5.52  0.373
3 t90    bloodsugar  8   5.17  0.361
4 t135   bloodsugar  8   4.84  0.252
```

输入：

```
oneRM %>%
  group_by(time) %>%
  shapiro_test(bloodsugar)
```

输出：

```
  time   variable    statistic   p
1 t0     bloodsugar  0.885       0.211
2 t45    bloodsugar  0.922       0.443
3 t90    bloodsugar  0.906       0.327
4 t135   bloodsugar  0.966       0.863
```

结果显示，四个时间点的血糖值均服从正态分布（$P>0.05$）。与随机区组设计资料一样，单因素重复测量资料的方差分析中方差齐性假设总是满足的。

输入：

```
install.packages("afex")
library(afex)
res.oneRM <- aov_ez(id="id",dv="bloodsugar",data=oneRM,between=NULL,
                    within="time",type=3)
summary(res.oneRM)
```

afex 包能够较为简易地实现长格式数据的各种类型的方差分析(受试者内、受试者间、受试者组间-组内混合型及裂区设计方差分析)。在 aov_ez()函数中,dv 为指定数据中因变量的单个字符向量,between 为指定组间因子变量的字符向量,within 为指定组内因子变量的字符向量。aov_car()函数使用类型于 aov()函数的公式为组内因子变量指定误差层,如 aov_car(bloodsugar~ Error(id|time),data =oneRM);aov_4()函数的公式格式类同于 lme4()函数,如 aov_4(bloodsugar~time|id,data =oneRM)。

输出:

```
Univariate Type III Repeated-Measures ANOVA Assuming Sphericity
              Sum Sq   num Df   Error SS   den Df    F value      Pr(>F)
(Intercept) 893.69      1       2.79092      7       2241.501    4.905e-10 ***
time          2.99      3       0.40824     21         51.187    7.864e-10 ***
---
Signif. codes: 0 '***' 0.001 '**' 0.01 '*' 0.05 '.' 0.1 ' ' 1、
Mauchly Tests for Sphericity

      Test statistic    p-value
time    0.10645        0.027238
Greenhouse-Geisser and Huynh-Feldt Corrections
 for Departure from Sphericity
        GG eps        Pr(>F[GG])
Time   0.64677        5.272e-07 ***
---
Signif. codes: 0 '***' 0.001 '**' 0.01 '*' 0.05 '.' 0.1 ' ' 1
        HF eps        Pr(>F[HF])
time  0.8908633       5.834302e-09
```

Mauchly 球形检验统计量 $W=0.106$,$P=0.027<0.05$,不满足球形假设。当资料不满足球形假设时,需要用 ε(epsilon)校正系数来校正自由度,校正系数 epsilon 包括 Greenhouse-Geisser(格林豪斯-盖斯勒)、Huynh-Feldt(辛-费德特)和 Lower-Bound(下限),实际运用中较多采用 Green-house-Geisser 的校正结果。

输入:

```
nice(res.oneRM,correction = "GG",es="pes")
```

nice()函数为打印类的对象生成 ANOVA 表。correction 指定不满足球形假设时的校正方法,"GG"为 Greenhouse-Geisser 法,"HF"为 Huynh-Feldt 法;es 指明计算的效应估计量,"ges"为广义 eta 方,"pes"为偏 eta 方。

输出：

```
Anova Table (Type 3 tests)

Response: bloodsugar
   Effect        df      MSE        F        pes     p.value
1  time  1.94,  13.58    0.03    51.19 ***   .880     <.001
---
Signif. codes: 0 '***' 0.001 '**' 0.01 '*' 0.05 '+' 0.1 ' ' 1


Sphericity correction method: GG
```

结果显示，经 GG 法校正后，time 的自由度由 3 变为 1.94（3×0.646 77），$F=51.19$，$P<0.001$，表明四个时间点的血糖值差异有统计学意义。偏 eta 方表示控制了其他自变量后应变量被某一自变量解释的方差比例。Partial $\eta^2=$ SS(effect)/[ SS(effect)＋SS(error for that effect) ]$=2.99/(2.99+0.408\,24)=0.879$。

输入：

```
install.packages("effectsize")
library(effectsize)
effectsize::eta_squared(res.oneRM, partial =T, ci =0.95)
#计算偏 eta 方和 95%的置信区间，默认 90%。
```

输出：

```
Parameter | Eta2 (partial) |    95% CI
-------------------------------------------
time      |        0.88 | [0.75, 0.93]
```

输入：

```
afex_plot(res.oneRM, x = "time", error = "within",
        mapping = c("linetype", "shape", "fill"),
        data_geom = ggplot2::geom_boxplot,
        data_arg = list(width = 0.4)) +
        ggpubr::theme_pubr()
```

mapping()为指定作用于分类绘图因子（轨迹）或 X 轴因子的图像映射的字符型向量，包括"shape"、"color"、"linetype"和 "fill"。data_arg()为进一步传递给 data_geom 的参数列表。ggpubr::theme_pubr()用于设定图的主题。

输出：见图 9-21。

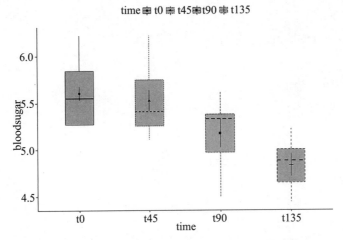

time ⊟ t0 ⊟ t45 ⊟ t90 ⊟ t135

图 9-21　单因素重复测量方差分析不同时间血糖的箱式图

输入：

```
oneRM%>%
 pairwise_t_test(
   bloodsugar ~ time, paired = TRUE, #指定为配对检验
   p.adjust.method = "bonferroni")
```

输出：

| group1 | group2 | n1 | n2 | statistic | df | p | p.adj | p.adj.signif |
|--------|--------|----|----|-----------|-----|----|----|--------------|
| t0 | t45 | 8 | 8 | 2.97 | 7 | 0.021 | 0.125 | ns |
| t0 | t90 | 8 | 8 | 6.13 | 7 | 0.000479 | 0.003 | ** |
| t0 | t135 | 8 | 8 | 11.60 | 7 | 0.00000817 | 0.000049 | **** |
| t45 | t90 | 8 | 8 | 3.85 | 7 | 0.006 | 0.038 | * |
| t45 | t135 | 8 | 8 | 9.91 | 7 | 0.0000227 | 0.000136 | *** |
| t90 | t135 | 8 | 8 | 4.37 | 7 | 0.003 | 0.02 | * |

　　经 Bonferroni 校正后的两两比较结果显示，除 t0 和 t45 两个时间点的血糖值差异无统计意义外，其他两组间差异均有统计学意义。此外，还可以利用 lsmeans 包中的 contrast() 函数比较最小二乘均数（边际均值）。

## 十九、两因素重复测量资料方差分析

　　两因素重复测量资料方差分析（two-way repeated measures ANOVA）中的两因素通常指一个组间因素（处理因素）和一个组内因素（时间因素）。组间因素是指实验分组或不同研究类型对象，它把所有受试对象按分类变量的水平分为几个组。组内因素指重复测量的时间变量。

　　例：将 60 例恶性肿瘤患者随机分为试验组和对照组，各 30 例。试验组应用舒适护理模式，对照组应用传统护理模式，分别于治疗前、治疗中和治疗后通过总体健康状况量表（GQL）测量患者健康评分，试做统计推断？数据文件 twoRM. csv 中包括 id（患者编号）、group（分组，舒适护理＝1，传统护理＝2）、before（治疗前）、middle（治疗中）和 after（治疗后）四个变量。

**输入：**

```
twoRM <- read.csv("twoRM.csv")
twoRM %>%
 group_by(group) %>%
 slice(1:3)
```

**输出：**

|   | id | group | before | middle | after |
|---|----|-------|--------|--------|-------|
| 1 | 1  | 1     | 65     | 76     | 86    |
| 2 | 2  | 1     | 55     | 62     | 67    |
| 3 | 3  | 1     | 63     | 66     | 72    |
| 4 | 31 | 2     | 58     | 63     | 65    |
| 5 | 32 | 2     | 45     | 56     | 68    |
| 6 | 33 | 2     | 59     | 61     | 60    |

**输入：**

```
install.packages("tidyr")
library(tidyr)
twoRMlong <- twoRM %>%
 gather(key=time,value=QOL,before:after)  #宽数据转为长数据
twoRMlong <- twoRMlong %>%
 mutate(group=factor(group,levels=1:2,labels=c("舒适护理","传统护理")),
    time=factor(time,levels=unique(time),labels=c("治疗前","治疗中","治疗
        后")))
twoRMlong %>%
 group_by(group,time) %>%
 slice(1:3)
```

**输出：**

|   | id | group | time | QOL |
|---|----|-------|------|-----|
| 1 | 1  | 舒适护理 | 治疗前 | 65  |
| 2 | 2  | 舒适护理 | 治疗前 | 55  |
| 3 | 3  | 舒适护理 | 治疗前 | 63  |
| 4 | 1  | 舒适护理 | 治疗中 | 76  |
| 5 | 2  | 舒适护理 | 治疗中 | 62  |
| 6 | 3  | 舒适护理 | 治疗中 | 66  |
| 7 | 1  | 舒适护理 | 治疗后 | 86  |
| 8 | 2  | 舒适护理 | 治疗后 | 67  |
| 9 | 3  | 舒适护理 | 治疗后 | 72  |

| 10 | 31 | 传统护理 | 治疗前 | 58 |
| 11 | 32 | 传统护理 | 治疗前 | 45 |
| 12 | 33 | 传统护理 | 治疗前 | 59 |
| 13 | 31 | 传统护理 | 治疗中 | 63 |
| 14 | 32 | 传统护理 | 治疗中 | 56 |
| 15 | 33 | 传统护理 | 治疗中 | 61 |
| 16 | 31 | 传统护理 | 治疗后 | 65 |
| 17 | 32 | 传统护理 | 治疗后 | 68 |
| 18 | 33 | 传统护理 | 治疗后 | 60 |

输入：

```
twoRMlong %>%
 group_by(group,time) %>%
 get_summary_stats(QOL,type = "mean_sd")
```

输出：

|   | group | time | variable | n | mean | sd |
|---|-------|------|----------|---|------|-----|
| 1 | 舒适护理 | 治疗前 | QOL | 30 | 54.8 | 8.88 |
| 2 | 舒适护理 | 治疗中 | QOL | 30 | 61.2 | 8.06 |
| 3 | 舒适护理 | 治疗后 | QOL | 30 | 74.9 | 7.91 |
| 4 | 传统护理 | 治疗前 | QOL | 30 | 54.5 | 8.36 |
| 5 | 传统护理 | 治疗中 | QOL | 30 | 60.3 | 10.50 |
| 6 | 传统护理 | 治疗后 | QOL | 30 | 64.4 | 8.60 |

输入：

```
twoRMlong %>%
 group_by(group,time) %>%
 shapiro_test(QOL)
```

输出：

|   | group | time | variable | statistic | p |
|---|-------|------|----------|-----------|-------|
| 1 | 舒适护理 | 治疗前 | QOL | 0.959 | 0.291 |
| 2 | 舒适护理 | 治疗中 | QOL | 0.986 | 0.953 |
| 3 | 舒适护理 | 治疗后 | QOL | 0.957 | 0.255 |
| 4 | 传统护理 | 治疗前 | QOL | 0.964 | 0.398 |
| 5 | 传统护理 | 治疗中 | QOL | 0.955 | 0.229 |
| 6 | 传统护理 | 治疗后 | QOL | 0.961 | 0.322 |

两因素各水平组合的数据均服从正态分布（$P>0.05$）。

输入：

```
res.twoRM <- aov_ez("id","QOL",between=c("group"),within = c("time"),
                type=3,data = twoRMlong)
summary(res.twoRM)
```

输出：

```
Univariate Type III Repeated-Measures ANOVA Assuming Sphericity
              Sum Sq  num Df  Error SS  den Df  F value    Pr(>F)
(Intercept) 684870    1       8796.8    58      4515.5526  < 2.2e-16 ***
group          700    1       8796.8    58         4.6162  0.03586 *
time          6798    2       4575.8    116       86.1736  < 2.2e-16 ***
group:time     980    2       4575.8    116       12.4196  1.296e-05 ***
---
Signif. codes: 0 '***' 0.001 '**' 0.01 '*' 0.05 '.' 0.1 ' ' 1
Mauchly Tests for Sphericity
           Test statistic    p-value
time       0.94905           0.22529
group:time 0.94905           0.22529


Greenhouse-Geisser and Huynh-Feldt Corrections
 for Departure from Sphericity


           GG eps        Pr(>F[GG])
time       0.95152       < 2.2e-16 ***
group:time 0.95152       1.936e-05 ***
---
Signif. codes: 0 '***' 0.001 '**' 0.01 '*' 0.05 '.' 0.1 ' ' 1


           HF eps        Pr(>F[HF])
time       0.9829361     2.655615e-23
group:time 0.9829361     1.492420e-05
```

Mauchly 球形检验的统计量 $W = 0.949$，$P = 0.225$，满足球形假设。还可以通过 performance 包中的 check_sphericity(res.twoRM) 进行球形检验。group：time 的 $F = 12.420$，$P < 0.001$，表明处理因素和时间因素存在交互作用。当存在交互作用时，不再关心处理和时间主效应是否相等，而是分别检验每个时间点的两种处理的总体均数是否相等（处理因素的单独效应）以及每种处理的两个时间点的总体均数是否相等（时间因素的单独效应）。

输入：

```
install.packages("lsmeans")
library(lsmeans)
l1 <- lsmeans(res.twoRM,"group")
l2 <- lsmeans(res.twoRM,"time")
l3 <- lsmeans(res.twoRM,~time|group)
l4 <- lsmeans(res.twoRM,~group|time)
contrast(l1,method="pairwise")  #等价于 pairs(l1)
```

输出：

```
    contrast      estimate  SE    df   t.ratio   p.value
舒适护理 - 传统护理   3.94    1.84  58   2.149     0.0359
```

Results are averaged over the levels of: time

舒适护理组健康评分高于传统护理组（$t=2.149, P=0.036$）。

输入：

```
contrast(l2, method="pairwise")
```

输出：

```
    contrast      estimate  SE    df   t.ratio   p.value
治疗前 - 治疗中    -6.08    1.03  58   -5.885    <.0001
治疗前 - 治疗后   -14.97    1.26  58  -11.902    <.0001
治疗中 - 治疗后    -8.88    1.14  58   -7.807    <.0001
```

Results are averaged over the levels of: group

P value adjustment: tukey method **for** comparing a family of 3 estimates

治疗后健康评分高于治疗前（$t=-11.902, P<0.001$），治疗后健康评分高于治疗中（$t=-7.807, P<0.001$），治疗中健康评分高于治疗前（$t=-5.885, P<0.001$）。

输入：

```
contrast(l3, method="pairwise")
```

输出：

```
group = 舒适护理:
    contrast      estimate  SE    df   t.ratio   p.value
治疗前 - 治疗中    -6.40   1.46  58   -4.378    0.0001
治疗前 - 治疗后   -20.07   1.78  58  -11.283    <.0001
治疗中 - 治疗后   -13.67   1.61  58   -8.493    <.0001

group = 传统护理:
    contrast      estimate  SE    df   t.ratio   p.value
治疗前 - 治疗中    -5.77   1.46  58   -3.945    0.0006
治疗前 - 治疗后    -9.87   1.78  58   -5.548    <.0001
治疗中 - 治疗后    -4.10   1.61  58   -2.548    0.0355
```

P value adjustment: tukey method **for** comparing a family of 3 estimates

时间简单效应分析结果显示，在舒适护理组和传统护理组时，3个时间点的健康评分差异均有统计学意义($P<0.05$)，治疗后>治疗中>治疗前。

输入：

```
contrast(l4,method="pairwise")
```

输出：

```
time = 治疗前:
    contrast       estimate  SE    df    t.ratio   p.value
舒适护理 - 传统护理  0.333    2.23  58    0.150     0.8815

time = 治疗中:
    contrast       estimate  SE    df    t.ratio   p.value
舒适护理 - 传统护理  0.967    2.42  58    0.399     0.6913

time = 治疗后:
    contrast       estimate  SE    df    t.ratio   p.value
舒适护理 - 传统护理  10.533   2.13  58    4.939     <.0001
```

处理因素简单效应分析结果显示，治疗前和治疗中，舒适护理组和传统护理组健康评分差异无统计学意义；而治疗后，舒适护理组评分高于传统护理组评分（$P<0.001$）。

输入：

```
p1 <- afex_plot(res.twoRM, x = "time", trace = "group",error = "within",
        mapping = c("linetype","shape", "fill"),
        data_geom = ggplot2::geom_boxplot,
        data_arg = list(width = 0.4))+
        ggpubr::theme_pubr() +labs(x="")
p2 <- afex_plot(res.twoRM, x = "group", trace = "time",error = "within",
        mapping = c("linetype","shape", "color"),
        point_arg = list(size = 1), line_arg = list(size = 1),
        error_arg = list(size = 1, width = 0.2, linetype =1))+
        ggpubr::theme_pubr() +labs(x="")
install.packages("cowplot")
library("cowplot")
plot_grid(p1,p2)
ggsave("p1.png", device = "png", width = 25, height = 12, units = "cm",
    dpi = 600)
```

cowplot 包中的 plot_grid() 函数提供了一个简单的接口，用于将绘图安排到网格中并向其添加标签。两组在不同时间点的变化趋势不同，提示存在交互作用。此外，当重复测量方差分析违背前提假设时，可利用 WRS2 包进行稳健性统计分析，该包包括了多种稳健性 $t$ 检验和方差分析方法，如稳健性两因素和三因素方差分析、稳健性非参数协方差分析等。

输出:见图 9 - 22。

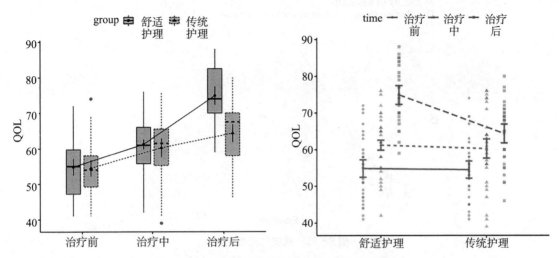

**图 9 - 22 双因素重复测量方差分析变化趋势图示**

输入:

```
resdutwoRM <- residuals(res.twoRM,append=T)    #在原数据框的基础上添加残差
head(resdutwoRM)
```

输出:

|   | id | time | group | QOL | .residuals |
|---|----|------|-------|-----|------------|
| 1 | 1  | 治疗后 | 舒适护理 | 86 | 11.100000 |
| 2 | 1  | 治疗前 | 舒适护理 | 65 | 10.166667 |
| 3 | 1  | 治疗中 | 舒适护理 | 76 | 14.766667 |
| 4 | 10 | 治疗后 | 舒适护理 | 81 | 6.100000 |
| 5 | 10 | 治疗前 | 舒适护理 | 47 | -7.833333 |
| 6 | 10 | 治疗中 | 舒适护理 | 58 | -3.233333 |

然后,可以通过 ggqqplot(resdutwoRM，x = ". residuals")绘制残差 Q - Q 图。不过 performance 包中的 heck_normality()可以直接进行残差正态性检验和作图。

输入:

```
is_norm <- check_normality(res.twoRM)
```

输出:

```
OK: residuals appear as normally distributed (p = 0.232). #P>0.05，服从正态
```

输入:

```
plot(is_norm)
```

输出:见图 9 - 23。

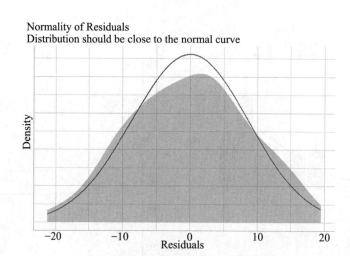

图 9 - 23  残差的正态曲线

输入：

```
plot(is_norm,type = "qq")
```

输出：见图 9 - 24。

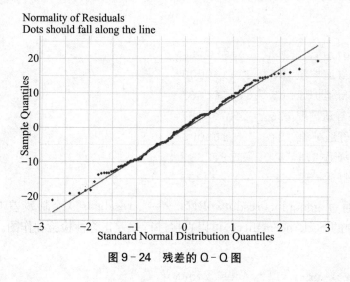

图 9 - 24  残差的 Q - Q 图

输入：

```
check_homogeneity(res.twoRM)
```

输出：

```
OK: Variances in each of the groups are the same (Levene's Test, p = 0.905)
```

  Levene 检验显示，$P=0.905$，提示满足两因素不同水平组合下的数据的总体方差相等的假定条件，也可以输入 plot 作图。

## 二十、多元方差分析

多元方差分析(multivariate analysis of variance，MANOVA)，亦称为多变量方差分析，多元方差分析在有两个或多个因变量时使用，并且通常后面是分别涉及各个因变量的显著性检验。多元方差分析需要满足观察值间独立、因变量服从多元正态分布、各组观察对象之间因变量的方差协方差矩阵相等、因变量在各组中的方差相等、各组间因变量间存在线性相关关系、因变量间没有多重共线性(相关系数 $r<0.9$)、样本量足够(每个单元格的样本量>因变量数量)等前提条件。

例：问 A、B、C 三种药物治疗高脂血症患者后，其总胆固醇和甘油三酯水平是否有变化？数据文件 manova. csv 文件中包括 drug(药物分组 A、B 和 C)、chol(总胆固醇水平，mmol/L)和 tg(甘油三酯，mmol/L)三个变量，A、B、C 三组分别有 8 名、9 名和 6 名患者。

输入：

```
manova <- read.csv("manova.csv")
library(dplyr)
manova %>%
  group_by(drug) %>%
  slice(1:3)
```

输出：

```
  drug chol  tg
1 A     67  1.8
2 A     60  2.1
3 A     58  2.5
4 B     12  0.5
5 B    5.6  1.2
6 B    7.8  0.4
7 C    3.8  0.7
8 C     24  2.5
9 C     21  2.8
```

输入：

```
library(rstatix)
manova %>%
  group_by(drug) %>%
  get_summary_stats(chol,tg,show = c("mean","sd","median","iqr"))
```

输出：

| drug | variable | n | mean | sd | median | iqr |
|------|----------|---|------|-----|--------|------|
| 1 A  | chol     | 8 | 55.9 | 7.74 | 58.5 | 10.8 |
| 2 A  | tg       | 8 | 1.86 | 0.316 | 1.8 | 0.275 |

| | | | | | | | |
|---|---|---|---|---|---|---|---|
| 3 | B | chol | 8 | 9.39 | 6.34 | 7.3 | 6.75 |
| 4 | B | tg | 8 | 0.887 | 0.304 | 0.95 | 0.4 |
| 5 | C | chol | 7 | 19.8 | 9.14 | 21 | 5 |
| 6 | C | tg | 7 | 2.26 | 0.968 | 2.4 | 0.85 |

输入：

```
manova %>%
  select(chol,tg) %>%
    mshapiro_test()
```

输出：

| | statistic | p.value |
|---|---|---|
| 1 | 0.857 | 0.00361 |

多变量 Shapiro-Wilk 正态性检验结果显示因变量间不满足多元正态分布。由于多元方差分析对于多元正态分布要求不严苛,可以弱化为每个因变量服从正态分布即可。

输入：

```
manova%>%
  group_by(drug) %>%
  shapiro_test(chol,tg)
```

输出：

| | drug | variable | statistic | p |
|---|---|---|---|---|
| 1 | A | chol | 0.939 | 0.605 |
| 2 | A | tg | 0.912 | 0.368 |
| 3 | B | chol | 0.833 | 0.0641 |
| 4 | B | tg | 0.899 | 0.282 |
| 5 | C | chol | 0.938 | 0.623 |
| 6 | C | tg | 0.983 | 0.972 |

可见,分组变量各水平 chol 和 tg 均服从正态分布($P>0.05$)。

输入：

```
manova%>%
  group_by(drug) %>%
  cor_test(chol,tg,method = "pearson")
```

rstatix 包中的 cor_test() 函数能够使用 Pearson、Kendall 和 Spearman 方法进行配对样本间的相关性检验。当有 2 个以上因变量时,可考虑使用 cor_mat() 函数计算相关系数矩阵。

输出：

| | drug | var1 | var2 | cor | statistic | p | conf.low | conf.high | method |
|---|---|---|---|---|---|---|---|---|---|
| 1 | A | chol | tg | 0.074 | 0.181 | 0.862 | -0.665 | 0.740 | Pearson |

| 2 | B | chol tg | -0.38 | -1.00 | 0.354 | -0.855 | 0.444 | Pearson |
| 3 | C | chol tg | 0.39 | 0.946 | 0.388 | -0.514 | 0.883 | Pearson |

结果显示,两个因变量间不存在线性相关性,当不存在线性关系时,可以对有关因变量进行变量转换或删除,或者继续进行分析,而这样会导致检验效能下降。

输入:

```
library(ggpubr)
ggscatter(manova,x='chol',y='tg',facet.by="drug",color='drug',
      add="reg.line",ggtheme = theme_bw(base_size = 16))+
            theme(legend.position = "")
```

输出:见图9-25。

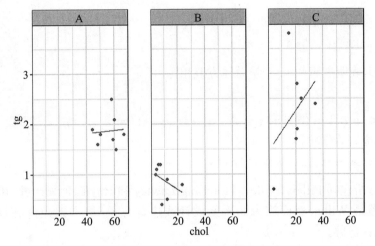

**图9-25　分组散点图添加拟合直线**

输入:

```
box_m(data=manova[,-1],group=manova[,1])#group 为分组变量
```

输出:

```
Statistic p.value  method
12.3      0.0560  Box's M-test for Homogeneity of Covariance Matrices
```

rstatix 包中的 box_m() 函数根据一个分组变量对多元正态数据的协方差矩阵齐性进行 Box's M 检验,结果显示,$\chi^2=12.3$,$P>0.05$,表明因变量间满足方差-协方差矩阵齐性的前提假设。还可以利用 heplots 包中的 boxM() 函数进行检验。如果是平衡设计(各组样本量相等),对于违背方差-协方差矩阵齐性假设的检验结果较为稳健,若为非平衡设计,可以选择对因变量进行转换,或者使用 Pillai 多元统计量代替 Wilks 统计量。

输入：

```
manova%>%
 levene_test(chol~drug)
```

输出：

```
  df1 df2 statistic  p
1  2  20  0.183   0.834
```

$P>0.05$，表明三组间 chol 变量总体方差相等。

输入：

```
manova%>%
 levene_test(tg~drug)
```

输出：

```
   df1 df2 statistic   p
1  2  20   3.38   0.0544
```

♯$P>0.05$，表明三组间 tg 变量总体方差相等。

输入：

```
res.manova <- manova(cbind(chol,tg)~drug,data=manova)
#执行单因素多元方差分析
summary(res.manova,test="Pillai")
```

多元方差分析包括 Pillai、Wilks、Hotelling-Lawley 和 Roy 四种统计量，其中最常推荐使用的多元统计量是 Wilks，然而当为非平衡设计或违背方差-协方差矩阵齐性假设条件时，Pillai 统计量更为稳健。

输出：

```
           Df  Pillai   approx F  num Df   den Df      Pr(>F)
drug        2  1.3543   20.975      4        40      2.199e-09 ***
Residuals 20
---
Signif. codes: 0 '***' 0.001 '**' 0.01 '*' 0.05 '.' 0.1 ' ' 1
```

结果显示，$F=20.975$，$P<0.001$，表明 A、B、C 三种药物对总胆固醇和甘油三酯的合并治疗效果差异存在统计学意义。

输入：

```
summary.aov(res.manova)     #执行单变量方差分析
```

输出：

```
Response chol :
           Df  Sum Sq  Mean Sq  F value     Pr(>F)
drug        2  9442.5  4721.3   78.565     3.368e-10 ***
```

```
Residuals  20  1201.9    60.1
---
Signif. codes:  0 '***' 0.001 '**' 0.01 '*' 0.05 '.' 0.1 ' ' 1

 Response tg :
           Df  Sum Sq  Mean Sq  F value     Pr (>F)
drug        2  7.5919   3.7959   10.901  0.0006287 ***
Residuals  20  6.9646   0.3482
---
Signif. codes:  0 '***' 0.001 '**' 0.01 '*' 0.05 '.' 0.1 ' ' 1
```

　　单变量方差分析结果显示,三间组 chol($F=78.565$,$P<0.001$)和 tg 值($F=10.901$,$P<0.001$)差异均有统计学意义。

输入:

```
aov(chol~drug,data=manova)%>%
    tukey_hsd()
```

输出:

```
group1 group2 null.value estimate conf.low conf.high  p.adj  p.adj.signif
   A      B        0       -46.5   -56.3    -36.7   4.02e-10  ****
   A      C        0       -36.0   -46.2    -25.9   5.42e-8   ****
   B      C        0        10.4   0.291     20.6   4.31e-2   *
```

　　Tukey 两两比较结果显示,在总胆固醇指标上,A>C>B。

输入:

```
aov(tg~drug,data=manova)%>%
        tukey_hsd()
```

输出:

```
group1 group2 null.value estimate conf.low conf.high  p.adj  p.adj.signif
   A      B        0      -0.975   -1.72   -0.229    0.00948   **
   A      C        0       0.395   -0.378   1.17     0.416     ns
   B      C        0       1.37    0.597    2.14     0.000636  ***
```

　　Tukey 两两比较结果显示,在甘油三酯指标上,A>B、C>B,A 与 C 差异无统计学意义。此外,当违背前提假定条件时,还可以利用 vegan 包中的 adonis()函数进行置换多元方差分析。

## 第二节 分类资料的统计分析

### 一、单组率的假设检验

例:假设目前的维生素药丸治愈率是 70%,研制了一种新的维生素药片,在对 120 名缺乏维生素的患者进行新维生素治疗的样本中,100 人被治愈,能否认为新维生素比现有维生素治愈率更高(单侧检验 $H_1: p > p_0$)?

输入:

```
prop.test (x = 100, n = 120, p = 0.7, alternative = "greater", correct = FALSE)
```

prop. test()函数用于比较多组总体率/比例是否相同,或是否等于某个特定值,适用于样本量较大时($N > 30$,二项分布正态近似法)。x 为事件发生数向量,n 为总试验次数向量,p 为成功概率向量,correct = F 表示不进行 Yate 连续性校正(期望频数小于 5 时需要校正),alternative 设定备择假设的字符串。当样本数较小时,可使用 binom. test()进行精确二项式检验。

输出:

```
1-sample proportions test without continuity correction

data: 100 out of 120, null probability 0.7
X-squared = 10.159, df = 1, p-value = 0.0007181
alternative hypothesis: true p is greater than 0.7
95 percent confidence interval:
 0.7701591.000000
sample estimates:
    p
0.8333333
```

结果显示,$\chi^2 = 10.159$,$P < 0.001$,可认为新的维生素片治愈率高于原维生素片。

### 二、两组率的假设检验

例:A、B 两组各有 500 人,其中吸烟人数分别有 490 人和 400 人,问两组吸烟率是否相同?

输入:

```
prop.test (x = c(490, 400), n = c(500, 500), correct = F)
```

输出:

```
2-sample test for equality of proportions without continuity correction
```

```
data: c(490, 400) out of c(500, 500)
X-squared = 82.737, df = 1, p-value < 2.2e-16
alternative hypothesis: two.sided
95 percent confidence interval:
 0.1428536    0.2171464
sample estimates:
prop 1  prop 2
 0.98   0.80
```

结果显示,$\chi^2 = 82.737$,$P < 0.001$,可认为 A、B 两组人群吸烟率差异有统计学意义,A 组高于 B 组。

### 三、四格表卡方检验

$\chi^2$ 检验读作卡方检验,是一种用途广泛的定类资料的假设检验方法,它属于非参数检验的范畴,主要是比较两个和两个以上样本率(构成比)以及两个分类变量的关联性分析。

例:为研究肿瘤标志物癌胚抗原(CEA)对肺癌的诊断价值,随机抽取 72 例确诊为肺癌的患者为肺癌组,114 例接受健康体检的非肺癌患者为对照组。用 CEA 对其进行检测,结果呈阳性反应者病例组中 33 例,对照组中 10 例,问两组人群的 CEA 阳性率有无差异?

输入:

```
chidata<- matrix(c(33,10,39,104),ncol=2,byrow=F)
rowname <- c("阳性","阴性")
colname <- c("肺癌组","对照组")
dimnames(chidata) <- list(group=colname,result=rowname)
chidata
```

输出:

```
      result
group  阳性 阴性
 肺癌组  33  39
 对照组  10 104
```

输入:

```
res.chi<- chisq.test(chidata,correct=F)
res.chi
```

等价于 prop. test(x = c(33,10), n = c(72, 114),correct = F)。

输出:

```
Pearson's Chi-squared test

data:  chidata
X-squared = 34.103, df = 1, p-value = 5.228e-09
```

结果显示，$\chi^2 = 34.103$，$P < 0.001$，可认为肺癌组和对照组的 CEA 阳性率差异有统计学意义。在四格表卡方检验中，当 E（期望频数）$<5$ 时，需要进行连续性校正：correct＝T。当样本量较小或期望频数小于 5 时可以直接用 fisher. test()函数进行确切概率检验，实际上 fisher 确切概率法适合任何形式的卡方检验。对于四格表资料，还可以应用 DescTools 包中的 BarnardTest()函数进行 Barnard 检验，它比 fisher 检验的效能更高。

输入：

```
res.chi$expected        #输出期望频数，
```

输出：

```
       result
group   阳性   阴性
 肺癌组 16.64516  55.35484
 对照组 26.35484  87.64516
```

输入：

```
round(prop.table(chidata,1),2) #按行求百分比且保留两个小数
```

输出：

```
      result
group  阳性 阴性
 肺癌组 0.46 0.54
 对照组 0.09 0.91
```

可见，肺癌组 CEA 阳性率（46％）大于对照组（9％）。此外，还可以使用 gmodels 包中的 CrossTable()进行卡方检验、fisher(fisher＝T)检验和 mcnemar(mcnemar＝T)检验，并且可以以 SAS 或 SPSS 的模式输出结果。

输入：

```
install.packages("epiR")
library(epiR)
epi.2by2(chidata,method="cohort.count",conf.level=0.95)
```

epi.2by2()函数通过 $2 \times 2$ 表中所示的计数数据，对观察到的比例差异进行风险汇总度量和卡方检验。

输出：

|            | Outcome + | Outcome - | Total | Inc risk * | Odds |
|------------|-----------|-----------|-------|------------|--------|
| Exposed +  | 33        | 39        | 72    | 45.83      | 0.8462 |
| Exposed -  | 10        | 104       | 114   | 8.77       | 0.0962 |
| Total      | 43        | 143       | 186   | 23.12      | 0.3007 |

```
Point estimates and 95% CIs:
-------------------------------------------------------------------------
```

```
Inc risk ratio              5.22 (2.75, 9.94)           #相对危险度
Odds ratio                  8.80 (3.96, 19.54)          #优势比
Attrib risk *               37.06 (24.44, 49.69)        #归因危险度
Attrib risk in population *    14.35 (6.37, 22.33)   #人群归因危险度
Attrib fraction in exposed (%)    80.86 (63.59, 89.94)#归因危险度百分比
Attrib fraction in population (%) 62.06 (37.06, 77.13)#人群归因危险度百分比
-----------------------------------------------------------------------
Test that OR = 1: chi2(1) = 34.103 Pr>chi2 = <0.001
Wald confidence limits
CI: confidence interval
* Outcomes per 100 population units
```

## 四、发病密度的假设检验

发病密度(incidence rate/incidence density)在指定随访时间期间内,某人群中每单位人时(person-time)发生新病例数量。发病密度比类似于相对危险度,为暴露组的发病密度除以非暴露组的发病密度。

例:在护士健康队列研究中,问激素替代疗法(HRT)对绝经后妇女发生冠状动脉疾病是否有影响?见表9-3。

表9-3 绝经后妇女发生冠状动脉疾病的情况

| 绝经后激素使用情况 | 发生冠状动脉疾病的人数 | 随访人年数 |
|---|---|---|
| 是 | 30 | 543 087 |
| 否 | 60 | 514 775 |

输入:

```
install.packages("fmsb")
library(fmsb)
ratedifference(a=30,b=60,PT1=54308.7,PT0=51477.5,CRC=T,conf.level = 0.95)
```

a 为暴露组发病人数,b 为非暴露组发病人数,PT1 为暴露组观察人时数,PT0 为非暴露组观察人时数,CRC=T 表示计算各组发病密度的置信区间。

输出:

```
          Cases Person-time Incidence rates Lower CL   Upper CL
Exposed    30    54308.7     0.000552        0.000355   0.000750
Unexposed  60    51477.5     0.001166        0.000871   0.001460
Total      90    105786.2    0.000851        0.000675   0.001027
```

```
    Incidence rate difference and its significance probability (H0: The
difference equals to zero)
data: 30 60 54308.7 51477.5
p-value = 0.0007
95 percent confidence interval:
 -0.000968 -0.000258
sample estimates:
[1] -0.000613
```

结果显示，激素替代疗法会降低绝经后妇女冠心病的发病密度（$P < 0.001$），使用激素组平均比未使用激素组低 $0.613‰$（$95\%$ CI：$0.258‰ \sim 0.968‰$）。

输入：

```
rateratio(a=30,b=60,PT1=54308.7,PT0=51477.5,conf.level=0.95)
```

rateratio()函数根据近似计法算发病率比（一种相对风险）及其置信区间，然后进行零假设（发病率比等于1）检验。

输出：

```
         Cases  Person-time
Exposed    30     54309
Unexposed  60     51478
Total      90    105786


    Incidence rate ratio estimate and its significance probability
data: 30 60 54308.7 51477.5
p-value = 0.0006
95 percent confidence interval:
 0.306 0.735
sample estimates:
[1] 0.474
```

结果显示，使用激素组的冠状动脉疾病发病密度是未使用激素组的 $0.474$ 倍（$95\%$ CI：$0.306 \sim 0.735$）。此外，epitools 包中的 epitab() 函数也可以进行发病密度比（rate ratio/incidence density ratio）、OR 值与 RR 值的检验。

### 五、分层四格表卡方检验

分层卡方检验，也称为 Cochran-Mantel-Haenszel 检验（CMH 检验），通过分层的思想对混杂因素进行校正或调整，以减少或者消除资料内部不均衡带来的偏倚，从而考察调整之后暴露或处理因素与结局事件之间的关联性。在实验性研究中，实施随机分组后，各组在一般人口学资料等因素中也会出现某个定类变量不均衡的情况（$P < 0.05$），此时，可利用分层卡方检验取代传统的卡方检验进行推断。Mantel-Haenszel 检验要求样本含量足够大，分层不宜过多，

否则分层会造成每层内信息量过少,从而增加资料的偏倚。

例:为探索孕中晚期在正常饮食基础上复合维生素和钙-维生素 D 补充对巨大儿和低体质量儿发生率的影响,以 3 所三级甲等医院产科的 558 例孕产妇为研究对象,按"补充复合维生素"分层,探索补充钙-维生素 D 与巨大儿之间的关系?

输入:

```
mhchi <- array(c(15,9,183,207,5,2,42,95),dim=c(2,2,2),
    dimnames = list(Ca=c("补钙","未补钙"), outcome=c("巨大儿","低体质量儿"),
        group=c("补充复合维生素","未补充复合维生素")))
mhchi
```

输出:

```
,,group = 补充复合维生素

    outcome
Ca    巨大儿 低体质量儿
 补钙    15    183
 未补钙   9    207


,,group = 未补充复合维生素

    outcome
Ca    巨大儿 低体质量儿
 补钙    5     42
 未补钙   2     95
```

输入:

```
ftable(mhchi,row.vars=c("group","Ca"))
#创建"扁平的"列联表,row.vars 为一个整数向量或者一个字符向量用于作为扁平列联列
表行变量的名称。
```

输出:

| | outcome | 巨大儿 | 低体质量儿 |
|---|---|---|---|
| group | Ca | | |
| 补充复合维生素 | 补钙 | 15 | 183 |
| | 未补钙 | 9 | 207 |
| 未补充复合维生素 | 补钙 | 5 | 42 |
| | 未补钙 | 2 | 95 |

输入:

```
prop.table(mhchi[,,1],1)#按行计算第一个四格表的百分比(group=补充复合维生素)
```

输出：

```
          outcome
Ca       巨大儿        低体质量儿
 补钙   0.07575758   0.9242424
 未补钙 0.04166667   0.9583333
```

输入：

```
prop.table(mhchi[,,2],1)
#按行计算第二个四格表的百分比（group=未补充复合维生素）
```

输出：

```
              outcome
Ca       巨大儿        低体质量儿
 补钙   0.10638298   0.8936170
 未补钙 0.02061856   0.9793814
```

输入：

```
install.packages("lawstat")
library(lawstat)
cmh.test(mhchi)
```

输出：

```
Cochran-Mantel-Haenszel Chi-square Test
data: mhchi
CMH statistic = 5.456188, df = 1.000000, p-value = 0.019499,
MH Estimate = 2.367289, Pooled Odd Ratio = 2.440404,
Odd Ratio of level 1 = 1.885246, Odd Ratio of level 2 = 5.654762
```

CMH 检验结果显示，$\chi^2 = 5.456$，$P = 0.019$，说明在调整补充复合维生素混杂因素后，补充钙-维生素 D 与发生巨大儿存在关联，孕中晚期补充钙-维生素 D 的孕妇生产巨大儿的风险是未补充孕妇的 2.367 倍。未校正的合并 OR 值为 2.44，第一层的 OR 值为 1.88，第二层的 OR 值为 5.65。

输入：

```
install.packages("DescTools")
library(DescTools)
BreslowDayTest(mhchi)
```

输出：

```
Breslow-Day test on Homogeneity of Odds Ratios

data: mhchi
X-squared = 1.3664, df = 1, p-value = 0.2424
```

Breslow-Day 检验中,$\chi^2 = 1.366$,$P = 0.242$,说明按补充复合维生素分层后,层间的 OR 值具有同质性,可进一步估计合并 OR 值。

输入:

```
res.MH<- epi.2by2(dat = mhchi, method = "cohort.count", conf.level = 0.95,
        outcome = "as.columns")
res.MH
```

outcome = "as. columns"指定列变量为结局变量。输入 summary(res. MH)可给出更详细的分层统计的结果。

输出:

```
            Outcome +  Outcome -  Total    Inc risk *   Odds
Exposed +       20        225       245      8.16        0.0889
Exposed -       11        302       313      3.51        0.0364
Total           31        527       558      5.56        0.0588


Point estimates and 95% CIs:
-------------------------------------------------------------------------
Inc risk ratio (crude)           2.32 (1.13, 4.76)     #粗相对危险度
Inc risk ratio (M-H)             2.26 (1.12, 4.56)     #MH 校正相对危险度
Inc risk ratio (crude:M-H)       1.03
Odds ratio (crude)               2.44 (1.15, 5.20)     #粗优势比
Odds ratio (M-H)                 2.37 (1.12, 5.02)     #MH 校正优势比
Odds ratio (crude:M-H)           1.03
Attrib risk (crude) *            4.65 (0.66, 8.64)     #粗归因危险度
Attrib risk (M-H) *              4.62 (-0.16, 9.40)    #MH 校正优势比
Attrib risk (crude:M-H)          1.01
-------------------------------------------------------------------------
 M-H test of homogeneity of RRs: chi2(1) = 1.301 Pr>chi2 = 0.25
#采用 Woolf 法进行 RR 值同质性检验
 M-H test of homogeneity of ORs: chi2(1) = 1.221 Pr>chi2 = 0.27
#采用 Woolf 法进行 OR 值同质性检验
 Test that M-H adjusted OR = 1: chi2(1) = 5.456 Pr>chi2 = 0.02
 Wald confidence limits
 M-H: Mantel-Haenszel; CI: confidence interval
 * Outcomes per 100 population units
```

## 六、行×列表的卡方检验

当比较组行数或列数>2时,称为行×列表,即 R×C 表,用于多个样本率的比较、两个或多个构成比的比较。其基本数据有以下 3 种形式:

（1）多个样本率比较时，有 R 行 2 列，称为 R×2 表。

（2）两个样本的构成比比较时，有 2 行 C 列，称为 2×C 表。

（3）多个样本的构成比比较，以及双向无序定类资料关联性检验时，有 R 行 C 列，称为 R×C 表。

**例**：某医师研究物理疗法、药物治疗和外用膏药 3 种疗法治疗周围性面神经麻痹的疗效，问三种疗法的有效率是否有差别？

**输入：**

```
RCchi <- matrix(c(199,164,118,7,18,26),nrow=3,byrow=F,dimnames =
         list(treatment=c("物理组","药物组","外用组"),
         outcomes=c("有效","无效")))
RCchi
```

**输出：**

```
           outcomes
treatment  有效  无效
  物理组    199    7
  药物组    164   18
  外用组    118   26
```

**输入：**

```
install.packages("gmodels")
library(gmodels)
CrossTable( RCchi,chisq=T,digits=1,
           expected=T,    #输出期望频数
           prop.chisq=F,  #不输出每个单元格的卡方贡献值（(E-O)²/E）
           prop.c=F,      #不输出列的比例
           prop.t=F,      #不输出表格的比例
           format="SPSS")
```

**输出：**

```
Cell Contents
|-----------------------|
|             Count     |#实际频数 O
|     Expected Values   |#期望频数 E
|       Row Percent     |#按行计百分比
|-----------------------|
Total Observations in Table: 532
```

```
                | outcomes
treatment    |    有效   |    无效   |  Row Total  |
------------------------------------------ |---------- |

    物理组     |    199   |     7    |     206    |
             |   186.3  |   19.7   |            |
             |   96.6%  |   3.4%   |    38.7%   |

----------- |-------- |--------- - |---------- |
             |   164.6  |   17.4   |            |
    药物组     |    164   |    18    |     182    |
             |   90.1%  |   9.9%   |    34.2%   |

----------- |-------- |--------- |---------- |
    外用组     |    118   |    26    |     144    |
             |   130.2  |   13.8   |            |
             |   81.9%  |   18.1%  |    27.1%   |

----------- |-------- |--------- |---------- |
Column Total |   481   |    51    |     532    |

----------- |-------- |--------- |---------- |
Statistics for All Table Factors
Pearson's Chi-squared test
------------------------------------------------------
Chi^2 =  21.03765    d.f. = 2     p =  0.00002702291
        Minimum expected frequency: 13.80451
```

结果显示，$\chi^2 = 21.038$，$P < 0.001$，可认为三种疗法的总体有效率不全相同。

输入：

```
library(rstatix)
pairwise_prop_test(RCchi,p.adjust.method="fdr")
```

$P$ 值调整的方法包括" holm"，" hochberg"，" hommel"，" bonferroni"，" BH"，" BY"，"fdr"，"none"。如果不想调整 $P$ 值(不推荐)，使用 p. adjust. method = "none"。rstatix 包中的 prop_trend_test()可以进行卡方趋势检验。

输出：

```
  group1  group2   p            p.adj       p.adj.signif
1 物理组  药物组   0.0168       0.0251          *
2 物理组  外用组   0.00000934   0.000028        ****
3 药物组  外用组   0.0478       0.0478          *
```

输入：

```
install.packages("rcompanion")
library(rcompanion)
pairwiseNominalIndependence(RCchi,
          fisher = FALSE,  #不进行 Fisher 精确检验
          gtest = FALSE,   #不进行 G-test
          chisq = TRUE,
          method = "fdr")
```

输出：

| | Comparison | p.Chisq | p.adj.Chisq |
|---|---|---|---|
| 1 | 物理组 : 药物组 | 1.68e-02 | 0.025200 |
| 2 | 物理组 : 外用组 | 9.34e-06 | 0.000028 |
| 3 | 药物组 : 外用组 | 4.78e-02 | 0.047800 |

事后两两比较发现,不同治疗方法的有效率差异均有统计学意义,物理组＞药物组($P＝$ 0.025),物理组＞外用组($P＜0.001$),药物组＞外用组($P＝0.048$)。

## 七、配对卡方检验

配对设计的卡方检验常用于两种检测方法、两种诊断方法的比较,其特点是对各观察单位分别用两种方法处理,然后观察两种处理方法的二分类变量的计数结果有无差别。

**例**:某实验室分别用乳胶凝集法和免疫荧光法对 58 名可疑系统性红斑狼疮患者血清中抗核抗体进行测定,问两种测量方法的结果有无差别?

输入：

```
pairchi <- matrix(c(11,2,12,33),nrow=2,
          dimnames = list(免疫荧光法=c("+","-"),乳胶凝集法 =c("+","-")))
pairchi
```

输出：

| 免疫荧光法 | 乳胶凝集法 | |
|---|---|---|
| | + | - |
| + | 11 | 12 |
| - | 2 | 33 |

输入：

```
mcnemar.test(pairchi,correct=T)  #当 b+c≤40 时，用校正公式计算
```

如果结局变量超过 2 种分类,mcnemar. test()函数可直接进行 McNemar-Bowker Test。

输出：

```
McNemar's Chi-squared test with continuity correction
data:  pairchi
McNemar's chi-squared = 5.7857, df = 1, p-value = 0.01616
```

mcnemar 检验结果显示，$\chi^2 = 5.786$，$P = 0.016$，可认为两种检测方法的结果不同。

输入：

```
addmargins(prop.table(pairchi))
```

addmargin()函数只用于在多维表或数组中添加任意边距。

输出：

| 免疫荧光法 | 乳胶凝集法 | | |
|---|---|---|---|
| | + | − | Sum |
| + | 0.18965517 | 0.2068966 | 0.3965517 |
| − | 0.03448276 | 0.5689655 | 0.6034483 |
| Sum | 0.22413793 | 0.7758621 | 1.0000000 |

免疫荧光法检测阳性率为 39.7%，乳胶凝集法检测阳性率为 22.4%，可认为免疫荧光法检测阳性率高于乳胶凝集法。

## 八、Bhapkar 检验

Stuart-Maxwell 检验是 McNemar 检验的另一种推广，用于多于两行/列的方表的边际同质性检验，与 McNemar 检验每个类别的行/列同质性不同，Stuart-Maxwell 检验能够同时检验所有类别的边际同质性。Bhapkar 检验与 Stuart-Maxwell 检验类似，主要区别在于对方差-协方差矩阵中各要素的计算，但是其检验效能更高，是检验整体边际同质性的首选方法。

**例：**对 200 份血清标本分别进行 ELISA 检验和荧光定量 PCR 分析，问两种检测方法是否有差异？

输入：

```
MarginalH <- matrix(c(69,2,31,0,98,0,0,0,0),nrow=3,
                dimnames = list(
                ELISA = c("阳性","阴性","可疑"),
                PCR = c("阳性","阴性","可疑")))
MarginalH
```

输出：

| ELISA | PCR | | |
|---|---|---|---|
| | 阳性 | 阴性 | 可疑 |
| 阳性 | 69 | 0 | 0 |
| 阴性 | 2 | 98 | 0 |
| 可疑 | 31 | 0 | 0 |

输入：

```
addmargins(prop.table(MarginalH))
```

输出：

```
                 PCR
ELISA   阳性    阴性    可疑    Sum
  阳性   0.345  0.00     0     0.345
  阴性   0.010  0.49     0     0.500
  可疑   0.155  0.00     0     0.155
  Sum    0.510  0.49     0     1.000
```

输入：

```
library(DescTools)
StuartMaxwellTest(MarginalH)
```

输出：

```
Stuart-Maxwell test
data: MarginalH
chi-squared = 33, df = 2, p-value = 6.826e-08
```

输入：

```
BhapkarTest(MarginalH)
```

输出：

```
Bhapkar test
data: MarginalH
chi-squared = 39.521, df = 2, p-value = 2.619e-09
```

Stuart-Maxwell 检验和 Bhapkar 检验结果显示，ELISA 与 PCR 法检出 3 种结局的边际概率差异有统计学意义，荧光 PCR 法的阳性检出率更高。

## 九、Cochran's Q 检验

Cochran's Q 检验适用于二分类结局变量的双因素随机区组设计，用于验证 K 个处理的效果是否有差异。

例：医学统计学老师想要考察三种不同的教学方法的教学效果，招募了 20 名学生参加教学改革，问学生的通过率是否不同？

输入：

```
cochrandata <- data.frame(student=rep(1:20, each=3),
                          method=rep(c('T1','T2','T3'), times=20),
                          outcome=c(1,1,0,1,0,0,1,1,1,1,1,0,1,0,1,
                                    1,1,0,1,0,1,0,0,0,0,1,0,0,1,1,
                                    1,0,0,1,1,0,1,0,1,1,0,1,0,1,1,
                                    1,0,0,0,1,0,0,1,1,0,0,1,0,1,1))
#outcome 中 1 代表通过，0 代表未通过
head(cochrandata)
```

输出：

```
  student  method  outcome
1    1       T1       1
2    1       T2       1
3    1       T3       0
4    2       T1       1
5    2       T2       0
6    2       T3       0
```

输入：

```
tabcoch <- xtabs(~outcome+method,cochrandata)
tabcoch
```

xtabs()函数使用公式接口的方式可以快速计算一个或多个变量的组合频数。

输出：

```
        method
outcome T1   T2   T3
   0     8    9   10
   1    12   11   10
```

输入：

```
prop.table(tabcoch,2)    #按列计算百分比
```

输出：

```
        method
outcome  T1    T2    T3
  0     0.40  0.45  0.50
  1     0.60  0.55  0.50
```

输入：

```
library(rstatix)
cochran_qtest(cochrandata, outcome ~ method|student)
```

输出：

```
   .y.     n   statistic  df   p              method
1 outcome  20   0.333      2   0.846   Cochran's Q test
```

输入：

```
pairwise_mcnemar_test(cochrandata, outcome ~ method|student,
                      p.adjust.method = "bonferroni")
```

pairwise_mcnemar_test()可以在多组之间进行成对的 McNemar 卡方检验。可以用于 Cochran's Q 检验后的事后检验。"|"号前面为主体内因素变量,后面是包含个体或对象标识符的列名。

输出:

| | group1 | group2 | p | p.adj | p.adj.signif | method |
|---|---|---|---|---|---|---|
| 1 | T1 | T2 | 1 | 1 | ns | McNemar test |
| 2 | T1 | T3 | 0.773 | 1 | ns | McNemar test |
| 3 | T2 | T3 | 1 | 1 | ns | McNemar test |

Cochran Q 检验结果显示,T1、T2、T3 三种教学方法对学生的考试通过率差异无统计学意义($Q=0.333$,$P=0.846$)。

### 十、Ridit 分析

Ridit 分析也被称为参照单位分析,主要用于结局变量为等级变量的统计分析,例如:临床疗效指标可分为治愈、显效、好转、无效和恶化,临床检验结果可分为—、±、+、++,疼痛症状的严重程度可分为 0(无疼痛)、1(轻度)、2(中度)、3(重度)等。卡方检验只能比较各组的构成比是否有差异,不能说明各组的效果优劣。秩和检验和 Ridit 分析都适用于此类资料的差异性分析,Ridit 分析主要是将等级资料转化成连续的计量资料,即由等级资料转换成 Ridit 值。由于 Ridit 分析采用正态近似法,要求各组样本例数不太少,在小样本情况下(<50 时),应该考虑用秩和检验。此外 Ridit 分析法不能进行多组间的两两比较。

例:用 A、B、C 三种药物治疗单纯性慢性气管炎,问三种药物的治疗效果是否有差异?

输入:

```
riditdata <- matrix(c(7,33,51,17,
                      24,52,11,5,
                      26,47,17,3),
                    nrow=3,byrow=T,
              dimnames = list(c("A","B","C"),c("无效","好转","显效","治愈")))
riditdata
```

输出:

| | 无效 | 好转 | 显效 | 治愈 |
|---|---|---|---|---|
| A | 7 | 33 | 51 | 17 |
| B | 24 | 52 | 11 | 5 |
| C | 26 | 47 | 17 | 3 |

输入:

```
install.packages("Ridit")
library(Ridit)
ridit(riditdata,g=1)
```

　　g＝1 指定分组变量为行变量，g＝2 指定分组变量为列变量。Ridit 分析需选定一个标准组，如果有某一组例数明显多于其他组或者该组为公认的参照组，则选定该组为标准组，标准组的 Ridit 值为 0.5。当两组或多组间例数相近或不能找到公认的标准组时，则以各组对应等级内的合计作为标准组。ref＝1 表示以第一组为标准组，不设置 ref 表示以各组的等级合计数为标准组。

输出：

```
Ridit Analysis:
Group  Label  Mean Ridit
-----  -----  ----------
  1      A      0.653
  2      B      0.408
  3      C      0.413

Reference: Total of all groups
chi-squared = 54.8, df = 2, p-value = 1.291e-12
```

　　由于等级变量的排序为无效、好转、显效、治愈，表示疗效逐渐趋好，因此，Ridit 值越高，效果越好。A 药的 Ridit 值大于 0.5，疗效优于 B、C 药物。

# 第十章

# 相 关 性 分 析

## 第一节 双变量相关

### 一、Pearson 相关

Pearson 相关系数(Pearson correlation coefficient),又称积差相关系数,是用来衡量两个数据集合是否在一条直线上面,它用来衡量定量变量间的线性关系。相关系数 $r$ 取值范围在 $[-1, +1]$,$|r|$ 表明两变量间相关的程度,$r>0$ 表示正相关,$r<0$ 表示负相关,$r=0$ 表示零相关。一般认为,$|r|<0.4$ 为低度相关,$0.4 \leqslant |r| <0.7$ 为中度相关,$0.7 \leqslant |r| <1$ 为高度相关。$r=0$ 或 $P>0.05$ 时,仅表明两变量不存在线性关系,但可能会存在非线性关系。线性相关的前提条件是两个变量均服从正态分布,且散点图有线性趋势,相关关系不一定是因果关系。

例:某医师测量 15 名正常成年人的体重(kg)与 CT 下双肾总体积(ml)大小,问此两变量是否相关? 数据文件 pearondata.csv 中包括三个变量:id(编号)、weight(体重)和 volume(体积)。

输入:

```
pearsondata <- read.csv("pearsondata.csv")
pearsondata
```

输出:

```
   id weight  volume
1   1     43  217.22
2   2     74  316.18
3   3     51  231.11
4   4     58  220.96
5   5     50  254.70
6   6     65  293.84
7   7     54  263.28
8   8     57  271.73
9   9     67  263.46
```

```
10 10    69    276.53
11 11    80    341.15
12 12    48    261.00
13 13    38    213.20
14 14    85    315.12
15 15    54    252.08
```

输入：

```
library(dplyr)
library(rstatix)
pearsondata%>%
    shapiro_test(weight,volume)
```

输出：

```
  variable  statistic  p
1 volume    0.950    0.528
2 weight    0.970    0.865
```

正态性检验的 $P>0.05$，表明体重和双肾总体积均服从正态分布。

输入：

```
library(ggplot2)
pearsondata$id <- factor(pearsondata$id)
#将 id 转设为因子变量,目的是标记点的颜色
ggplot(pearsondata,aes(x=weight,y=volume,color=id))+
  geom_point(size=6)+
  geom_smooth(method=lm,formula=y~x,se=F,colour="black",linetype=2,
          lwd=1)+ #拟合一条平滑曲线, 不显示标准误
  theme_bw(base_size=15)+
  labs(x="体重（kg）",y="双肾总体积（ml）")+#设置 x 轴、y 轴标题
  theme(legend.position="")         #删除图例
```

输出：见图 10 - 1。

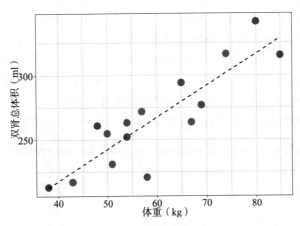

图 10 - 1　体重和双肾总体积相关性散点图

输入：

```
cor.test(pearsondata$weight,pearsondata$volume,method = "pearson")
```

输出：

```
Pearson's product-moment correlation
data:   pearsondata$weight and pearsondata$volume
t = 6.5304, df = 13, p-value = 1.911e-05
alternative hypothesis: true correlation is not equal to 0
95 percent   confidence interval:
 0.6584522       0.9580540
sample estimates:
     cor
0.8754315
```

结果显示，相关系数 $r=0.875$，$P<0.001$，说明正常成年人体重和双肾总体积呈高度正相关。在 cor.test() 函数中，method 可取"pearson"、"kendall"、"spearman"之一。

输入：

```
pearsondata1 <- pearsondata %>%
        mutate_at(c("weight","volume"),scale)  #对 weight 和 volume 标准化
cov(pearsondata1$weight,pearsondata1$volume)    #求协方差
```

输出：

```
0.8754315  #标准化后的协方差即为积差相关系数
```

输入：

```
install.packages("ggpubr")
library("ggpubr")
ggscatter(pearsondata, x = "weight", y = "volume", shape = 21,
        fill = "red",size = 4,
        add = "reg.line", conf.int =F,
        add.params = list(color = "black",linetype=2),#设置线条格式
        cor.coef = TRUE, #添加相关系数和 P 值
        cor.coeff.args = list(method = "pearson", label.x = 45,
        label.y=320,label.sep = "\n"), #设置相关系数的计算方法、位置等
        cor.coef.size = 6, #设置相关系数字符大小
        xlab ="体重（kg）", ylab ="双肾总体积（ml）")
```

相关系数计算方法 method 包括"pearson""kendall"和 "spearman"。

输出：见图 10 - 2。

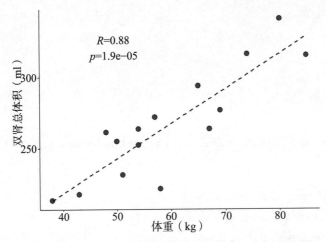

**图 10-2　ggscatter( )作体重和双肾总体积相关性散点图**

## 二、Spearman 相关

Spearman 相关系数,也称为秩相关系数或等级相关系数,是将两变量的秩次大小作线性相关分析,来说明两个变量间相关的程度大小与方向。Spearman 秩相关常用于以下资料:①双变量来自非正态总体;②总体分布类型未知;③原始数据是定序变量;④数据一端或两端有不确定值的资料。Spearman 相关系数用于反映两变量间是否具有单调的函数关系,即正的 Spearman 相关系数对应于 X、Y 之间单调增加的变化趋势,负的 Spearman 相关系数对应于 X、Y 之间单调减小的变化趋势。

例:某研究所用野百合治疗白血病,并作抗白血病指数及疗效的分析,问抗白指数与临床疗效间有无关系? 数据文件 spearman. csv 中包括 12 名患者的抗白指数(X)和临床疗效(Y,0="-",1="+",2="++",3="+++")。

**输入:**

```
spearmandata <- read.csv("spearmandata.csv")
spearmandata
```

**输出:**

|   | X | Y |
|---|---|---|
| 1 | 2 | 2 |
| 2 | 3 | 2 |
| 3 | 9 | 2 |
| 4 | 10 | 3 |
| 5 | 11 | 3 |
| 6 | 30 | 0 |
| 7 | 35 | 0 |

```
8   45   0
9   55   1
10  70   1
11  88   0
12  90   0
```

输入：

```
cor.test(spearmandata$X,spearmandata$Y,method="spearman")
```

输出：

```
Spearman's rank correlation rho
data:  spearmandata$X and spearmandata$Y
S = 483.18, p-value = 0.01312
alternative hypothesis: true rho is not equal to 0
sample estimates:
     rho
-0.6894268
```

结果显示，抗白指数与临床疗效间存在负的等级相关关系，相关系数 $r = -0.689$，$P = 0.013$。

### 三、Kendall 相关

Kendall 秩相关系数适用于测量两个定序变量间的相关关系，通常比 Spearman 相关系数小。当小样本且存在较多相持（tied ranks）时，Kendall 秩相关系数可作为 Spearman 相关系数的替代。

例：为研究社区高血压患者药物治疗依从性相关因素及护理策略，调查了 170 名患者的年龄段和服药态度情况，问依从性和年龄是否相关？

输入：

```
orditabl<- matrix(c(5,12,18,26,24,20,15,10,10,12,8,10),nrow=4,
          dimnames =list("患者年龄"=c("≤45","46~60","61~75","≥76"),
              "依从性"=c("差","一般","好")))
orditabl
```

输出：

| 患者年龄 | 依从性 | | |
|---|---|---|---|
| | 差 | 一般 | 好 |
| ≤45 | 5 | 24 | 10 |
| 46~60 | 12 | 20 | 12 |
| 61~75 | 18 | 15 | 8 |
| ≥76 | 26 | 10 | 10 |

**输入：**

```
orditab11 <- as.data.frame(as.table(orditab1))
install.packages("mirt")
library(mirt)
orditab12 <- expand.table(orditab11)  #将频数表转为数据框
library(dplyr)
orditab12 %>%
    group_by(患者年龄,依从性) %>%
        slice(1)
```

**输出：**

|    | 患者年龄 | 依从性 |
|----|--------|------|
| 1  | ≤45    | 差   |
| 2  | ≤45    | 一般 |
| 3  | ≤45    | 好   |
| 4  | 46～60 | 差   |
| 5  | 46～60 | 一般 |
| 6  | 46～60 | 好   |
| 7  | 61～75 | 差   |
| 8  | 61～75 | 一般 |
| 9  | 61～75 | 好   |
| 10 | ≥76    | 差   |
| 11 | ≥76    | 一般 |
| 12 | ≥76    | 好   |

**输入：**

```
orditab13 <- orditab12 %>%
        rename("age"="患者年龄","compliance"="依从性") %>%  #变量重命名
        mutate(age=recode(age,"≤45"=1,"46～60"=2,"61～75"=3,"≥76"=4),
        compliance=recode(compliance,"差"=1,"一般"=2,"好"=3))#重新编码
install.packages("sjPlot")
library(sjPlot)
sjt.xtab(orditab13$age,orditab13$compliance,
    var.labels=c("年龄","依从性"),#设置变量名的字符向量
    value.labels=list(c("≤45","46～60","61～75","≥76"),
                    c("差","一般","好")),#设置变量值标签的字符向量
    show.row.prc=T,#显示行计百分比
    show.exp=T,#显示期望频数
    show.legend=T,#显示图例
```

```
statistics = "kendall",
digits=2, #设置小数位数
tdcol.expected="red", #设置期望频数颜色
encoding="UTF-8",#设置中文编码方式是 UTF-8
file="crosstab.doc") #输出结果到 word 里
```

sjt. xtab()函数用于将列联表显示为浏览器或查看器窗格中的 HTML 文件,或将其保存为文件。此外,还可以利用 sjlabelled 包中的 add_labels()函数对变量值添加标签,如 add_labels(compliance, labels = c("差" =1,"一般" =2,"好" =3))。统计方法包括"auto"、"cramer"、"phi"、"spearman"、"kendall" 和"pearson","auto"则会输出卡方值。

输出:见表 10 - 1。

表 10 - 1　sjt. xtab( )函数生成列联表

| 年龄 | 依从性 | | | Total |
|---|---|---|---|---|
| | 差 | 一般 | 好 | |
| ≤45 | 5<br>14<br>12.82% | 24<br>16<br>61.54% | 10<br>9<br>25.64% | 39<br>39<br>100% |
| 46~60 | 12<br>16<br>27.27% | 20<br>18<br>45.45% | 12<br>10<br>27.27% | 44<br>44<br>100% |
| 61~75 | 18<br>15<br>43.9% | 15<br>17<br>36.59% | 8<br>10<br>19.51% | 41<br>41<br>100% |
| ≥76 | 26<br>17<br>56.52% | 10<br>19<br>21.74% | 10<br>11<br>21.74% | 46<br>46<br>100% |
| Total | 61<br>61<br>35.88% | 69<br>69<br>40.59% | 40<br>40<br>23.53% | 170<br>170<br>100% |
| | $z=-3.369$ • $df=6$ • Kendall's $\tau=-0.224$ • $p=0.001$ | | | |

observed values
expected values
% within 年龄

## 四、多分格相关系数和多序列相关系数

多分格相关系数(polychoric correlation coefficient)是基于潜变量满足正态分布假设的两个定序变量的关联度量。由于在医学研究中,按顺序排列的离散数据通常不是等距的,如李克特(Likert)量表各选项,非常满意=5,满意=4,不确定=3,不满意=2,非常不满意=1。Pearson 相关系数要求数据是等距数据或定比数据,因此,使用 Pearson 相关系数来分析定序数据时,两变量间的相关系数会被低估,导致较大的系统误差。多分格相关系数对于定序数据

能够给出更加准确和可靠估计的相关系数。非正态分布对于 Pearson 相关系数的影响显著，但对于多分格相关系数的准确度影响较小，其表现相对稳定。如果一个变量为定序变量，而另一个是连续变量，则应该使用多序列相关（polyserial correlation coefficient）。此外，有研究表明，对于测量结果为定序变量的量表，采用 Cronbach's alpha 系数会低估内部一致性信度，而且 Cronbach's alpha 系数需要满足 Tau-equivalent 假设，即所有的条目测量相同的潜在变量，条目间具有相等的协方差。即使在小样本、偏态数据中，McDonald's omega 系数也优于 Cronbach's alpha 系数。

输入：

```
orditabl3 <- orditabl3 %>%
              mutate(age=factor(age,levels=c(1:4),ordered=T),
              compliance=factor(compliance,levels=c(1:3),ordered=T))
                        #转为定序型因子变量
install.packages("correlation")
library(correlation)
cor_test(orditabl3, "age", "compliance", method = "polychoric")

install.packages("lavaan")
library(lavaan)
lavCor(orditabl3[,c(1,2)],se = "standard", output = "est")
```

correlation 包中的 cor_test() 函数可以执行两个变量之间的相关性检验，方法包括 "pearson"（默认）、"kendall"、"spearman"、"biserial"、"polychoric"、"tetrachoric"、"biweight"、"distance"、"percentage"、"blomqvist"、"hoeffding"、"gamma"、"gaussian" 或 "shepherd"。还可以通过 plot() 函数可视化相关结果。此外，polycor 包中的 polychor() 函数、lavaan 包中的 lavCor() 函数均可实现多分格相关系数。

输出：

```
Parameter1 | Parameter2 | rho  |    95% CI     | t(168) |       p
----------------------------------------------------------------------------
age        | compliance | -0.29| [-0.42,-0.15] | -3.96  | < .001***

Observations: 170
```

结果显示，年龄和依从性呈负相关关系，相关系数 $r = -0.29$，$P < 0.001$。

# 第二节 多变量相关

## 一、相关系数矩阵

相关矩阵也叫相关系数矩阵（Correlation Matrix），是由矩阵各列间的相关系数构成的，也就是说,相关矩阵第 i 行第 j 列的元素是原矩阵第 i 列和第 j 列的相关系数。

例:数据文件 cormatrix. csv 中包括 x1、x2、x3 和 x4 四个定量变量,共 24 条记录,问四个变量间的相关性情况如何?

输入:

```
cormatrix <- read.csv("cormatrix.csv")
head(cormatrix)
```

输出:

```
    x1    x2    x3    x4
1 1.30  20.0  80  0.45
2 1.44  23.0  57  0.50
3 0.79  26.5  64  1.50
4 1.65  23.0  84  0.40
5 1.76  29.5  72  0.90
6 1.75  30.0  76  0.80
```

输入:

```
install.packages("psych")
library(psych)
print(corr.test(cormatrix,method="pearson",adjust="none"),short=T)
```

method 包括"pearson"、"spearman" 和"kendall",adjust="none"表示不进行多重比较的 P 值校正,short=F 可计算相关系数的置信区间。

输出:

```
Call:corr.test(x = cormatrix, method = "pearson", adjust = "none")
Correlation matrix
      x1     x2     x3     x4
x1  1.00  -0.14   0.40  -0.57
x2 -0.14   1.00  -0.07   0.38
x3  0.40  -0.07   1.00  -0.15
x4 -0.57   0.38  -0.15   1.00
Sample Size
[1] 24
Probability values (Entries above the diagonal are adjusted for multiple
tests.)
      x1     x2     x3     x4
x1 0.00   0.52   0.06   0.00
x2 0.52   0.00   0.74   0.06
x3 0.06   0.74   0.00   0.49
```

```
x4 0.00  0.06  0.49   0.00

 To see confidence intervals of the correlations,print with the
short=FALSE option
```

输入：

```
pairs.panels(cormatrix,
        scale=F,cex.cor=0.7,pch=21,hist.col="red",breaks=15,
        density=T,stars=T)
```

scale＝F 表示不根据相关系数绝对值大小缩放字体，cex. cor 用于设置相关系数文本大小，pch 设置点的形状，breaks 用于设置直方图分组组数，stars＝T 表示用星形图显示统计学差异。

输出：见图 10-3。

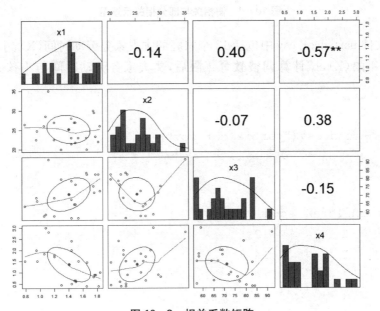

**图 10-3 相关系数矩阵**

相关系数矩阵显示，x1 与 x4 之间存在线性相关关系，相关系数 $r=-0.57$，$P<0.001$。此外，还可以利用 PerformanceAnalytics 包中的 chart. Correlation()函数、GGally 包中的 ggpairs()函数等画相关系数矩阵。

## 二、偏相关和部分相关

偏相关（partial correlation）是指在控制或调整其他变量的影响后，两个变量之间的线性相关关系。多重线性回归只能给出控制协变量后的效应量估计值，并不知道两个变量间的相关性程度。假设我们需要计算 X 和 Y 之间的相关性，Z 代表其他所有的变量，X 和 Y 的偏相关系数可以认为是 X 和 Z 线性回归得到的残差 $e_x$ 与 Y 和 Z 线性回归得到的残差 $e_y$ 之间的简单相关系数,即 Pearson 相关系数。部分相关(part correlation):也称半相关(semi-partial correlation),是某个变量剔除其他变量的影响后与另外一个变量的相关关系,即 X 的全部和 Y 中不依赖于 Z 的那部分之间的相关系数,也就是说,Z 的影响已经从 Y 中去掉,但没有从 X 中去掉(见图 10-4)。

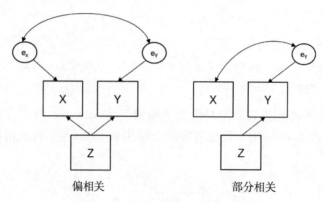

偏相关　　　　　部分相关

图 10-4　偏相关与部分相关示意图

例:数据文件 partialcor.csv 中包括 12 个家庭的丈夫家务劳动时间(X)、小孩数量(Y)和丈夫的受教育年限(Z),试计算调整教育年限后,丈夫家务劳动时间与小孩数量间的相关系数?

输入:

```
partialcor <- read.csv("partialcor.csv")
partialcor
```

输出:

|    | housework | children | education |
|----|-----------|----------|-----------|
| 1  | 1         | 1        | 12        |
| 2  | 2         | 1        | 14        |
| 3  | 3         | 1        | 16        |
| 4  | 5         | 1        | 16        |
| 5  | 3         | 2        | 18        |
| 6  | 1         | 2        | 16        |
| 7  | 5         | 3        | 12        |
| 8  | 0         | 3        | 12        |
| 9  | 6         | 4        | 10        |
| 10 | 3         | 4        | 12        |
| 11 | 7         | 5        | 10        |
| 12 | 4         | 5        | 16        |

输入：

```
install.packages("ppcor")
library(ppcor)
attach(partialcor)
pcor.test(x=housework,y=children,z=education,method="pearson")
```

pcor. test()函数用于给定第三个变量的情况下计算两个变量的偏相关系数。method 包括"pearson"、"kendall"和"spearman"。

输出：

```
  estimate   p.value    statistic n  gp  Method
1 0.4271046 0.1901371  1.417065  12  1   pearson
```

在控制教育年限后，丈夫家务劳动时间与小孩数量间的偏相关系数 $r=0.427$，$P=0.19$。

输入：

```
lm.housework <- lm(housework~education)
lm.children <- lm(children~education)
cor.test(lm.housework$residuals,lm.children$residuals)
```

输出：

```
Pearson's product-moment correlation

data: lm.housework$residuals and lm.children$residuals
t = 1.4937, df = 10, p-value = 0.1661
alternative hypothesis: true correlation is not equal to 0
95 percent confidence interval:
 -0.1944630  0.8039461
sample estimates:
      cor
0.4271046
```

输入：

```
spcor.test(x=housework,y=children,z=education,method="pearson")
```

spcor. test()函数能够计算两个变量间的部分相关系数。

输出：

```
   estimate   p.value    statistic n  gp  Method
1 0.4080085 0.2128749  1.340695  12  1   pearson
```

结果显示，丈夫家务劳动时间与小孩数量（剔除教育年限影响）的部分相关系数 $r=0.408$，$P=0.213$。

输入：

```
cor.test(housework, lm.children$residuals)
```

输出：

```
Pearson's product-moment correlation

data:  housework and lm.children$residuals
t = 1.4132, df = 10, p-value = 0.188
alternative hypothesis: true correlation is not equal to 0
95 percent confidence interval:
 -0.2166149  0.7956122
sample estimates:
     cor
0.4080085
```

### 三、典型相关

典型相关分析（canonical correlation analysis，CCA）是利用综合变量对之间的相关关系来反映两组指标之间的整体相关性的多元统计分析方法。它的基本原理是：为了从总体上把握两组指标之间的相关关系，分别在两组变量中提取有代表性的两个综合变量 U1 和 V1（分别为两个变量组中各变量的线性组合），利用这两个综合变量之间的相关关系来反映两组指标之间的整体相关性。

**例：**数据文件 canonicaldata. csv 包括 600 条记录 7 个变量，其中心理变量 3 个，分别是内外控倾向（locus_of_control）、自我概念（self_concept）和动机（motivation）；学术能力变量包括 4 个，分别是阅读（read）、写作（write）、数学（math）和科学（science），试分析两组指标间的相关性？

输入：

```
canonicaldata<- read.csv("canonicaldata.csv")
head(canonicaldata)
```

输出：

| | locus_of_control | self_concept | motivation | read | write | math | science |
|---|---|---|---|---|---|---|---|
| 1 | -0.84 | -0.24 | 1.00 | 54.8 | 64.5 | 44.5 | 52.6 |
| 2 | -0.38 | -0.47 | 0.67 | 62.7 | 43.7 | 44.7 | 52.6 |
| 3 | 0.89 | 0.59 | 0.67 | 60.6 | 56.7 | 70.5 | 58.0 |
| 4 | 0.71 | 0.28 | 0.67 | 62.7 | 56.7 | 54.7 | 58.0 |
| 5 | -0.64 | 0.03 | 1.00 | 41.6 | 46.3 | 38.4 | 36.3 |
| 6 | 1.11 | 0.90 | 0.33 | 62.7 | 64.5 | 61.4 | 58.0 |

输入：

```
canonicaldata <- scale(canonicaldata)#对数据标准化以生成标准化系数
X <- canonicaldata[,1:3]
Y <- canonicaldata[,4:7]
```

```
install.packages("candisc")
library(candisc)
cano.res <- cancor(X,Y,set.names=c("心理变量","学术能力"))
summary(cano.res)
```

set. names()参数为设定 X、Y 变量集名称的字符向量。

输出：

```
Canonical correlation analysis of:
      3  心理变量 variables: locus_of_control, self_concept, motivation
 with  4  学术能力 variables: read, write, math, science

  CanR    CanRSQ     Eigen      percent    cum            scree
1 0.4464  0.1993055  0.2489158  91.0086    91.01 *****************
2 0.1534  0.0235190  0.0240855  8.8061     99.81 ***
3 0.0225  0.0005064  0.0005067  0.1852     100.00


Test of H0: The canonical correlations in the
current row and all that follow are zero

  CanR     LR test stat  approx F  numDF  denDF     Pr(>F)
1 0.44644  0.78147       12.774    12     1569.2    <2e-16 ***
2 0.15336  0.97599        2.421    6      1188.0    0.02488 *
3 0.02250  0.99949                 2
---
Signif. codes: 0 '***' 0.001 '**' 0.01 '*' 0.05 '.' 0.1 ' ' 1
Raw canonical coefficients


 心理变量 variables:
                   Xcan1      Xcan2      Xcan3
locus_of_control  -0.83793    0.51341    0.33290
self_concept       0.16702    0.59412   -0.85023
motivation        -0.42812   -0.90342   -0.37478


 学术能力  variables:
          Ycan1       Ycan2       Ycan3
read     -0.445007   -0.016093   -0.89241
write    -0.535819   -0.879414    0.93499
math     -0.182656   -0.027825   -0.82683
science   0.036862    1.205595    0.85895
```

结果显示，第一典型相关系数为 0.446（$F=12.774$，$P<0.001$），贡献率达到 91%；第二典型相关系数为 0.153（$F=2.421$，$P=0.025$），第三典型相关系数为 0.023（另一个典型相关分析 yacca 包的运行结果显示，$P=0.86$），第一、二典型相关系数均有统计学意义。第一对典型变量的计算公式分别为：

U1=−0.838 locus_of_control＋0.167 self_concept−0.428 motivation

V1=−0.445 read−0.536write−0.183math＋0.037science

此外，还可以输入 cano. res＄structure 计算典型载荷系数（典型变量与本组所有变量的简单相关系数）和交叉载荷系数（典型变量与另一组所有变量的简单相关系数）。yacca 包中的 cca()函数、CCA 包中的 cc()函数等均可以实现典型相关分析，而且 yacca 包还可以进行典型冗余分析。

# 第十一章

>>>>>>>>>>>>>> R

# 一 致 性 分 析

相关性（correlation）分析侧重评价不同变量之间变化趋势的一致程度，而一致性（agreement）分析侧重评价变量间本身的一致程度。如在 Pearson 相关性分析中，将其中一个变量统一加上或减去一个不为 0 的数，Pearson 相关系数不变，但一致性差异变大。

## 一、Kappa 检验

Kappa 统计量是比较两个或多个观测者对同一事物，或观测者对同一事物的两次或多次测量结果（定类或等级资料）是否一致，以机遇造成的一致性和实际观测的一致性之间的差别大小作为评价的统计指标。其研究假设为：$H_0$，Kappa＝0，即两种检测结果完全无关；$H_1$，两种检测结果存在一致性。一般认为 Kappa≥0.75 时表示两结果一致性较好，0.4＜Kappa＜0.75 时表示一致性中等，0＜Kappa≤0.4 时表示一致性较差，Kappa＜0，说明一致程度比机遇造成的还差，两次检查结果很不一致，在实际应用中意义不大。

输入：

```
install.packages("fmsb")
library(fmsb)
Kappa.test(pairchi) #数据同配对卡方检验
```

输出：

```
$Result
  Estimate Cohen's kappa statistics and test the null hypothesis that
the extent of agreement is same as random
    (kappa=0)
data: pairchi
Z = 3.0901, p-value = 0.001001
95 percent confidence interval:
 0.2063963 0.7036708
sample estimates:
[1] 0.4550336

$Judgement
[1] "Moderate agreement"
```

$Z$＝3.09，$P$＝0.001，可认为两种检测方法结果存在一致性，Cohen's Kappa＝0.455，中等程度一致性。Cohen Kappa 系数是通常用来评估两个评分者之间的一致性的指标，适用于结局变量为定类变量。对于定序变量应采用加权 Kappa 系数。

例:甲乙 2 名检验师同时对 34 份痰液标本做抗酸杆菌涂片镜检,问 2 人镜检结果一致性如何?

输入:

```
kappadata <- matrix(c(4,1,1,1,1,5,1,1,1,1,14,2,1,1,2,3,5,6,17,6),4,4,
                    dimnames = list(甲检验师=c("-","1+","2+","3+"),
                                    乙检验师=c("-","1+","2+","3+")));
kappadata
```

输出:

```
      乙检验师
甲检验师  -   1+   2+   3+
   -     4    1    1    1
  1+     1    5    1    1
  2+     1    1   14    2
  3+     1    1    2    3
```

输入:

```
install.packages("vcd")
library(vcd)
res.wkappa <- Kappa(kappadata,weights="Equal-Spacing")
res.wkappa
```

weights="Equal-Spacing"表示计算线性权重,即认为每两个级别之间的差异是相等的。weights="Fleiss-Cohen"表示计算二次权重,即将线性加权的权值平方,放大级别距离大的判定不一致程度。

输出:

| | value | ASE | z | Pr(>\|z\|) |
|---|---|---|---|---|
| Unweighted | 0.4973 | 0.1041 | 4.778 | 1.770e-06 |
| Weighted | 0.4743 | 0.1217 | 3.896 | 9.773e-05 |

线性加权的 Kappa$=0.474$,$Z=3.896$,$P<0.001$,可认为甲乙两位检验师镜检结果具有一致性,但一致性程度一般。

输入:

```
confint(res.wkappa)
```

输出:

| Kappa | lwr | upr |
|---|---|---|
| Unweighted | 0.2933128 | 0.7013012 |
| Weighted | 0.2357094 | 0.7129166 |

线性加权 Kappa 系数 95% 置信区间：0.236～0.713。

**例**：数据框 expsy 包括 30 行 16 列（有缺失数据），it1～it10 对应 30 例患者的 10 个量表项目的评分，r1、r2、r3 为 3 名不同临床医生对此 30 名患者的评分，rb1、rb2、rb3 分别为 r1、r2、r3 的二分类转换（1 或 2→0 和 3 或 4→1）。

输入：

```
install.packages("psy")
library(psy)
data(expsy)
head(expsy)
```

输出：

| | it1 | it2 | it3 | it4 | it5 | it6 | it7 | it8 | it9 | it10 | r1 | rb1 | r2 | rb2 | r3 | rb3 |
|---|---|---|---|---|---|---|---|---|---|---|---|---|---|---|---|---|
| 1 | **NA** | 2 | 2 | 1 | 1 | 0 | 3 | 1 | 2 | 3 | **NA** | **NA** | 3 | 1 | 3 | 1 |
| 2 | 3 | 1 | 1 | 2 | 1 | 0 | 3 | 1 | 2 | 3 | 3 | 1 | 3 | 1 | 3 | 1 |
| 3 | 3 | 1 | 1 | 0 | 2 | 0 | 3 | 1 | 2 | 3 | 3 | 1 | 2 | 0 | 2 | 0 |
| 4 | 4 | 1 | 0 | 2 | 1 | 1 | 4 | 1 | 1 | 2 | 4 | 1 | 4 | 1 | 4 | 1 |
| 5 | 4 | 1 | 0 | 2 | 1 | 1 | 3 | 1 | 2 | 3 | 3 | 1 | 3 | 1 | 3 | 1 |
| 6 | 3 | 2 | 0 | 1 | 2 | 2 | 3 | 1 | 2 | 3 | 3 | 1 | 2 | 0 | 4 | 1 |

输入：

```
lkappa(expsy[,c("r1","r2","r3")])   #无序多分类变量
```

psy 包中的 lkappa() 函数用于 n 个评价者的一致性程度，评价结果可以为有序或无序多分类变量。当考虑每对评分者时，缺失值将被省略。

输出：

```
0.5471294
```

输入：

```
lkappa(expsy[,c("rb1","rb2","rb3")])   #二分类变量
```

输出：

```
0.6751938
```

输入：

```
lkappa(expsy[,c("r1","r2","r3")],type="weighted",weights="squared")
```

type="weighted"表示结果变量为等级变量。如不设定 weights="squared"表示计算线性权重。

输出：

```
0.7571178
```

输入：

```
install.packages("boot")
library(boot)
lkappa.boot <- function(data,x) {
            lkappa(data[x,], type="weighted")}
res.boot.kappa <- boot(expsy[,c("r1","r2","r3")],lkappa.boot,1000)
boot.ci(res.boot.kappa,type="bca")
```

利用 Bootstrap 技术计算 Kappa 系数 95％置信区间。type＝"bca"表示调整的 bootstrap 百分位法，"norm"，"basic"，"stud"，"perc"分别表示正态近似法、基本的 bootstrap 法、学生化 bootstrap 法和 bootstrap 百分位法。

输出：

```
BOOTSTRAP CONFIDENCE INTERVAL CALCULATIONS
Based on 1000 bootstrap replicates
CALL :
boot.ci(boot.out = res.boot.kappa, type = "bca")
Intervals :
Level    BCa
95%    (0.5763,  0.8584 )
Calculations and Intervals on Original Scale
```

线性加权 Kappa 系数 95％置信区间：$0.576 \sim 0.858$。此外，DescTools 包中的 KappaM() 函数可计算多名评价者的 Fleiss、Conger 和 Light Kappa 系数及置信区间。

输入：

```
install.packages("irr")
library(irr)
kappam.light(expsy[,c("r1","r2","r3")])
```

输出：

```
Light's Kappa for m Raters
 Subjects = 29
   Raters = 3
    Kappa = 0.544

        z = 12.4
  p-value = 0
```

Light's Kappa 为评分者之间二元 Kappa 系数所有可能组合的平均值。

输入：

```
kappam.fleiss(expsy[,c("r1","r2","r3")],detail = T)
```

detail ＝ T 计算各个类别的 Kappa 系数。

输出：

```
Fleiss' Kappa for m Raters
 Subjects = 29
   Raters = 3
    Kappa = 0.542

        z = 7.67
  p-value = 1.78e-14

  Kappa     z     p.value
1 0.476  4.439    0.000

2 0.513  4.788    0.000

3 0.483  4.502    0.000

4 0.655  6.107    0.000      #第 4 类评分的一致性程度最高
```

Fleiss' Kappa 是 Cohen's Kappa 的拓展，是一种衡量三个或更多评级者之间的一致性的方法，适用于 Likert 量表或其他等级或定类数据。在某些情况下，Fleiss' Kappa 可能会低估实际值，当结局变量为等级变量时，Kendall 系数比 Kappa 更为合适。

## 二、组内相关系数

组内相关系数(ICC)是用于评价不同测量方法或评价者对同一定量或分类测量结果的一致性或作为重测信度的信度系数。ICC 值介于 0～1，一般认为信度系数低于 0.4 表示信度较差，大于 0.75 表示信度良好。ICC 越大，表明系统误差(不同测量方法或评价者)和随机误差引起的变异越小。ICC 有不同的形式，当应用于同一组数据时，会产生不同的结果。ICC 的形式可以根据以下几点来定义。

模型：单向随机效应、双向随机效应或双向混合效应。单向随机效应模型表示由不同的随机选择的评分者对所有被试者评分或所有被试者由一个评定者评分，评定者被认为是随机效应，单向随机效应模型通常用于检验每一个被试者的均值是否全部相等，不能用于计算重测信度。双向随机效应模型和双向混合效应模型分解了评定者和被试者的影响，区别在于评定者是随机效应还是固定效应。如果模型的结果仅代表了参与研究的特定评定者的信度，不能推广到其他评定者，则为混合效应模型。如果能将信度结果推广到与研究中所选的评定者具有相同特征的评定者，即为双向随机效应模型。双向随机效应模型和双向混合效应模型中 ICC 的计算结果相同，不同之处在于解释时的可推广性。

单位：单个评定者(single rating)或 k 个评定者的平均值(average of k ratings)。单个评分者分析单元表示每个评定者的评分，给出单个评定者评分的可靠性。k 个评定者的平均值分析单元是 k 个评定者评分的均值，给出 k 个评定者评分均值的可靠性。

关系类型：一致性或绝对一致性。一致性关系中不考虑评定者系统误差，用于测量评定者评分是否高度相关。绝对一致性关系中考虑评定者系统误差，用于测量评定者给予同一被试者相同的绝对评分的程度。值得注意的是,双向混合效应模型和绝对一致性被推荐用于重测和评分者内信度研究。

例:irr 包中的数据框 anxiety 包含了 20 名被试者的焦虑评分,由 3 名评分员评分。分值从 1(完全不焦虑)到 6(极度焦虑)不等。

输入:

```
install.packages("irr")
library(irr)
data(anxiety)
head(anxiety,10)
```

输出:

```
   rater1 rater2 rater3
1     3      3      2
2     3      6      1
3     3      4      4
4     4      6      4
5     5      2      3
6     5      4      2
7     2      2      1
8     3      4      6
9     5      3      1
10    2      3      1
```

输入:

```
icc(
 anxiety,model = "twoway",
 type = "agreement",unit = "single"
)
```

type 用于指定一致性(consistency,默认)和绝对一致性(agreement)的字符串,当使用单向随机效应模型时,只能设置为 consistency。unit 用于指定分析单元的字符串,包括单个评分者(single,默认)或 k 个评定者的平均值(average)。

输出:

```
Single Score Intraclass Correlation
 Model: twoway
 Type : agreement
 Subjects = 20
 Raters = 3
 ICC(A,1) = 0.198
```

```
F-Test, H0: r0 = 0; H1: r0 > 0
F(19,39.7) = 1.83, p = 0.0543


95%-Confidence Interval for ICC Population Values:
 -0.039 < ICC < 0.494
```

结果显示,使用双向随机效应模型和单个评定者单元时,三名医生间绝对一致性程度较差,ICC=0.198,$P$=0.054。此外,还可以利用 psych 包中的 ICC() 函数进行分析。

输入:

```
icc(anxiety[, c("rater1", "rater2") ], model="twoway",
    type="consistency", unit="single")
```

输出:

```
Single Score Intraclass Correlation
 Model: twoway
 Type : consistency
 Subjects = 20
  Raters = 2
  ICC(C,1) = 0.297
 F-Test, H0: r0 = 0; H1: r0 > 0
  F(19,19) = 1.84, p = 0.0957


95%-Confidence Interval for ICC Population Values:
 -0.156 < ICC < 0.647
```

通常采用 Pearson 相关系数计算重测信度,然而当每个对象第二次测量分值均比第一次高出相同数值时(如 10),可以观察到完美的一致性,但绝对一致性 ICC 系数可能较低。因此,ICC 比 Pearson 相关系数更适合重测信度的计算。当检验重测信度时,unit 设置为"single"。本例中,重测信度较低,ICC=0.297,$P$=0.095 7。

### 三、Kendall's W 检验

Kendall's W 检验,即肯德尔和谐性分析,W 统计量称为和谐系数或一致性系数(coefficient concordance),常用于考察多名评分者评分的(定量或等级资料)一致性程度。Kendall's W 系数在0~1,越接近于 1,表示一致性程度越高。原假设为评分者对全部指标的评分没有一致性。

例:研究人员对戒酒中心的 15 名患者进行调查,让患者对戒酒计划中的 10 项指标给出评分,试分析戒酒中心的患者对戒酒计划中的 10 项指标的评分是否具有一致性?

输入:

```
kendata <- read.csv("kendata.csv")
kendata
```

输出：

```
   x1 x2 x3 x4 x5 x6 x7 x8 x9 x10
1   9 10  6  1  7  8  2  4  3   5
2  10  9  7  2  6  8  3  5  4   1
3   9  8  6  1  5 10  4  3  2   7
4   4  9  6  8 10  3  7  2  5   1
5  10  9  6  1  7  8  3  5  2   4
6   9 10  6  1  7  8  3  4  2   5
7   6  7  1  4  9  2 10  5  8   3
8  10  9  7  2  5  8  3  6  4   1
9   9 10  6  1  8  7  3  5  2   4
10  8  6  2  5 10  9  7  4  3   1
11  9  8  6  1  5 10  4  3  2   7
12  9 10  6  1  7  8  4  5  3   2
13  1  6  7 10  9  8  2  4  3   5
14  9 10  6  1  7  8  3  5  2   4
15  6  3 10  8  1  2  5  4  7   9
```

输入：

```
kendata <- t(kendata) #对数据框进行行列转转置,在 SPSS 无需转置
install.packages("DescTools")
library(DescTools)
KendallW(kendata, correct=T, test=T, na.rm=T)
```

输出：

```
Kendall's coefficient of concordance Wt

data: kendata
Kendall chi-squared = 54.491, df = 9, subjects = 10, raters = 15, p-
value = 1.523e-08
alternative hypothesis: Wt is greater 0
sample estimates:
    Wt
0.4036364
```

Kendall's W 系数为 $0.404$，$P < 0.001$，表明 15 名患者的评分具有一致性,但一致性程度一般。此外,irr 包中的 kendall() 函数也可以计算 Kendall's W 系数。

## 四、Bland-Altman 法

Bland-Altman 法用于两种测量仪器/方法的定量测量结果的一致性评价,其基本思想是利用原始数据的均值与差值,分别以均值为横轴,以差值为纵轴做散点图,计算差值的均数以及差值的 95% 分布范围(即一致性界限,LoA,$\bar{d} \pm 1.96 S_d$),应该有 95% 的差值位于该一致

性界限以内。如果考虑抽样误差，还需要计算 LoA 的可信区间，其标准误一般为 $1.71\mathrm{SE}(\bar{d})$，则可以计算两条一致性界限分别对应的置信区间。

　　例：在测量 100 名检查者心功能指标左心室舒张末期容量（EDV）时，分别用多次屏气电影法 MRI（mEDV）和单次屏气电影法 MRI（sEDV）进行测量，比较两种方法的一致性。

输入：

```
install.packages("ggplot2")
library(ggplot2)
set.seed(123)
mEDV<-  rnorm(100,mean=117,sd=30)
sEDV <- rnorm(100,mean=114,sd=30)
BAdata<- cbind(mEDV,sEDV)
BAdata2 <- transform(BAdata,diff=sEDV-mEDV,meand =(sEDV+mEDV)/2)
                                #计算两组的差值与平均值
BAdata2 <- BAdata2[,c(3,4)]
mean.diff <- mean(BAdata2$diff)   #计算差值的平均数
sd.diff <- sd(BAdata2$diff)        #计算差值的标准差
BAplot <- ggplot(BAdata2, aes(x=meand,y=diff))+
  geom_point(size=3,shape=17) +
  geom_hline(yintercept = 0, lty = 3,lwd=1,color="red")+
  geom_hline(yintercept = mean.diff,lty = 1,lwd=1,color="red")+
  geom_hline(yintercept = mean.diff + 1.96*sd.diff, linetype= 2,
color="red") +      #设置 LoA 上限
  geom_hline(yintercept = mean.diff - 1.96*sd.diff, linetype= 2,
color="red") +      #设置 LoA 下限
  labs(x="(sEDV+mEDV)/2",y="sEDV-mEDV")+ #设置 X 和 Y 轴标题
  theme(axis.line.x = element_line(color="black", size = 1),
      axis.line.y = element_line(color="black", size = 1))+
  theme(axis.text= element_text(face="bold",  size=15),
      axis.title.x=element_text(size=15,face="bold"),
      axis.title.y =element_text(size=15,face="bold"))+
  scale_x_continuous(limits=c(60,160),breaks=seq(60,160,20))+
  scale_y_continuous(limits=c(-120,130),breaks=seq(-120,130,30))+
  geom_text(x=155, y=90, label="+1.96SD=71.2",size=5)+
  geom_text(x=155, y=-95, label="-1.96SD=-89.0",size=5)+
  geom_text(x=155, y=-18, label="Mean=-8.9 \n 95%CI(-16.9,-0.9)",
        size=5)+  #"\n"是换行符
  theme(panel.background = element_rect(fill = "white"))
#panel.background 参数用于设置绘图区背景颜色
BAplot
```

输出:见图 11-1。

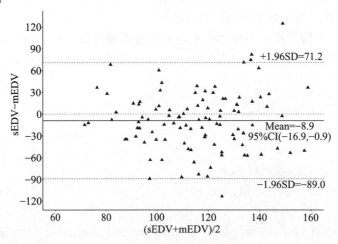

图 11-1　Bland-Altman 图

输入:

```
install.packages("ggExtra")
library(ggExtra)
BAplot1 <- BAplot+theme_bw()
ggMarginal(BAplot1,type="histogram",bins = 20,
        xparams = list(fill ="orange"),
        yparams = list(fill ="skyblue"))
```

ggMarginal( )函数用于将边缘图添加到散点图,边缘图类型包括:"density","histogram","boxplot","violin","densigram";"densigram"指在直方图上叠加一个密度图。xparams 和 yparams 为设置沿 X 轴和 Y 轴的边缘图的额外参数列表。

输出:见图 11-2。

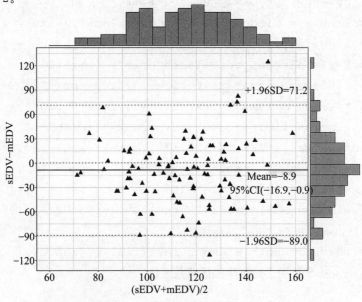

图 11-2　带边缘图的 Bland-Altman 图

　　根据 95％一致性界限外的数据点数和一致性界限内的最大差值，以及临床上的可接受程度，对两种评价方法的一致性做出评价。此外，还可以利用 qwraps2、PairedData 和 blandr 包等画 Bland-Altman Plot。

# 第十二章

# 定量资料回归分析

## 第一节　多重线性回归分析

多重线性回归是研究一个连续型因变量($Y$)和多个自变量($X_i$)之间数量上相互依存的线性关系,主要用于:①定量地建立一个反应变量与多个解释变量之间的线性关系;②筛选危险因素;③通过较易测量的变量估计不易测量的变量;④通过解释变量预测反应变量;⑤通过反应变量控制解释变量。

多重线性回归模型:

$$Y = \beta_0 + \beta_1 X_1 + \beta_2 X_2 + \cdots + \beta_p X_p + \varepsilon$$

其中,$\beta_j$ 是偏回归系数(partial regression coefficient),它表示在其他自变量固定不变的情况下,$X_j$ 每改变一个测量单位时所引起的应变量 $Y$ 的平均改变量,$P$ 为自变量的个数,$\varepsilon$ 为残差,它是 $Y$ 的变化中不能用自变量解释的部分,服从 $N(0,\sigma^2)$ 正态分布。多重线性回归应用条件:(1)线性(linear),即因变量 $Y$ 与自变量 $X_i$ 组合之间呈线性关系;(2)独立(independent),即样本中各个个体之间是相互独立的;(3)正态(normal),即给定各个自变量取值后,因变量 $Y$ 的取值服从正态分布;(4)等方差(equal variance),即自变量的取值不同时,反应变量 $Y$ 的总体方差保持不变。以上四个前提条件主要通过残差(实际值-预测值)分析来考查。

例:为研究冠脉支架置入术后患者自我管理的影响因素,调查了 100 名患者,一般人口学资料包括年龄、支架总数和职业等,试作多重线性回归分析。数据文件 linedata. sav 中包括 id(编号)、age(年龄)、stent(支架个数)、career(职业,1=农民,2=工人,3=行政/事业单位、4=自由职业、5=退休)和 score(自我管理得分)5 个变量,100 条记录。

输入:

```
install.packages("foreign")
library(foreign)
linedata <- read.spss("linedata.sav",to.data.frame=T,
                  use.value.labels=T,reencode="UTF-8")
head(linedata)
```

输出：

```
   id age stent    career      score
1 1  75  2 个     退休          62
2 2  71  >3 个    退休          63
3 3  45  2 个     行政/事业单位  73
4 4  60  1 个     农民          56
5 5  77  1 个     农民          56
6 6  59  2 个     农民          61
```

输入：

```
summary(linedata)
```

输出：

```
      age          stent      career          score
Min.   :38.00  Min.   :1   农民        :34  Min.   :41.00
1st Qu.:56.75  1st Qu.:1   工人        :19  1st Qu.:60.00
Median :64.00  Median :2   行政/事业单位:17  Median :66.00
Mean   :63.57  Mean   :2   自由职业    :10  Mean   :66.56
3rd Qu.:72.00  3rd Qu.:3   退休        :20  3rd Qu.:74.25
Max.   :83.00  Max.   :4                    Max.   :95.00
```

其中，career 为因子型变量，age、stent 和 score 均为定量变量。

输入：

```
library(psych)
pairs.panels(linedata[,c("age","score")],
    scale=F,cex.cor=0.6,pch=19,hist.col="blue",breaks=20,
    density=T,stars=T)
```

输出：见图 12-1。

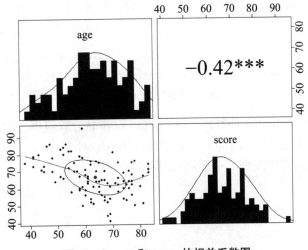

图 12-1　age 和 score 的相关系数图

结果显示，age 和 score 近似呈线性关系。

输入：

```
lineregression <- lm(score~age+stent+career,data=linedata)
summary(lineregression)
```

输出：

```
Call:
lm(formula = score ~ age + stent + career, data = linedata)
Residuals:
  Min   1Q Median   3Q  Max
-23.86 -4.53  1.19  5.70  17.72


Coefficients:
                  Estimate  Std. Error  t value  Pr(>|t|)
(Intercept)        70.691     5.809      12.17   < 2e-16 ***
age                -0.238     0.080      -2.97   0.00379 **
stent               2.446     0.806       3.04   0.00312 **
career 工人         8.122     2.396       3.39   0.00103 **
career 行政/事业单位 12.454   2.540       4.90    4e-06 ***
career 自由职业     11.979    2.990       4.01   0.00012 ***
career 退休         6.138     2.279       2.69   0.00839 **
---
Signif. codes: 0 '***' 0.001 '**' 0.01 '*' 0.05 '.' 0.1 ' ' 1
Residual standard error: 8.08 on 93 degrees of freedom
Multiple R-squared: 0.429, Adjusted R-squared: 0.392
F-statistic: 11.6 on 6 and 93 DF, p-value: 1.08e-09
```

输入：

```
install.packages("sjPlot")
library(sjPlot)
tab_model(lineregression,title = "Table 1",show.stat=T,show.se = T,
        col.order=c("est", "se", "stat","ci","p"),
        file = "C:\\Users\\mooshaa\\Desktop\\lineregression.doc")
```

sjPlot 包中的 tab_model() 能够将广义线性回归和混合效应模型的结果创建为 HTML 表格。title 定义表的标题，show. stat＝T 显示统计量，show. se ＝ T 显示标准误，col. order() 函数用于从表中排除列并更改列的顺序，最后将表导出为 word 格式。

输出：见表 12-1。

**表 12-1　score 多重线性回归结果**

| Predictors | score | | | | |
| --- | --- | --- | --- | --- | --- |
| | Estimates std. | Error Statistic | | CI | p |
| (Intercept) | 70.69 | 5.81 | 12.17 | 59.15~82.23 | <0.001 |
| age | −0.24 | 0.08 | −2.97 | −0.40~−0.08 | 0.004 |
| stent | 2.45 | 0.81 | 3.04 | 0.85~4.05 | 0.003 |
| career［工人］ | 8.12 | 2.40 | 3.39 | 3.37~12.88 | 0.001 |
| career［行政/事业单位］ | 12.45 | 2.54 | 4.90 | 7.41~17.50 | <0.001 |
| career［自由职业］ | 11.98 | 2.99 | 4.01 | 6.04~17.92 | <0.001 |
| career［退休］ | 6.14 | 2.28 | 2.69 | 1.61~10.66 | 0.008 |

Observations　　　100

$R^2$ / $R^2$ adjusted　　0.429 / 0.392

回归模型的方差分析结果显示，$F = 11.6$，$P < 0.001$，表明回归模型具有统计学意义，至少有一个自变量的总体回归系数不为零。偏回归系数检验结果显示，年龄、支架总数、career＝工人、career＝行政/事业单位、career＝自由职业和 career＝退休的偏回归系数检验的 $P$ 值均小于 0.05，可认为其总体偏回归系数均不为 0，均可纳入最终的回归模型中。多重线性回归方程：

Score＝70.691−0.238×年龄＋2.446×支架总数＋8.122×工人＋12.454×行政/事业单位＋11.979×自由职业＋6.138×退休。

年龄的偏回归系数为−0.238，表示在其他自变量不变的情况下，年龄每增加 1 岁，自我管理得分下降 0.238 分，即年龄每增加 10 岁，得分下降 2.38 分。支架数的偏回归系数为 2.446，表示支架每增加一个，得分增加 2.446 分。career＝工人表示职业为工人，其偏回归系数为 8.122，即工人的得分比农民平均高 8.122 分。在多重线性回归中，通常用调整决定系数 $R^2$ 来评价拟合效果，本例中调整 $R^2 = 0.392$。

输入：

```
install.packages("lindia")
library(lindia)
gg_diagnose(lineregression)
```

此外，还可以利用 plot(lineregression)、ggfortify 中的 autoplot(lineregression)函数或者 performancez 包中的 check_model(lineregression)输出模型诊断图。

输出：见图 12-2。

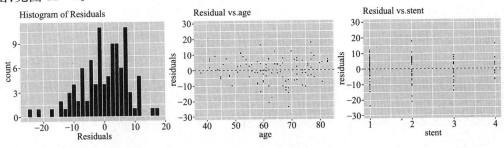

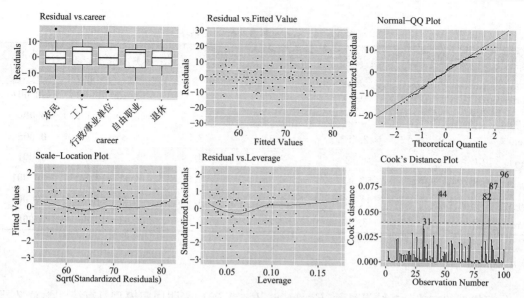

图 12－2　多重线性回归模型诊断图

模型诊断图中,位置尺度图(scale-location plot)为以标准化残差的平均根为 X 轴、预测值为 Y 轴的散点图,以显示残差是否沿着预测值的范围均匀分布,如果随机分布的点可以拟合一条水平线,则表明满足方差相等的假设。残差杠杆图(residuals vs leverage)包括对标准化残差、杠杆值、库克距离三者的计算,可以识别出离群点、高杠杆值点和强影响点。离群点(outlier),即残差很大的观测,因变量中的异常值,如果标准化残差、学生化残差或删除学生化残差的绝对值大于3,该观测值即判定为异常值;高杠杆点为(leverage)预测变量中的异常值,如果观测点的帽子值大于帽子均值的 2 或 3 倍,即可视为高杠杆点,帽子均值为 p/n,p 为预测变量个数(包括截距),n 为总观测数。强影响点(influence)是对模型拟合有较大影响的点,如果删除该点会导致拟合模型的实质性变化。一般来说,如果 Cook's D 值大于 0.5,可能是强影响点,如果 Cook's D 值大于 1,那么很可能就是强影响点。离群点和高杠杆点不一定是强影响点,强影响点也不一定是离群点和高杠杆点。本例残差杠杆图显示没有高杠杆点。

输入:

```
shapiro.test(lineregression$residuals)
```

输出:

```
Shapiro-Wilk normality test

data: lineregression$residuals
W = 0.9804, p-value = 0.143
```

残差正态性检验的 $P > 0.05$,说明残差服从正态分布。

输入:

```
install.packages('broom')
library(broom)
diag.metrics <- augment(lineregression)
head(diag.metrics)
```

输出：

| | score | age | stent | career | .fitted | .resid | .hat | .sigma | .cooksd | .std.resid |
|---|---|---|---|---|---|---|---|---|---|---|
| 1 | 62 | 75 | 2 | 退休 | 63.9 | -1.90 | 0.0552 | 8.12 | 0.000486 | -0.241 |
| 2 | 63 | 71 | 4 | 退休 | 69.7 | -6.74 | 0.0851 | 8.09 | 0.0101 | -0.872 |
| 3 | 73 | 45 | 2 | 行政/事业单位 | 77.3 | -4.34 | 0.0729 | 8.11 | 0.00350 | -0.558 |
| 4 | 56 | 60 | 1 | 农民 | 58.9 | -2.88 | 0.0454 | 8.12 | 0.000902 | -0.365 |
| 5 | 56 | 77 | 1 | 农民 | 54.8 | 1.16 | 0.0490 | 8.12 | 0.000160 | 0.148 |
| 6 | 61 | 59 | 2 | 农民 | 61.6 | -0.560 | 0.0363 | 8.12 | 0.0000268 | -0.0707 |

其中，".fitted"表示预测值，".resid"为残差，".hat"为帽子值，".sigma"为删除该观测后的剩余标准差，".cooksd"为库克距离，".std.resid"为标准化残差。

输入：

```
diag.metrics %>%
   mutate(id = 1:nrow(linedata)) %>%
   select(id,.hat,.cooksd,.std.resid) %>%
   filter(.std.resid< -3)
```

输出：

| | id | .hat | .cooksd | .std.resid |
|---|---|---|---|---|
| 1 | 96 | 0.0632 | 0.0898 | -3.05 |

第 96 条记录标准化残差小于−3，提示可能为离群点。

输入：

```
install.packages("car")
library(car)
outlierTest(lineregression)
```

输出：

```
No Studentized residuals with Bonferroni p < 0.05
Largest |rstudent|:
     rstudent   unadjusted p-value    Bonferroni p
96  -3.19992      0.0018868            0.18868
```

Bonferroni 离群值检验结果显示，Bonferroni $P = 0.189 > 0.05$，提示无离群值。但第 96 条记录的学生化残差小于−3，因此，最后结果应结合假设检验和图形来确定。

输入：

```
influencePlot(lineregression)
```

influencePlot()函数创建了一个"气泡"图，其中包含了研究残差与帽子值的关系，圆圈的面积代表了与库克距离成比例的观测值。垂直参考线是平均帽子值的 2 倍和 3 倍，水平参考线是标准化残差值，分别为−2、0 和 2。

输出:见图 12 - 3。

```
     StudRes      Hat      CookD
44  -2.821925  0.0613658  0.06919354
70   0.761485  0.1719247  0.01727665
87  -1.977561  0.1245921  0.07710057
95   0.464637  0.1477955  0.00539416
96  -3.199922  0.0632386  0.08982525
```

垂直线 0.14 即为 2 倍帽子均值,第 70、95 例观测为可疑高标杆点。第 87、96 例观测的库克距离较大。

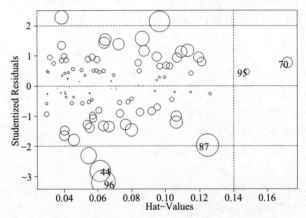

图 12 - 3　influencePlot( )函数创建气泡图

输入:

```
influenceIndexPlot(lineregression)
```

输出:见图 12 - 4。

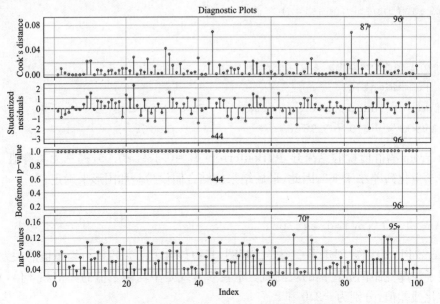

图 12 - 4　influenceIndexPlot ( )函数创建诊断图

输入：

```
ncvTest(lineregression)
```

输出：

```
Non-constant Variance Score Test
Variance formula: ~ fitted.values
Chisquare = 0.0973703, Df = 1, p = 0.755
```

结果显示，$P=0.755>0.05$，提示残差方差不随预测值变化，满足方差齐性假设。此外，还可以利用 lmtest 包中的 bptest() 函数对残差是否满足同方差进行检验。

输入：

```
durbinWatsonTest(lineregression)
```

输出：

```
lag  Autocorrelation  D-W Statistic   p-value
 1      -0.0328715       2.04244        0.864
Alternative hypothesis: rho != 0
```

Durbin-Watson 值为 2.04，$P=0.864$，提示残差不存在自相关，满足独立性假设。此外，还可以利用 lmtest 包中的 dwtest() 函数考查残差的相关性。Durbin-Watson 统计值总是在 $0\sim4$。值为 2 意味着样本中没有检测到自相关，值在 $0\sim2$ 表示正自相关，值在 $2\sim4$ 表示负自相关。

输入：

```
install.packages("olsrr")
library(olsrr)
ols_vif_tol(lineregression)
```

输出：

```
            Variables   Tolerance     VIF
1                 age   0.836025   1.19614
2               stent   0.966144   1.03504
3           career工人   0.738829   1.35349
4 career 行政/事业单位   0.716755   1.39518
5       career自由职业   0.810845   1.23328
6         career 退休   0.785307   1.27339
```

一般来讲，方差膨胀因子 VIF 大于 4 需要进一步的研究，若 VIF 大于 10 则提示数据存在严重共线性。容忍度 Tolerance 为 VIF 的例数。此外，还可以采用 car 包中的 vif() 函数、olsrr 包中的 ols_coll_diag() 等函数进行共线性诊断。

## 第二节　稳健线性回归分析

　　稳健回归是一种迭代程序,旨在克服数据中存在异常值和强影响点问题,将其对回归系数的影响降至最低。稳健回归使用其他一些受异常观测值影响较小的函数来代替普通最小二乘估计(OLS)的残差平方和,它首先对数据进行回归拟合,然后将异常值确定为那些具有大残差的观测值。效率和崩溃点(breakdown point)是两个传统上用来比较不同稳健估计方法的重要标准。效率用于衡量稳健估计与 OLS 估计比较的相对效率。崩溃点是一个估计量在给出错误结果之前所能容忍的异常观测值的最小部分,它总是一个介于 0 和 0.5 之间的值。它衡量的是稳健性的程度,一个估计量的稳健性随着崩溃点的增加而增加。例如,OLS 的崩溃点为 0%,这表示即使是一个离群点也足以扭曲 OLS 的估计。如稳健估计方法有 50% 的崩溃点,被认为是最高的崩溃点。有多种稳健回归方法,包括最小绝对偏差(least absolute deviation,LAD)法,它可最小化绝对残差之和而不是最小化残差平方之和;M 估计法,它使残差的对称目标函数最小化,而不是残差的平方,M 估计法对因变量中的异常值是稳健的,但对解释变量中的异常值(杠杆点)敏感,比 LAD 法具有更高的效率;最小中位平方法(least median square,LMS),它最小化了平方残差的中位数,具有 50% 的崩溃点,但效率较低;最小截尾平方法(least trimmed square,LTS),它最小化了截尾残差平方和,是一种具有高度稳健性且相对有效的估计方法。其他稳健估计方法还有 S 估计法,适用于解释变量中有的异常值(杠杆点)的情况;MM 估计法,它是 M 估计法和 S 估计法的结合,能够处理因变量和自变量均存在异常值的情况。

输入：

```
install.packages("MASS")
library(MASS)
Mregression <-rlm(score~age+stent+career,data=linedata,
                psi=psi.bisquare)
summary(Mregression)
```

　　rlm() 函数利用 M 估计法拟合稳健线性回归模型。默认为 M 估计法,可以通过"method="MM""设置为 MM 估计法。psi 用于指定不同的权重函数,默认为 psi. huber,此外还有 psi. hampel。

输出：

```
Call: rlm(formula = score ~ age + stent + career, data = linedata,
  psi = psi.bisquare)
Residuals:
  Min   1Q Median   3Q   Max
-26.055 -4.873 0.343 4.331 17.441


Coefficients:
```

| | Value | Std. Error | t value |
|---|---|---|---|
| (Intercept) | 69.376 | 5.885 | 11.789 |
| age | -0.210 | 0.081 | -2.595 |
| stent | 2.189 | 0.816 | 2.682 |
| career 工人 | 10.003 | 2.427 | 4.122 |
| career 行政/事业单位 | 13.309 | 2.573 | 5.173 |
| career 自由职业 | 13.008 | 3.029 | 4.295 |
| career 退休 | 6.242 | 2.308 | 2.704 |

Residual standard error: 7 on 93 degrees of freedom

结果显示,残差标准误差为 6.998,低于最小二乘法估计的 8.078。还可以输入 summary (Mregression) $ sigma 计算残差标准误差。

输入:

```
Mregression.w <- data.frame(id=linedata$id,resid=Mregression$residuals,
                            weight=Mregression$w)
Mregression.w.1<- Mregression.w[order(Mregression.w$weight),]
#按权重值升序排序
Mregression.w.1[1:10,]
```

输出:

```
id      resid    weight
96  -26.05522 0.1356487
44  -22.02287 0.3011443
31  -19.50666 0.4172272
22   17.44132 0.5140392
87  -16.06003 0.5775911
82   15.96733 0.5817926
84  -13.53421 0.6881971
67  -13.26236 0.6994723
100 -12.05202 0.7479691
40  -11.95021 0.7519441
```

结果显示,残差绝对值越大的观测,给予的权重值越小。其他不同的稳健估计方法可详细参考 robustbase 包。此外,稳健线性回归并不能解决自变量间存在严重多重共线性的问题。

## 第三节　分位数回归分析

当数据不服从正态分布或有显著的异方差等情况时,普通最小二乘法不再适用。此外,普通最小二乘法只描述了平均的总体信息,不能反映一个分布的全部状况。分位数回归(quantile regression)提供了因变量的条件分位数和自变量之间线性关系的估计方法,其本质是通过分位数取 0～1 的任何值,调节回归平面的位置和转向,让自变量估计不同分位数的因变量。分位数回归法的特殊情况就是中位数回归(最小一乘回归),用对称权重解决残差绝对值之和最小化问题,而其他条件分位数回归则需要用最小化加权残差绝对值之和的方法估计参数。分位数回归可以解决数据非正态分布、含有异常值和存在异方差的问题,而且能更加全面地刻画自变量对不同部分的因变量的影响。

例:数据文件 lowbw.csv 中包括 189 名儿童体重的相关信息,包括 id(编号)、lwt(母亲最后一次月经时体重,磅)、smoke[怀孕期间是否吸烟(1:否,2:是)]和 bwt(出生体重,克)等变量。试以 bwt 为因变量、lwt 和 smoke 为自变量进行分位数回归分析。

输入:

```
lowbw <- read.csv("lowbw.csv")
head(lowbw)
```

输出:

| | id | lwt | smoke | bwt |
|---|---|---|---|---|
| 1 | 1 | 120 | Yes | 709 |
| 2 | 2 | 130 | No | 1021 |
| 3 | 3 | 187 | Yes | 2735 |
| 4 | 4 | 105 | No | 1330 |
| 5 | 5 | 85 | No | 1474 |
| 6 | 6 | 150 | No | 1588 |

输入:

```
library(ggplot2)
ggplot(lowbw,aes(lwt,bwt))+geom_point()+
geom_smooth(method="lm",se=F)+theme_bw(base_size=17)
```

输出:见图 12-5。

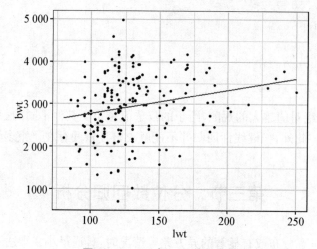

图 12-5　lwt 与 bwt 的散点图

输入：

```
install.packages("quantreg")
library(quantreg)
qr.lowbw <- rq(bwt ~ lwt+ smoke,tau = c(0.25,0.5,0.75),data =lowbw)
qr.lowbw
```

tau 设置被估计的分位数，tau＝c(0.25,0.5,0.75)表示同时计算 25％、50％、75％分位数下的回归结果。

输出：

```
Call:
rq(formula = bwt ~ lwt + smoke,tau = c(0.25,0.5,0.75),data = lowbw)

Coefficients:
             tau= 0.25   tau= 0.50    tau= 0.75
(Intercept)  1674.00  2336.00000  3144.23529
lwt              6.27     5.66667     3.61765
smokeYes      -111.49  -342.33333  -365.38235

Degrees of freedom: 189 total; 186 residual
```

输入：

```
summary(qr.lowbw,se="boot")
```

se 指定用于计算标准误差的方法。目前 7 个可用的方法，包括 "rank"、"iid"、"nid"、"ker"、"boot"等，"boot"表示采用 bootstrap 自助抽样的方法估计系数的标准误差。

输出：

```
Call: rq(formula = bwt ~ lwt + smoke,tau = c(0.25,0.5,0.75),data = lowbw)

tau: [1] 0.25

Coefficients:
             Value       Std. Error  t value   Pr(>|t|)
(Intercept) 1674.00000  259.19254    6.45852   0.00000
lwt             6.27000    1.73253    3.61899   0.00038
smokeYes     -111.49000  150.24925   -0.74203   0.45900


Call: rq(formula = bwt ~ lwt + smoke,tau = c(0.25,0.5,0.75),data = lowbw)

tau: [1] 0.5
```

```
Coefficients:
                Value      Std. Error   t value   Pr(>|t|)
(Intercept)  2336.00000  269.23721     8.67636   0.00000
lwt             5.66667    1.86264     3.04228   0.00269
smokeYes     -342.33333  128.10577    -2.67227   0.00820


Call: rq(formula = bwt ~ lwt + smoke, tau = c(0.25, 0.5, 0.75), data = lowbw)

tau: [1] 0.75

Coefficients:
                Value      Std. Error   t value   Pr(>|t|)
(Intercept)  3144.23529  335.10932     9.38272   0.00000
lwt             3.61765    2.24048     1.61467   0.10808
smokeYes     -365.38235  155.74647    -2.34601   0.02003
```

结果显示,孕妇体重在 75% 分位点上的回归系数检验结果无统计学意义($t=1.615$,$P=0.108$);在 25% 的分位点上,孕妇体重每增加 1 磅,婴儿体重增加 6.27 克;在 50% 的分位点上,孕妇体重每增加 1 磅,婴儿体重增加 5.67 克。吸烟情况在 25% 分位点上的回归系数检验结果无统计学意义($t=-0.742$,$P=0.459$),在 50% 的分位点上,吸烟者比不吸烟者的婴儿体重低 342.33 克;在 75% 的分位点上,吸烟者比不吸烟者的婴儿体重低 365.38 克。
输入:

```
plot(qr.lowbw,cex.axis=2,cex.main=2,lwd=2)
```

cex. axis 设置坐标轴刻度文字的缩放倍数,cex. main 设置标题的缩放倍数,lwd 设置线条宽度。图中的每个黑点是 x 轴上的分位数的回归系数,红线是最小二乘估计的回归系数。
输出:见图 12-6。

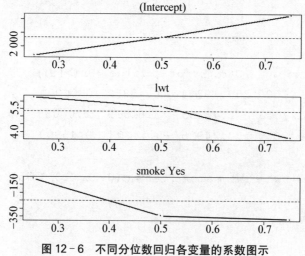

图 12-6 不同分位数回归各变量的系数图示

输入：

```
ggplot(lowbw,aes(lwt,bwt))+geom_point()+
  geom_quantile(quantiles=c(0.25,0.5,0.75))+
  theme_bw(base_size=17)
```

geom_quantile()函数用于对数据进行分位数回归,并用线绘制拟合的分位数。

输出：见图 12－7。

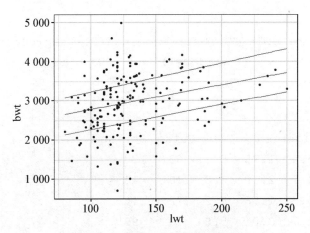

图 12－7 ggplot 作分位数回归图

## 第四节 岭回归分析

在多重线性回归分析的过程中,当自变量之间存在严重的多重共线性时,使用最小二乘法得到的回归模型的有效性就会大幅降低,导致每个解释变量的贡献混淆,使得模型难以解释。共线性诊断的经验式诊断方法有：①自变量的简单相关系数值较大；②回归系数的代数符号与专业知识或一般经验相反；③重要自变量的回归系数无统计学意义；④增加或删除一个自变量,回归系数发生明显的变化；⑤重要自变量的回归系数的置信区间过大；⑥某一个自变量是另一部分自变量的完全或近似的线性组合。

岭回归(ridge regression)是在自变量存在多重共线性时用来拟合回归模型的一种方法。岭回归的目标函数为残差平方和(SSR),再加上一个惩罚函数$[\lambda(\text{sum}\beta_j^2)]$,其中,$\lambda$(lambda)$>0$ 为微调参数,控制惩罚的力度,范数项是所有回归系数的平方和,称为 L2 范数。如范数项为所有回归系数的绝对值之和,则称为 L1 范数,对应的回归方法叫作 Lasso 回归。岭回归中参数 $\lambda$ 接近 0 时,岭回归变为最小二乘法；$\lambda$ 变大时,参数 $\beta$ 趋近于 0,但不会导致系数等于零,因此并不减少变量的数量。而 Lasso 回归更容易导致一些参数估计值恰好为零,因此可以用来做特征选取(feature selection),降低模型的复杂度。此外,还有将岭回归和 Lasso 回归的惩罚函数相结合的弹性网络回归(elastic net regression)。

岭回归中参数 $\lambda$ 值一般可以通过以下几种方法来确定：①岭迹图法,绘制不同 $\lambda$ 值与对应

的 $\beta$ 值之间的折线图，寻找那个使回归系数趋于稳定且符合实际意义的 $\lambda$ 值；②方差膨胀因子法，通过选择最佳的 $\lambda$ 值，使得所有方差膨胀因子不超过 10；③$\lambda$ 的增大，会导致残差平方和的增加，需要选择一个 $\lambda$ 值，使得残差平方和基本趋于稳定等。

　　例：数据文件 bloodpress. txt 中是 20 名患者的信息，包括 ID（编号）、BP（血压值，mmHg）、Age（年龄，years）、Weight（体重，kg）、BSA（体表面积，$m^2$）、Dur（高血压持续时间，years）、Pulse（脉搏数，beats/minute）、Stress（压力指数）8 个变量。试建立以 BP 为因变量，Weight、BSA 和 Pulse 为自变量的线性回归方程。

输入：

```
bloodpress <- read.table("C:/Users/mooshaa/Desktop/bloodpress.txt",
                         header=T)
head(bloodpress)
```

输出：

```
  ID BP  Age Weight BSA  Dur Pulse Stress
1 1  105 47  85.4   1.75 5.1 63    33
2 2  115 49  94.2   2.10 3.8 70    14
3 3  116 49  95.3   1.98 8.2 72    10
4 4  117 50  94.7   2.01 5.8 73    99
5 5  112 51  89.4   1.89 7.0 72    95
6 6  121 48  99.5   2.25 9.3 71    10
```

输入：

```
install.packages("psych")
library(psych)
pairs.panels(bloodpress[,c(2,4,5,7)],
        scale=F,cex.cor=0.8,pch=19,hist.col="blue",breaks=10,
        density=T,stars=T)
```

输出：见图 12-8。

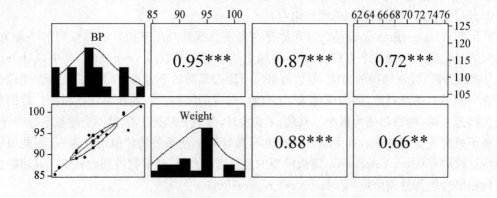

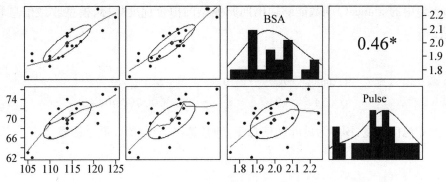

图 12-8 相关系数矩阵图

相关系数矩阵图显示，Weight 与 BSA 存在高度线性关系（$r=0.88$，$P<0.001$）。

输入：

```
lm.bloodpress<-lm(BP~Weight+BSA+Pulse,data=bloodpress)
summary(lm.bloodpress)
```

输出：

```
Call:
lm(formula=BP ~ Weight + BSA + Pulse,data=bloodpress)
Residuals:
 Min  1Q Median  3Q  Max
-3.060 -0.771 -0.105 1.020 3.465
Coefficients:
            Estimate Std.Error t value  Pr(>|t|)
(Intercept)  3.370    8.366     0.40    0.6924
Weight       0.741    0.211     3.51    0.0029 **
BSA          9.995    5.640     1.77    0.0954 .
Pulse        0.311    0.130     2.39    0.0295 *
---
Signif. codes: 0 '***' 0.001 '**' 0.01 '*' 0.05 '.' 0.1 ' ' 1

Residual standard error: 1.54 on 16 degrees of freedom
Multiple R-squared: 0.932, Adjusted R-squared: 0.919
F-statistic:  73 on 3 and 16 DF, p-value: 1.49e-09
```

多重线性回归结果显示，BSA 不是 BP 的影响因素（$t=1.77$，$P=0.095$）。

输入：

```
library(broom)
glance(lm.bloodpress)[,c("adj.r.squared","sigma","AIC","BIC",
                         "p.value")]
```

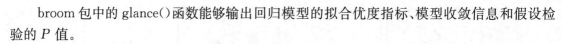

broom 包中的 glance() 函数能够输出回归模型的拟合优度指标、模型收敛信息和假设检验的 $P$ 值。

输出：

|   | adj.r.squared | sigma | AIC | BIC | p.value |
|---|---|---|---|---|---|
| 1 | 0.919 | 1.54 | 79.7 | 84.6 | 0.00000000149 |

AIC 为赤池信息量，BIC 为贝叶斯信息量，通常选择 AIC/BIC 最小的模型。

输入：

```
library(performance)
check_collinearity(lm.bloodpress)
```

输出：

Low Correlation

| Term | VIF | Increased SE | Tolerance |
|---|---|---|---|
| BSA | 4.73 | 2.17 | 0.21 |
| Pulse | 1.96 | 1.40 | 0.51 |

Moderate Correlation

| Term | VIF | Increased SE | Tolerance |
|---|---|---|---|
| Weight | 6.56 | 2.56 | 0.15 |

Weight 的 VIF 为 6.56，提示可能存在共线性问题。

输入：

```
x <- model.matrix(BP~Weight+BSA+Pulse,bloodpress)[,-1]
y <- bloodpress$BP
install.packages("glmnet")
library(glmnet)
ridge.model<- glmnet(x,y,family ="gaussian",alpha=0)
set.seed(123)
cv <- cv.glmnet(x, y, family ="gaussian",alpha = 0)
cv$lambda.min
```

由于 glmnet 不能使用数据框，需要用 model. matrix() 函数创建两个矩阵，一个包含所有的预测变量，另一个包含结果变量。model. matrix() 函数允许自动将任何定性变量转换为虚拟变量。glmnet() 函数能够采用惩罚极大似然法拟合广义线性模型，包括拟合线性、logistic、泊松和 Cox 回归模型。通过设置正则化参数 λ 进行岭回归、lasso 回归和弹性网络回归。family＝"gaussian"表示拟合线性回归；alpha＝0 表示岭回归，1 为 lasso 回归，如 alpha 为介于 0 和 1 之间的值则为弹性网络回归。cv. glmnet() 函数采用 10 折交叉验证法计算 lambda 值并生成一个图。
输出:

```
[1] 0.5027
```

取得均方误差 MSE 最小值的 λ 值为 0.5027。可以在 cv. glmnet()中通过 type. measure 设置其他回归模型的模型评价指标(如"default","mse","deviance","class","auc","mae","C")。此外,可以利用 gabrielrvsc/HDeconometrics 包中的 ic. glmnet()函数,通过 aic、bic 等信息准则来确定 λ 值。
输入:

```
plot(cv)
```

输出:见图 12-9。

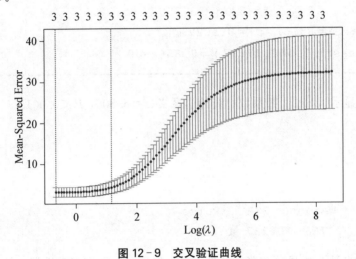

图 12-9 交叉验证曲线

图中两条垂直的虚线表示取得 MSE 最小值的 log λ(左侧)和距离最小值一个标准误差的 log λ(可以通过 cv＄lambda. 1se 输出具体值)。
输入:

```
install.packages("lmridge")
library(lmridge)
mod1 <-lmridge(BP~Weight+BSA+Pulse,data=
            as.data.frame(bloodpress),K=0.5027286)
summary(mod1)
```

输出:

```
Call:
lmridge.default(formula = BP ~ Weight + BSA + Pulse, data =
as.data.frame(bloodpress),
  K = 0.5027286)
```

```
Coefficients: for Ridge parameter K= 0.5027
          Estimate  Estimate (Sc)  StdErr (Sc)  t-value (Sc)   Pr(>|t|)
Intercept  25.331   -1070.429      118.646       -9.02        <2e-16 ***
Weight      0.453       8.481        0.933         9.09        <2e-16 ***
BSA        11.771       7.003        1.030         6.80        <2e-16 ***
Pulse       0.330       5.473        1.161         4.72        <2e-16 ***
---
Signif. codes: 0 '***' 0.001 '**' 0.01 '*' 0.05 '.' 0.1 ' ' 1


Ridge Summary
   R2    adj-R2  DF ridge     F       AIC       BIC
 0.6281  0.5843  1.5042   55.3073  23.7888   85.2012
Ridge minimum MSE= 33.61 at K= 0.5027
P-value for F-test ( 1.504, 17.97 ) = 8.856e-08
--------------------------------------------------------------------
```

岭回归结果显示，BSA 回归系数有统计学意义（$t=6.800$，$P<0.001$）。

输入：

```
vif(mod1)
```

输出：

```
             Weight    BSA    Pulse
k=0.5027286  0.2768   0.337  0.4283
```

三个自变量的 VIF 均显著改善。此外，ridge 包还可以采用自动选择 $\lambda$ 的方法拟合线性和 logistic 岭回归模型。

# 第五节　Tobit 回归分析

Tobit 模型被广泛用于经济学领域，用来解决因变量取值受限问题。当某个值大于或等于某个阈值时，所有情况都取该阈值，因此真实值可能等于该阈值，也可能更高（右侧受限）。当某个值小于或等于某个阈值时，所有情况都取该阈值，因此真实值可能等于该阈值，也可能更低（左侧受限）。当左侧受限点为 0，无右侧受限点时的 Tobit 模型为：

$$y_i^* = \beta_{x_i}^T + e_i \quad e_i \sim N(0, \sigma^2), \quad i=1, 2, 3, \cdots, n$$

$$y_i = \begin{cases} y_i^* & y_i^* > 0 \\ 0 & y_i^* \leqslant 0 \end{cases}$$

当潜变量 $y_i^*$（不可观测）$\leqslant 0$ 时，被解释变量 $y$ 等于 0；当 $y_i^* > 0$ 时，被解释变量 $y$ 等于

$y_i^*$ 本身,同时残差需要服从均值为 0、方差为 $\sigma^2$ 的正态分布。

例:采用灵性困扰量表(SDS)测量 506 名癌症患者的灵性困扰现状,分析其影响因素? 数据文件 tobitdata. sav 中包括的变量为 no(编号)、Spirituality(灵性困扰得分,越高表明存在的灵性困扰越多)、religion(民族,0＝无,1＝有)、marriage(1＝未婚,2＝已婚,3＝离异,4＝丧偶)、surgical(手术,0＝无,1＝是)、watcher(主要照顾者,1＝配偶,2＝子女,3＝其他家庭,4＝保姆,5＝无)。

输入:

```
tobitplot <- read.csv("tobitplot.csv")
tobitplot
```

输出:

|    | x1     | y1      | y2     |
|----|--------|---------|--------|
| 1  | 6.341  | -2.3174 | 0.000  |
| 2  | 6.744  | -1.5117 | 0.000  |
| 3  | 6.961  | -1.0785 | 0.000  |
| 4  | 7.238  | -0.5239 | 0.000  |
| 5  | 7.294  | -0.4130 | 0.000  |
| 6  | 8.229  | 1.4586  | 1.459  |
| 7  | 9.149  | 3.2973  | 3.297  |
| 8  | 9.462  | 3.9248  | 3.925  |
| 9  | 9.716  | 4.4325  | 4.432  |
| 10 | 10.073 | 5.1463  | 5.146  |
| 11 | 10.260 | 5.5197  | 5.520  |
| 12 | 10.812 | 6.6240  | 6.624  |
| 13 | 10.916 | 6.8319  | 6.832  |
| 14 | 11.794 | 8.5880  | 8.588  |
| 15 | 12.798 | 10.5962 | 10.596 |

输入:

```
library(ggplot2)
ggplot(tobitplot,aes(x=x1,y=y2))+geom_point(size=2)+
 geom_smooth(method="lm",se=F,colour="blue")+
 ylim(-3,10)+
 geom_smooth(aes(y=y1),method="lm", se=F,colour="red",
     linetype ="dashed")+
 geom_smooth(aes(y=y2),method="gam", se=F,colour="black",
     linetype ="longdash")+ #拟合广义加可模型
```

```
theme_minimal(base_size = 20)+
labs(x="", y="")+
geom_vline(xintercept = 6)+  #添加垂直线
geom_hline(yintercept = 0)+  #添加水平线
annotate("segment", x=7, xend=8, y=8, yend=8, colour="red", size=1.5,
        linetype="dashed") +
annotate("text", x=9, xend=9.5, y=8, yend=8, colour="red", size=4.5, label =
        "Latent variable")+
annotate("segment", x=7, xend=8, y=7.5, yend=7.5, colour="blue", size=1.5,
        linetype="solid") +
annotate("text", x=9, xend=9.5, y=7.5, yend=7.5, colour="blue", size=4.5,
        label = "Predicted OLS")+
annotate("segment", x=7, xend=8, y=7, yend=7, colour="black", size=1.5,
        linetype="longdash") +
annotate("text", x=9, xend=9.5, y=7, yend=7, colour="black", size=4.5, label
        = "Predicted Tobit")
```

annotate()函数允许在 ggplot2 图中添加各种形状,第一个参数将控制使用哪种类型:"text"文本、"point"点、"pointrange"点和线段、"segment"线段和箭头、"curve"曲线和箭头、"rect"长方形区域等。

输出:见图 12 - 10。

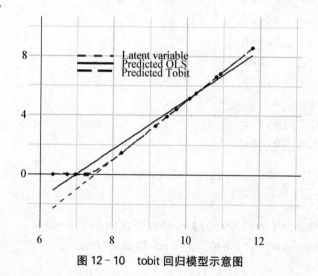

图 12 - 10   tobit 回归模型示意图

输入:

```
install.packages("foreign")
library(foreign)
tobitdata <- read.spss("tobitdata.sav",to.data.frame=T,
                use.value.labels=T,reencode="UTF-8")
head(tobitdata)
```

输出：

| no | religion | marriage | surgical | watcher | Spirituality |
|---|---|---|---|---|---|
| 1 1 | 无 | 已婚 | 是 | 其他家属 | 28 |
| 2 2 | 无 | 已婚 | 否 | 子女 | 0 |
| 3 3 | 无 | 已婚 | 是 | 配偶 | 0 |
| 4 4 | 无 | 已婚 | 否 | 无 | 8 |
| 5 5 | 无 | 已婚 | 是 | 配偶 | 1 |
| 6 6 | 无 | 已婚 | 是 | 子女 | 1 |

输入：

```
summary(tobitdata)
```

输出：

| no | religion | marriage | surgical | watcher | Spirituality |
|---|---|---|---|---|---|
| Min.　: 1 | 无:451 | 未婚:15 | 否:210 | 配偶　:324 | Min.　: 0.00 |
| 1st Qu.:127 | 有: 55 | 已婚:467 | 是:296 | 子女　: 94 | 1st Qu.: 2.00 |
| Median:254 | | 离异:15 | | 其他家属: 26 | Median : 4.00 |
| Mean　:254 | | 丧偶: 9 | | 保姆　: 3 | Mean　: 6.63 |
| 3rd Qu.:380 | | | | 无　: 59 | 3rd Qu.:10.00 |
| Max.　:506 | | | | | Max.　:30.00 |

输入：

```
library(ggplot2)
ggplot(tobitdata,aes(x=Spirituality))+
 geom_histogram(binwidth=1,color="black",fill="lightblue")+theme_bw()
```

输出：见图 12-11。

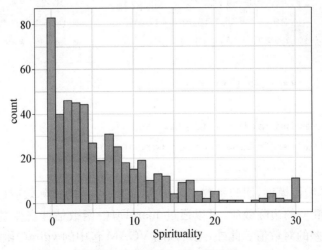

**图 12-11　Spirituality 直方图**

可见，Spirituality 中 0 值占有相当一部分比例。

输入：

```
install.packages("censReg")
library(censReg)
tobbit.res <- censReg(Spirituality~religion+marriage+surgical+watcher,
                      left=0,right=Inf,data=tobitdata)
summary(tobbit.res)
```

right＝Inf，则认为因变量不是右截尾，默认为 Inf（经典的 Tobit 模型）。

输出：

```
Call:
censReg(formula = Spirituality ~ religion + marriage + surgical +
  watcher, left = 0, right = Inf, data = tobitdata)
Observations:
    Total Left-censored  Uncensored  Right-censored
     506        83          423            0
Coefficients:
```

| | Estimate | Std. error | t value | Pr(>t) | |
|---|---|---|---|---|---|
| (Intercept) | 9.21239 | 2.32723 | 3.959 | 0.0000754 | *** |
| religion 有 | 3.04317 | 1.10809 | 2.746 | 0.00603 | ** |
| marriage 已婚 | -4.80608 | 2.24913 | -2.137 | 0.03261 | * |
| marriage 离异 | -5.33185 | 2.94751 | -1.809 | 0.07046 | . |
| marriage 丧偶 | -5.67289 | 3.51504 | -1.614 | 0.10655 | |
| surgical 是 | 2.16153 | 0.70669 | 3.059 | 0.00222 | ** |
| watcher 子女 | -0.22215 | 0.95965 | -0.231 | 0.81693 | |
| watcher 其他家属 | -0.64254 | 1.74708 | -0.368 | 0.71304 | |
| watcher 保姆 | 13.48600 | 4.41787 | 3.053 | 0.00227 | ** |
| watcher 无 | -1.89154 | 1.13938 | -1.660 | 0.09689 | . |
| logSigma | 2.02976 | 0.03554 | 57.107 | < 2e-16 | *** |

```
---
Signif. codes: 0 '***' 0.001 '**' 0.01 '*' 0.05 '.' 0.1 ' ' 1

Newton-Raphson maximisation, 6 iterations
Return code 1: gradient close to zero (gradtol)
Log-likelihood: -1540 on 11 Df
```

Tobit 模型为非线性模型，回归系数 $\beta$ 可作为潜变量 $y_i^*$ 的边际效应（线性模型），但无法直接作为被解释变量 $y$ 的边际效应，可以通过 margEff() 函数估计自变量对 $y$ 的边际效应。logSigma 为模型方差的对数值。此外，还可以用 VGAM 包中的 vglm() 函数进行 tobit 分析。

输入：

```
summary(margEff(tobbit.res))
```

输出：

```
                   Marg.Eff.   Std.Error    t value    Pr(>|t|)
religion 有          2.376       0.866        2.74      0.0063 **
marriage 已婚       -3.752       1.758       -2.14      0.0333 *
marriage 离异       -4.163       2.302       -1.81      0.0712 .
marriage 丧偶       -4.429       2.746       -1.61      0.1074
surgical 是          1.688       0.553        3.05      0.0024 **
watcher 子女        -0.173       0.749       -0.23      0.8170
watcher 其他家属    -0.502       1.364       -0.37      0.7132
watcher 保姆        10.530       3.455        3.05      0.0024 **
watcher 无          -1.477       0.890       -1.66      0.0975 .
---
Signif. codes:  0 '***' 0.001 '**' 0.01 '*' 0.05 '.' 0.1 ' ' 1
```

结果显示，有宗教信仰的患者比无宗教信仰的患者的灵性困扰得分平均高 2.376 分；已婚者比未婚者平均低 3.752 分；接受过手术者比未接受过手术者平均高 1.688 分，照顾者为保姆的患者比照顾者为配偶的患者平均高 10.53 分。

# 第六节　广义相加模型

广义相加模型（generalized additional model，GAM）是对传统广义线性模型的非参数拓展，可有效处理解释变量与效应变量间复杂的非线性关系。GAM 的基本形式为：

$$g(\mu) = \beta_0 + \beta_1 x_1 + s_2(x_2) + s_3(x_3) + \cdots + s_n(x_n)$$

其中，$g(u)$ 代表各种连接函数关系，包括多种概率分布，主要有正态分布、二项分布、负二项分布和 Poisson 分布等；$u$ 为 $y$ 的期望；$\beta_0 + \beta_1 x_1$ 部分属于参数部分；后半部分属于非参数平滑部分；$s(x)$ 为 $x$ 的某种平滑函数，包括平滑样条（smoothing spline，s）、自然立方样条（natural cubic spline，ns）、惩罚样条（penalized spine，ps）等。样条函数是分段多项式拟合函数，常用极小化惩罚平方和来求解。经样条函数变化后的自变量也被称作非参数平滑项。为了发现回归模型中的非线性因素对因变量的影响，常采用样条函数来灵活地将自变量拟合为平滑的曲线，通常采用广义交叉验证法（generalized cross validation，GCV）来确定光滑参数的值。

例：数据文件 pisasci2006.csv 中为 65 国家的学生平均科学分数以及教育指数等 11 个变量，包括 Overall（平均科学分数）、Income（收入指数）、Health（健康指数）和 Edu（教育指数）等。试估计平均科学分数的影响因素。

输入：

```
addmodel <- read.csv("pisasci2006.csv")
addmodel.sub <- addmodel[,c("Country","Overall","Income","Health","Edu")]
head(addmodel.sub)
```

输出：

| | Country | Overall | Income | Health | Edu |
|---|---|---|---|---|---|
| 1 | Albania | **NA** | 0.60 | 0.89 | 0.72 |
| 2 | Argentina | 391 | 0.68 | 0.87 | 0.79 |
| 3 | Australia | 527 | 0.83 | 0.96 | 0.98 |
| 4 | Austria | 511 | 0.83 | 0.94 | 0.82 |
| 5 | Azerbaijan | 382 | 0.57 | 0.78 | **NA** |
| 6 | Belgium | 510 | 0.83 | 0.94 | 0.87 |

输入：

```
summary(addmodel.sub[,-1]) #不显示第 1 列的统计信息
```

输出：

```
   Overall        Income          Health          Edu
Min.   :322  Min.    :0.4  Min.    :0.7  Min.    :0.5
1st Qu.:428  1st Qu.:0.7  1st Qu.:0.8  1st Qu.:0.7
Median :489  Median :0.8  Median :0.9  Median :0.8
Mean   :473  Mean    :0.7  Mean    :0.9  Mean    :0.8
3rd Qu.:513  3rd Qu.:0.8  3rd Qu.:0.9  3rd Qu.:0.9
Max.   :563  Max.    :0.9  Max.    :1.0  Max.    :1.0
NA's   :8    NA's   :4    NA's    :4    NA's  :6
```

输入：

```
install.packages("tidyr")
library(tidyr)
addmodel.long<- gather(addmodel.sub,key=x,value=value,-Country,-Overall)
#将宽数据转化为长数据
ggplot(aes(x=value,y=Overall),data= addmodel.long)+
  geom_point()+
  geom_smooth(se=F,method='gam',formula=y~s(x))+
#拟合广义相加模型平滑线
theme_bw()+
 facet_wrap(~x)+ #分面设置
 theme(axis.title.x = element_blank(),
    axis.title=element_text(size=15),
    axis.text =element_text(size=12),
    strip.background= element_blank() #删除分面背景
    strip.text=element_text(size=15))
```

输出：见图 12 - 12。

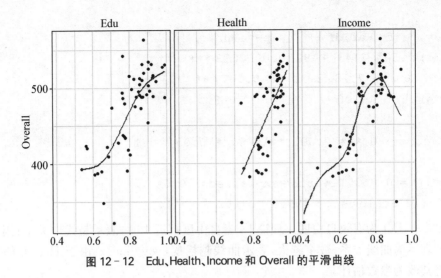

**图 12 - 12　Edu、Health、Income 和 Overall 的平滑曲线**

输入：

```
install.packages("mgcv")
library(mgcv)
addmodel.gam <- gam(Overall ~ s(Income) + s(Edu) + s(Health),
                family=gaussian, data=addmodel)
summary(addmodel.gam)
```

　　s 表示样条平滑函数,其中 bs 参数用于选择不同节点之间函数的拟合方式,默认值为 bs="tp" (plate regression spline)表示薄板样条平滑(优势在于不需要对数据的函数形式或相互关系的任何先验知识),bs="cr"(cubic regression spline)表示立方样条平滑,其他方法请参考 mgcv 软件包中的 smooth. terms。平滑参数估计方法主要有 GCV. Cp(广义交叉验证法)、GACV. Cp(广义近似交叉验证法)、REML(限制性极大似然法)、P-REML(基于 pearson 估计的限制性极大似然法)、ML(极大似然法)等,默认采用 method="GCV. Cp"。family 默认为 gaussian 拟合线性回归,其他还有" Gamma"、"poisson"、"binomial"、"inverse. gaussian"、"quasi"、"Tweedie"、"negbin"等。

输出：

```
Family: gaussian
Link function: identity

Formula:
Overall ~ s(Income) + s(Edu) + s(Health)

Parametric coefficients:
     Estimate Std. Error t value Pr(>|t|)
(Intercept)  471.15    2.77    170  <2e-16 ***
---
Signif. codes: 0 '***' 0.001 '**' 0.01 '*' 0.05 '.' 0.1 ' ' 1

Approximate significance of smooth terms:
```

```
            edf   Ref.df  F       p-value
s(Income)  7.59   8.41   8.83   0.0000013 ***
s(Edu)     6.20   7.18   3.31      0.0077 **
s(Health)  1.00   1.00   2.74      0.1068
---
Signif. codes: 0 '***' 0.001 '**' 0.01 '*' 0.05 '.' 0.1 ' ' 1


R-sq.(adj) = 0.863  Deviance explained = 90.3%
GCV = 573.83  Scale est. = 399.5   n = 52
```

在结果中, Edf 为有效自由度。理论上, 当自由度接近 1 时, 表示是线性关系; 当自由度比 1 大时, 则表示为曲线关系; 数字越大, 表示曲线越摇摆(wiggline)。由于 Health 的有效自由度为 1, 将其改为参数估计。

输入:

```
addmodel.gam.1 <- gam(Overall ~ s(Income) + s(Edu) + Health,
                  family=gaussian, data=addmodel)
summary(addmodel.gam.1)
```

输出:

```
Family: gaussian
Link function: identity

Formula:
Overall ~ s(Income) + s(Edu) + Health

Parametric coefficients:
             Estimate  Std. Error  t value  Pr(>|t|)
(Intercept)    640        102        6.26   0.00000031 ***
Health        -190        115       -1.65         0.11
---
Signif. codes: 0 '***' 0.001 '**' 0.01 '*' 0.05 '.' 0.1 ' ' 1


Approximate significance of smooth terms:
            edf   Ref.df  F       p-value
s(Income)  7.59   8.41   8.83   0.0000013 ***
s(Edu)     6.20   7.18   3.31      0.0077 **
---
Signif. codes: 0 '***' 0.001 '**' 0.01 '*' 0.05 '.' 0.1 ' ' 1


R-sq.(adj) = 0.863  Deviance explained = 90.3%
GCV = 573.83  Scale est. = 399.5   n = 52
```

结果显示,健康指数对平均科学分数的影响差异无统计学意义($t=-1.65, P=0.11$)

输入:

```
plot(addmodel.gam.1,residuals=T,se=T,pages=1,pch=16)
```

residuals=T,在平滑图中添加残差;se=T,以高于和低于平滑估计值 2 个标准误差添加上和下线条;pages=1,则所有图绘制在一个页面上。

输出:见图 12-13。

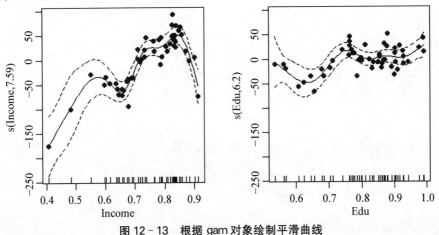

**图 12-13　根据 gam 对象绘制平滑曲线**

从图中可以看出,收入指数对平均科学分数的影响在其到达最高水平后逐渐减弱。教育指数整体上对于平均科学分数有积极的影响,且在中间水平时有个最佳点。

输入:

```
addmodel.line <- lm(Overall ~ Income + Edu + Health,data=addmodel)
summary(addmodel.line)#普通拟合线性回归模型
```

输出:

```
Call:
lm(formula = Overall ~ Income + Edu + Health, data = addmodel)

Residuals:
  Min    1Q Median   3Q   Max
-116.72 -14.98  0.32 23.80 60.58

Coefficients:
            Estimate Std. Error t value  Pr(>|t|)
(Intercept)  121.2      79.0     1.53     0.131
Income       182.3      85.3     2.14     0.038 *
Edu          234.1      54.8     4.27     0.000091 ***
Health        27.0     134.9     0.20     0.842
---
```

```
Signif. codes: 0 '***' 0.001 '**' 0.01 '*' 0.05 '.' 0.1 ' ' 1

Residual standard error: 34 on 48 degrees of freedom
 (13 observations deleted due to missingness)
Multiple R-squared: 0.639, Adjusted R-squared: 0.616
F-statistic: 28.3 on 3 and 48 DF, p-value: 0.000000000111
```

输入：

```
library(broom)
glance(addmodel.line)[,c("adj.r.squared", "sigma", "AIC", "BIC",
                         "p.value")]
```

输出：

|   | adj.r.squared | sigma | AIC | BIC | p.value |
|---|---|---|---|---|---|
| 1 | 0.616 | 33.5 | 518. | 528. | 1.11e-10 |

输入：

```
glance(addmodel.gam.1)
```

输出：

|   | df | logLik | AIC | BIC | deviance | df.residual | nobs |
|---|---|---|---|---|---|---|---|
| 1 | 15.8 | -220. | 474. | 507. | 14463. | 36.2 | 52 |

广义可加模型的 AIC 和 BCI 均低于线性回归模型。

输入：

```
anova(addmodel.line,addmodel.gam.1, test = "Chisq")
```

输出：

```
Analysis of Variance Table

Model 1: Overall ~ Income + Edu + Health
Model 2: Overall ~ s(Income) + s(Edu) + Health
  Res.Df   RSS    Df  Sum of Sq  Pr(>Chi)
1  48.0   53713
2  36.2   14463  11.8   39250   9.8e-16 ***
---
Signif. codes: 0 '***' 0.001 '**' 0.01 '*' 0.05 '.' 0.1 ' ' 1
```

广义可加模型与线性回归模型差异有统计学意义（$P < 0.001$），非线性拟合改善了模型。

# 第十三章

## 分类资料回归分析

### 第一节　二分类 Logistic 回归分析

线性回归要求因变量 $Y$ 是连续型变量，当因变量是分类变量时，如"生存或死亡""发病与未发病"等，欲分析因变量与多个影响因素之间的定量相互关系，常选用 Logistic 回归分析。

Logistic 回归分析，是一种广义的线性回归分析模型，主要用于因变量为分类变量的回归分析。Logistic 回归按照因变量取值个数，可划分为二分类与多分类 Logistic 回归。Logistic 回归模型主要用于：①疾病影响因素的研究；②控制和校正混杂因素；③确定不同因素对疾病发生影响的相对重要性；④疾病预后的估计。Logistic 回归的应用条件：①各观察对象之间相互独立；②因变量 $Y$ 是分类变量，可以是二分类变量，也可以为多分类变量；③自变量 $X$ 与 logitP 之间呈线性关系；④残差合计为 0，且服从二项分布。

二分类 Logistic 回归模型：

$$\log it(p) = \ln\left(\frac{p}{1-p}\right) = \beta_0 + \beta_1 X_1 + \beta_2 X_2 + \cdots + \beta_m X_m$$

其中，$p$ 表示事件发生的概率，$1-p$ 为事件不发生的概率。$\beta_i$ 的含义为：某危险因素暴露水平变化时，即 $X_i=1$ 与 $X_i=0$ 相比，发生某结果优势比的自然对数值。

优势比（odds ration, OR）表示显露人群发病优势（odds）与非暴露人群发病优势（odds）之比；即 $X_i$ 的优势比为：

$$OR = \frac{odds_1}{odds_0} = \frac{P_1/(1-P_1)}{P_0/(1-P_0)}$$

$$\ln OR = \ln\left[\frac{P_1/(1-P_1)}{P_0/(1-P_0)}\right] = \log it P_1 - \log it P_0 = (\beta_0 + \beta_i \times 1) - (\beta_0 + \beta_i \times 0) = \beta_i$$

$$OR = \exp(\beta_i)$$

当 $\beta_i=0$ 时，$OR_i=1$，说明因素 $X_i$ 对阳性结果发生不起作用；当 $\beta_i>0$ 时，$OR_i>1$，说明因素 $X_i$ 能够增加阳性结果发生的风险；当 $\beta_i<0$ 时，$OR_i<1$，说明因素 $X_i$ 能够减少阳性结果发生的风险。如果希望得到阳性结果发生概率与影响因素的关系，Logistic 回归预测模型可以表示为：

$$P = \frac{e^{\beta_0 + \beta_1 X_1 + \cdots \beta_m X_m}}{1 + e^{\beta_0 + \beta_1 X_1 + \cdots \beta_m X_m}}$$

例：某健康中心开展了一项 90 天戒烟的免费项目，共有 100 名对象参加，干预措施包括护士心理健康教育、同伴支持等内容，欲了解年龄、性别、种族、基线时每天的吸烟数量等变量哪些会影响戒烟行为，试作回归分析？ 数据文件 bilog. sav 中包括的变量为：id（编号）、Gender（性别，0＝女，1＝男）、Race（种族，1＝非裔美国人，2＝亚洲人，3＝高加索人，4＝拉丁美洲人，5＝其他）、Age（年龄，岁）、Cigarettes（基线时每天的吸烟数量，支）、Smoking_status（是否戒烟，0＝仍在吸烟，1＝戒烟）。

输入：

```
library(foreign)
bilog <- read.spss("bilog.sav",to.data.frame=T,reencode="UTF-8")
head(bilog)
```

输出：

| | id | Gender | Race | Age | Cigarettes | Smoking_status |
|---|---|---|---|---|---|---|
| 1 | 1 | 男 | 非裔美国人 | 60 | 27 | 戒烟 |
| 2 | 2 | 男 | 高加索人 | 48 | 21 | 戒烟 |
| 3 | 3 | 女 | 非裔美国人 | 31 | 47 | 仍在吸烟 |
| 4 | 4 | 女 | 非裔美国人 | 30 | 39 | 仍在吸烟 |
| 5 | 5 | 男 | 非裔美国人 | 53 | 22 | 戒烟 |
| 6 | 6 | 女 | 其他 | 33 | 30 | 戒烟 |

输入：

```
summary(bilog[-1]) #不输出第一个变量 id 的信息摘要
```

输出：

| Gender | Race | Age | Cigarettes | Smoking_status |
|---|---|---|---|---|
| 女:55 | 非裔美国人 :22 | Min. :22 | Min. :14 | 仍在吸烟:48 |
| 男:45 | 亚洲人 :12 | 1st Qu.:39 | 1st Qu.:28 | 戒烟 :52 |
| | 高加索人 :24 | Median :46 | Median :32 | |
| | 拉丁美洲人:24 | Mean :45 | Mean :33 | |
| | 其他 :18 | 3rd Qu.:51 | 3rd Qu.:39 | |
| | | Max. :67 | Max. :58 | |

输入：

```
bilogmodel <- glm(Smoking_status~.-id,data = bilog,
                  family = binomial(link="logit"))
summary(bilogmodel)
```

glm() 函数拟合广义线性模型，其中参数 family 参数描述误差项的分布类型和连续函数。常用的 family 有：binomal（link＝"logit"）为 logistic 回归，binomal（link＝"probit"）为

probit 回归，poisson（link ＝ "identity"）为泊松回归。confint（bilogmode）输出回归系数的 95% CI，exp（coef（bilogmode））输出 OR 值，exp（confint（bilogmode））输出 OR 值的 95% CI，predict（bilogmode，type ＝ "response"）输出预测值，residuals（bilogmode，type ＝ "deviance"）输出残差。

输出：

```
Call:
glm(formula = Smoking_status ~ . - id, family = binomial(link = "logit"),
  data = bilog)
Deviance Residuals:
 Min   1Q Median   3Q   Max
-1.601 -0.464 0.119 0.430 2.827
Coefficients:
            Estimate  Std. Error  z value   Pr(>|z|)
(Intercept)  -4.2191   2.2613     -1.87      0.062.
Gender 男     3.7671   0.8092      4.66     0.0000032 ***
Race 亚洲人   0.9480   1.4457      0.66      0.512
Race 高加索人  0.4494   1.1853      0.38      0.705
Race 拉丁美洲人 -0.2609  1.1664     -0.22      0.823
Race 其他     2.5959   1.2719      2.04      0.041 *
Age          0.1188   0.0400      2.97      0.003 **
Cigarettes  -0.0988   0.0413     -2.39      0.017 *
---
Signif. codes: 0 '***' 0.001 '**' 0.01 '*' 0.05 '.' 0.1 ' ' 1


(Dispersion parameter for binomial family taken to be 1)


  Null deviance: 138.469 on 99 degrees of freedom
Residual deviance: 68.909 on 92 degrees of freedom
AIC: 84.91

Number of Fisher Scoring iterations: 6
```

　　还可以利用 MASS 包中的 stepAIC()函数进行 stepwise 逐步回归，或通过 bestglm 包中的 bestglm()函数利用 AIC、BIC 等信息准则选择最佳模型。此外，可以通过 relevel()函数更改参考组，如 bilog $ Gender <-relevel(bilog $ Gender, ref ＝ "男")表示以男性作为参照组。

输入：

```
cbind(coef= coef(bilogmodel),confint(bilogmodel))
```

**输出：**

|  | Coef | 2.5% | 97.5% |
|---|---|---|---|
| **(Intercept)** | -4.219 | -8.947 | 0.055 |
| Gender 男 | 3.767 | 2.317 | 5.542 |
| Race 亚洲人 | 0.948 | -1.853 | 3.957 |
| Race 高加索人 | 0.449 | -1.876 | 2.870 |
| Race 拉丁美洲人 | -0.261 | -2.592 | 2.077 |
| Race 其他 | 2.596 | 0.323 | 5.412 |
| Age | 0.119 | 0.048 | 0.208 |
| Cigarettes | -0.099 | -0.188 | -0.023 |

输出回归系数和 95% 置信区间。

**输入：**

```
exp(cbind(OR= coef(bilogmodel),confint(bilogmodel)))
```

**输出：**

|  | OR | 2.5% | 97.5% |
|---|---|---|---|
| **(Intercept)** | 0.015 | 0.00013 | 1.06 |
| Gender 男 | 43.253 | 10.14412 | 255.20 |
| Race 亚洲人 | 2.581 | 0.15674 | 52.29 |
| Race 高加索人 | 1.567 | 0.15324 | 17.63 |
| Race 拉丁美洲人 | 0.770 | 0.07490 | 7.98 |
| Race 其他 | 13.408 | 1.38062 | 223.98 |
| Age | 1.126 | 1.04888 | 1.23 |
| Cigarettes | 0.906 | 0.82884 | 0.98 |

输出 OR 值和 95% 置信区间。此外，还可以通过 epicalc 包中的 logistic. display()函数直接生成未调整的 crude OR 值入和调整后的 OR 值及其 95% 置信区间。

**输入：**

```
library(sjPlot)
tab_model(bilogmodel,    #可同时输出多个回归模型的结果
    title = "表 13-1  Logistic 回归结果",  #定义表的标题
    show.stat=T,            #显示统计量
    show.reflvl =T,         #显示参照组
    show.aic = T,           #显示 AIC 值
    dv.labels = c("Smoking_status"), #设置模型因变量的标签（字符向量）
    string.pred = "Variables",  #设置自变量列标题的标签（字符向量）
    string.ci = "95% CI of OR", #设置置信区间列标题的标签（字符向量）
    string.p = "P-Value",    #设置 P 值列标题的标签（字符向量）
    col.order = c("est","stat","ci","p"),
    file = "C:\\Users\\mooshaa\\Desktop\\bilogmodel.doc")
```

还可以设置参数 transform = NULL 显示偏回归系数及其 95% 置信区间，而非 OR 值；p. style = "stars"以星号表示 P 值。

输出：见表 13-1。

表 13-1 二分类 Logistic 回归结果

| Variables | Smoking_status | | | |
|---|---|---|---|---|
| | Odds Ratios Statistic | | 95% CI of OR | P-Value |
| (Intercept) | 0.01 | −1.87 | 0.00~1.06 | 0.062 |
| Age | 1.13 | 2.97 | 1.05~1.23 | **0.003** |
| Cigarettes | 0.91 | −2.39 | 0.83~0.98 | **0.017** |
| 女 | Reference | | | |
| 男 | 43.25 | 4.66 | 10.14~255.20 | **<0.001** |
| 非裔美国人 | Reference | | | |
| 亚洲人 | 2.58 | 0.66 | 0.16~52.29 | 0.512 |
| 高加索人 | 1.57 | 0.38 | 0.15~17.63 | 0.705 |
| 拉丁美洲人 | 0.77 | −0.22 | 0.07~7.98 | 0.823 |
| 其他 | 13.41 | 2.04 | 1.38~223.98 | **0.041** |
| Observations | 100 | | | |
| $R^2$ Tjur | 0.565 | | | |
| AIC | 84.909 | | | |

结果显示，性别的偏回归系数为 3.767，OR 值为 43.25(95%CI:10.14~255.20)，表示男性成功戒烟的优势(或可能性)是女性的 43.25 倍；种族(其他)的偏回归系数为 2.596，OR 值为 13.41(95%CI:1.38~223.98)，表示"其他"种族成功戒烟的优势(或可能性)是非裔美国人(参照组)的 13.41 倍；年龄的偏回归系数为 0.119，OR 值为 1.13(95%CI:1.05~1.23)，表示年龄每增加 1 岁，成功戒烟的优势(或可能性)增加 13%；若年龄增加 10 岁，则其 OR 值=exp(0.119×10)=3.287，即其优势(或可能性)增加 228.7%；每天的吸烟数量的偏回归系数为 −0.099，OR 值为 0.91(95%CI:0.83~0.98)，表明基线时每天吸烟的数量每增加 1 支，成功戒烟的优势(或可能性)下降 9%。

输入：

```
df.out$effect <- stringr::str_remove(df.out$OR," \\(.*\\)") %>%
                 as.numeric()
#由于 or_plot()函数根据分类变量各水平的样本量和定量变量的合计均值确定森林图中 OR
值的方块大小，因此，在原代码块中增加以上代码，并将 geom_point(aes(size = Total
)中的 Total，替代为 effect，表示以 effect 变量名存储 OR 值。
library(finalfit)
explanatory<- c("Gender","Race","Age","Cigarettes")
dependent <- c("Smoking_status")
```

```
bilog%>%
 or_plot(dependent,explanatory,
    remove_ref=F,  #不移除对照组
    breaks=c(0.5,1,5,10,20,300),#设置 x 轴的分割点
    title_text_size=18,#设置标题文本字体大小
    table_text_size=5, #设置表格文本字体大小
    dependent_label ="戒烟",#设置标题中因变量的标签
    plot_opts=list(xlab("OR, 95% CI"),
     #添加 ggplot 作图的参数列表，设置 x 轴标题
    geom_point(aes(size=effect),shape=22,fill="red",color="red"),
     #根据 effect 变量值设置 OR 值方块的大小，并更改填充和边框颜色为红色。
    theme(axis.title=element_text(size=15),#设置 x 轴标题字体大小
        axis.text.x=element_text(size=13))))#设置 x 轴刻度标签字体大小
```

finalfit 包中的 or_plot()能够从 glm()或 lme4::glmer()模型中生成一个 OR 值的森林图表。此外，finalfit 包中的 coefficient_plot()函数能够从 lm() 模型中生成回归系数的森林图表，hr_plot()函数能够从 coxph()模型中生成 HR 值的森林图表。

输出：见图 13-1。

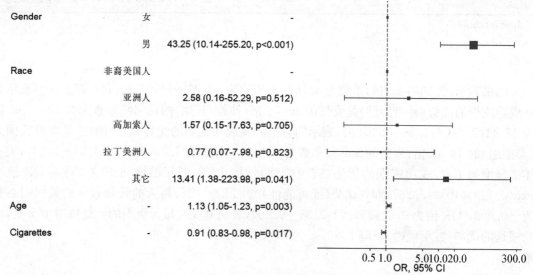

图 13-1 logistic 回归森林图

输入：

```
bilog$probabilities <- bilogmodel$fitted.values #在数据框中添加预测概率值
bilog <- bilog %>%
 mutate(pgroup=ifelse(probabilities > 0.5,"戒烟","仍在吸烟"))%>%
 mutate(pgroup=factor(pgroup,levels=c("仍在吸烟","戒烟")))
t <- table(bilog$Smoking_status,bilog$pgroup)
t
```

预测概率值＞0.5 的对象划分为戒烟者,预测概率值≤0.5 的对象划分为仍在吸烟者。

输出:

|  | 仍在吸烟 | 戒烟 |
|---|---|---|
| 仍在吸烟 | 39 | 9 |
| 戒烟 | 8 | 44 |

输入:

```
accurate<- sum(diag(t))/sum(t)
accurate
```

输出:

```
0.83     #模型预测正确率为 83%
```

此外,还可以通过 caret 包中的 confusionMatrix( )计算正确率的 95%CI、Kappa 值、灵敏度、特异度等指标。

输入:

```
install.packages("pROC")
library(pROC)
roclogis <- roc(Smoking_status~probabilities,data = bilog,smooth=F)
plot(roclogis,print.auc=TRUE, print.thres=TRUE,main = "ROC CURVE",
    col= "blue",print.thres.col="blue",identity.col="blue",
    identity.lty=1,identity.lwd=1)
```

print. thres=TRUE,ROC 曲线上显示阈值;identity. col 设置斜对角线颜色。

输出:见图 13 - 2。

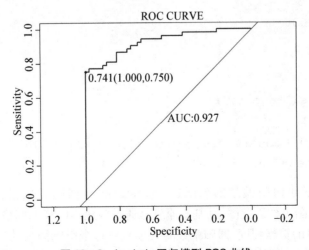

图 13 - 2　Logistic 回归模型 ROC 曲线

ROC 曲线下面积(AUC)是反映预测模型区分能力的指标(把高风险和低风险人群正确

地区分开)。ROC 曲线下的面积(AUC)为 0.5~1,越接近于 1,说明模型预测效果越好。如果 $0.5 \leqslant AUC < 0.7$,表示预测准确性较低;$0.7 \leqslant AUC < 0.9$,表示预测准确性较好;$AUC \geqslant 0.9$,表示预测准确性很好。结果显示,最佳截断值概率为 0.741,此时,敏感度为 0.75,特异度为 1。

输入:

```
bilog$cutoff <- ifelse(bilog$probabilities >=0.741,"戒烟","仍在吸烟")
table(bilog$Smoking_status,bilog$cutoff)
```

输出:

|        | 戒烟 | 仍在吸烟 |
|--------|------|----------|
| 仍在吸烟 | 0    | 48       |
| 戒烟    | 39   | 13       |

输入:

```
obs <- bilog[1:3,]
obs$probabilities    #输出前三条记录的预测概率
```

输出:

```
0.982 0.974  0.006
```

输入:

```
predict(newdata=obs,bilogmodel,type="response")
```

type="response"输出预测概率,type="link"输出 logitP。

输出:

```
   1        2        3
0.982   0.974  0.006
```

输入:

```
install.packages("regplot")
library(regplot)
regplot(bilogmodel,observation = bilog[1,], #bilog 此时为原始数据文件
points=T,droplines=T,interval="confidence")
```

regplot()函数创建回归模型的列线图(nomogram),回归对象包括 glm、lm、survreg、coxph 等类型。列线图也称诺莫图,其基本原理是通过构建多因素回归模型,根据模型中各个影响因素对结局变量的贡献程度(回归系数的大小),对每个影响因素的每个取值水平进行赋分,然后再将各个评分相加得到总评分,最后通过总评分与结局事件发生概率之间的函数转换关系,计算出该个体结局事件的预测值。point=T 显示各影响因素不同取值水平对应的分值(0~100);droplines=T 通过画虚线显示某个观测各影响因素不同取值对应的分值;interval

＝"confidence"显示预测概率的 95％的置信区间。

输出:见图 13 - 3。

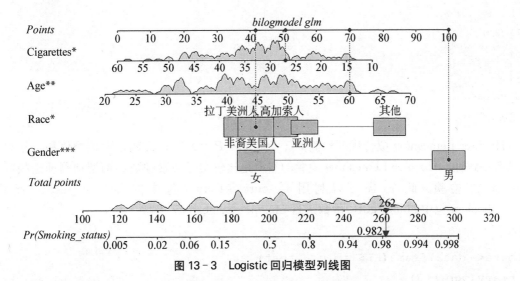

图 13 - 3　Logistic 回归模型列线图

第一例观测为男性、非裔美国人、60 岁、基线每天吸烟 27 支,合计的分值为 262 分,对应的预测概率值为 0.982。

输入:

```
install.packages("PredictABEL")
library(PredictABEL)
probabilities <- bilog$probabilities
bilog$Smoking_status <- ifelse(bilog$Smoking_status=="仍在吸烟",0,1)
HL <- plotCalibration(bilog,6,probabilities,groups=10)
HL
#6 为结局指标所在列数
```

输出:

$Table_HLtest

| | total | meanpred | meanobs | predicted | observed |
|---|---|---|---|---|---|
| [0.00524,0.0184) | 10 | 0.011 | 0.0 | 0.11 | 0 |
| [0.01839,0.0789) | 10 | 0.041 | 0.1 | 0.41 | 1 |
| [0.07891,0.1874) | 10 | 0.120 | 0.2 | 1.20 | 2 |
| [0.18743,0.3391) | 10 | 0.256 | 0.2 | 2.56 | 2 |
| [0.33910,0.5798) | 10 | 0.457 | 0.5 | 4.57 | 5 |
| [0.57979,0.7226) | 10 | 0.632 | 0.3 | 6.32 | 3 |
| [0.72257,0.8771) | 10 | 0.806 | 0.9 | 8.06 | 9 |
| [0.87711,0.9505) | 10 | 0.918 | 1.0 | 9.18 | 10 |

| | | | | |
|---|---|---|---|---|
| [0.95045,0.9814) | 10 | 0.970 | 1.0 | 9.70 | 10 |
| [0.98145,0.9981] | 10 | 0.990 | 1.0 | 9.90 | 10 |

```
$Chi_square
[1] 8.4
$df
[1] 8
$p_value
[1] 0.39
```

Hosmer-Lemeshow 拟合优度检验的 $\chi^2 = 8.45$，$P = 0.391$，说明模型预测值和实际观测值具有一致性。Hosmer-Lemeshow 检验的实质是比较实际观察频数和模型预测理论频数的 Pearson $\chi^2$ 检验。此外，还可以利用 ResourceSelection 包中的 hoslem. test( )函数、generalhoslem 包中的 logitgof( )函数进行 Hosmer-Lemeshow 检验。

输入：

```
HLdata<- data.frame(HL$Table_HLtest)
library(ggplot2)
ggplot(HLdata,aes(x=meanpred,y=meanobs))+
 geom_point(shape=19,size=3,color="blue")+
 geom_abline(intercept=0,slope=1,color="black",linetype=2)+
 labs(x="Predicted risk",y="Observed risk",title="Calibration plot")+
 xlim(0,1)+ylim(0,1)+
 theme_bw(base_size = 14)+
 theme(plot.title = element_text(hjust = 0.5))
```

输出：见图 13 - 4。

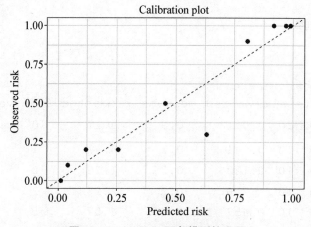

图 13 - 4  Logistic 回归模型校准图

校准图(calibration plot)用于反映模型预测的事件发生概率与观察到的事件发生概率的

一致程度,它将所有个体首先按模型预测概率从低到高排序,并按 10 等份分为 10 组,分别计算每组预测概率的均值和事件发生比例,然后以模型预测概率作为 X 轴,以实际事件的比例为 Y 轴,绘制散点图。校准度较好的模型,散点应沿 45°斜线排列。

输入:

```
install.packages("rms")
library(rms)
val.prob(bilog$probabilities,bilog$Smoking_status,g=10,cex=1)
```

通过 rms 包中 val.prob()函数也可以画 Calibration plot,g＝10 分为 10 组。此外,还可以利用 classifierplots 包中的 classifierplots()函数输出多图。

输出:见图 13－5。

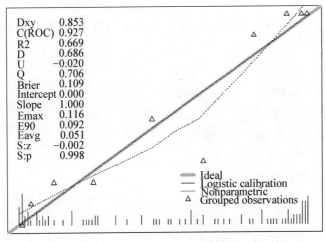

**图 13－5　val.prob()函数绘制校准图**

# 第二节　多分类 Logistic 回归分析

当因变量的水平数大于 2,且各水平间不存在等级关系时,可通过广义 Logit 模型来实现,即若因变量有 k 个无序分类,将其中一个分类设为对照组,其他分类与之比较,拟合 k－1 个广义 Logit 模型,其他参数的意义及模型的筛选等与二分类 Logistic 回归类似。假如有 m 个自变量,因变量 y 取值为 a、b、c 三个无序分类的变量,以 a 为对照,可以得到如下两个 Logit 模型:

$$\operatorname{logit} p_b = \ln\left[\frac{P(y=b \mid x)}{P(y=a \mid x)}\right] = \beta_{10} + \beta_{11} x_1 + \cdots + \beta_{1m} x_m \,(b \text{ 与 } a \text{ 比较})$$

$$\operatorname{logit} p_c = \ln\left[\frac{P(y=c \mid x)}{P(y=a \mid x)}\right] = \beta_{20} + \beta_{21} x_1 + \cdots + \beta_{2m} x_m \,(c \text{ 与 } a \text{ 比较})$$

$$P_a + P_b + P_c = 1$$

**例**:某研究人员欲了解不同社区和性别之间成年居民获取健康知识的途径是否不同,对 3 个社区的 403 名成人进行了调查,试建立社区和性别对居民获取健康知识途径影响的多分类 logistic 回归模型。

输入:

```
community <- gl(3,6,labels=c("社区 A","社区 B","社区 C"))
sex <- gl(2,3,18,labels=c("男","女"))
method <- gl(3,1,18,labels=c("大众媒体","网络","社区教育"))
frequency <- c(20,35,26,10,27,57,42,17,26,16,12,26,15,15,16,11,12,20)
multilog <- data.frame(community,sex,method,frequency)
multilog
```

gl(n,k,length=n * k)函数直接生成因子变量,n 为水平数,k 为重复的次数,n * k 为结果的长度。

输出:

| | community | sex | method | frequency |
|---|---|---|---|---|
| 1 | 社区 A | 男 | 大众媒体 | 20 |
| 2 | 社区 A | 男 | 网络 | 35 |
| 3 | 社区 A | 男 | 社区教育 | 26 |
| 4 | 社区 A | 女 | 大众媒体 | 10 |
| 5 | 社区 A | 女 | 网络 | 27 |
| 6 | 社区 A | 女 | 社区教育 | 57 |
| 7 | 社区 B | 男 | 大众媒体 | 42 |
| 8 | 社区 B | 男 | 网络 | 17 |
| 9 | 社区 B | 男 | 社区教育 | 26 |
| 10 | 社区 B | 女 | 大众媒体 | 16 |
| 11 | 社区 B | 女 | 网络 | 12 |
| 12 | 社区 B | 女 | 社区教育 | 26 |
| 13 | 社区 C | 男 | 大众媒体 | 15 |
| 14 | 社区 C | 男 | 网络 | 15 |
| 15 | 社区 C | 男 | 社区教育 | 16 |
| 16 | 社区 C | 女 | 大众媒体 | 11 |
| 17 | 社区 C | 女 | 网络 | 12 |
| 18 | 社区 C | 女 | 社区教育 | 20 |

输入:

```
repdata <- multilog[rep(seq_len(nrow(multilog)),multilog$frequency),]
repdata <- repdata[,-4] #删除最后的频数列
```

```
summary(repdata)
```

seq_len()函数创建一个从 1 开始的整数序列；rep()函数在此表示每个数字重复对应的频数次，最后将频数数据转化为原始数据。

输出：

```
community       sex        method
社区 A:175    男:212    大众媒体:114
社区 B:139    女:191       网络  :118
社区 C: 89               社区教育:171
```

输入：

```
install.packages("nnet")
library(nnet)
repdata$community <- relevel(repdata$community, ref = "社区 C")
repdata$sex <- relevel(repdata$sex, ref = "女")
repdata$method <- relevel(repdata$method, ref = "社区教育")
multinom.fit <- multinom(method ~ community + sex, data = repdata)
summary(multinom.fit)
```

revesl()函数设定参照组，nnet 包中的 multinom（）函数通过神经网络拟合多分类 Logistic 回归模型。

输出：

```
Call:
multinom(formula = method ~ community + sex, data = repdata)


Coefficients:
          (Intercept)  community 社区 A  community 社区 B   sex 男
大众媒体      -0.87        -0.66            0.35            1.06
网络          -0.63         0.02           -0.36            0.72


Std. Errors:
          (Intercept)  community 社区 A  community 社区 B   sex 男
大众媒体       0.30         0.34            0.33            0.26
网络           0.28         0.31            0.35            0.24


Residual Deviance: 827
AIC: 843
```

输入：

```
model.null <- multinom(method~1,data=repdata) #拟合仅含截距的模型
install.packages("lmtest")
library(lmtest)
lrtest(model.null,multinom.fit)
```

lrtest()是进行似然比检验的一般函数，可用于比较嵌套(广义)线性模型的拟合优度。

输出：

```
Likelihood ratio test

Model 1: method ~ 1
Model 2: method ~ community + sex
 #Df  LogLik  Df  Chisq   Pr(>Chisq)
1  2    -435
2  8    -413   6  44.2    0.000000068 ***
---
Signif. codes: 0 '***' 0.001 '**' 0.01 '*' 0.05 '.' 0.1 ' ' 1
```

结果显示，似然比检验的 $\chi^2 = 44.2$，$P < 0.001$，表明所构建的模型比空模型更能提高准确度。

输入：

```
z <-summary(multinom.fit)$coefficients/
    summary(multinom.fit)$standard.errors
pnorm(abs(z),lower.tail=FALSE)*2
#计算标准正态分布曲线下双侧尾部面积，即 P 值
```

输出：

|  | (Intercept) | community 社区 A | community 社区 B | sex 男 |
|---|---|---|---|---|
| 大众媒体 | 0.0035 | 0.054 | 0.29 | 0.000041 |
| 网络 | 0.0266 | 0.949 | 0.31 | 0.003248 |

输入：

```
confint(multinom.fit) #求回归系数的 95% 置信区间
```

输出：

```
,, 大众媒体
```

|  | 2.5% | 97.5% |
|---|---|---|
| (Intercept) | -1.46 | -0.288 |
| community 社区 A | -1.33 | 0.011 |
| community 社区 B | -0.30 | 0.992 |
| sex 男 | 0.55 | 1.566 |

,,网络

|  | 2.5% | 97.5% |
|---|---|---|
| (Intercept) | -1.19 | -0.073 |
| community 社区 A | -0.59 | 0.625 |
| community 社区 B | -1.04 | 0.326 |
| sex 男 | 0.24 | 1.200 |

输入：

```
exp(confint(multinom.fit))    #求 OR 值的 95%置信区间
```

输出：

,,大众媒体

|  | 2.5% | 97.5% |
|---|---|---|
| (Intercept) | 0.23 | 0.75 |
| community 社区 A | 0.27 | 1.01 |
| community 社区 B | 0.74 | 2.70 |
| sex 男 | 1.74 | 4.79 |

,,网络

|  | 2.5% | 97.5% |
|---|---|---|
| (Intercept) | 0.30 | 0.93 |
| community 社区 A | 0.56 | 1.87 |
| community 社区 B | 0.35 | 1.39 |
| sex 男 | 1.27 | 3.32 |

输入：

```
tab_model(multinom.fit,
    show.stat=T,
    show.reflvl=T,
    show.aic=T,
    string.pred="Variables",
    string.ci="95% CI of OR",
    string.p="P-Value",
    col.order=c("est","ci","stat","p"),
file="C:\\Users\\mooshaa\\Desktop\\multinom.fit.doc")
```

输出：见表 13-2。

表 13-2　多分类 Logistic 回归结果

| Variables | Odds Ratios | 95% CI of OR | Statistic | P-Value |
|---|---|---|---|---|
| (Intercept) | 0.42 | 0.23～0.75 | −2.92 | **0.004** |
| (Intercept) | 0.53 | 0.30～0.93 | −2.22 | **0.027** |
| 社区 C | Reference | | | |
| 社区 A | 1.02 | 0.56～1.87 | 0.06 | 0.949 |
| 社区 A | 0.52 | 0.26～1.01 | −1.93 | 0.055 |
| 社区 B | 0.70 | 0.35～1.39 | −1.02 | 0.306 |
| 社区 B | 1.42 | 0.74～2.70 | 1.06 | 0.292 |
| 女 | Reference | | | |
| 男 | 2.06 | 1.27～3.33 | 2.94 | **0.003** |
| 男 | 2.89 | 1.74～4.80 | 4.10 | **＜0.001** |
| Observations | 403 | | | |
| $R^2$ Nagelkerke | 0.117 | | | |
| AIC | 842.766 | | | |

第一个 Logit 模型为大众媒体与社区教育相比,男性选择大众媒体的优势(可能性)是女性的 2.89 倍($P＜0.001$);第二个 Logit 模型是网络与社区教育相比,男性选择网络的优势(可能性)是女性的 2.06 倍($P＝0.003$)。

输入:

```
library(generalhoslem)
logitgof(repdata$method,multinom.fit$fitted.values)
```

输出:

```
Hosmer and Lemeshow test (multinomial model)
data: repdata$method,multinom.fit$fitted.values
X-squared = 2,df = 6,p-value = 0.9
```

Hosmer-Lemeshow 拟合优度检验的 $\chi^2＝1.935$,$P＝0.926$,说明模型能较好地拟合原始数据。

输入:

```
rnew <- repdata%>%
         sample_n(5) #随机抽取 5 条记录
predict(multinom.fit,newdata=rnew,"probs") #输出预测概率值
```

输出：

|       | 社区教育   | 大众媒体   | 网络      |
|-------|-----------|-----------|-----------|
| 5.20  | 0.5684795 | 0.1228910 | 0.3086295 |
| 7.21  | 0.2881446 | 0.4912324 | 0.2206230 |
| 6.50  | 0.5684795 | 0.1228910 | 0.3086295 |
| 15.3  | 0.3031455 | 0.3651495 | 0.3317050 |
| 9.6   | 0.2881446 | 0.4912324 | 0.2206230 |

输入：

```
repdata$class <- predict(multinom.fit,newdata=repdata,"class")
#在原始数据中生成 class 变量保存预测的类别
head(repdata)
```

输出：

|     | community | sex | method   | class |
|-----|-----------|-----|----------|-------|
| 1   | 社区A      | 男  | 大众媒体 | 网络  |
| 1.1 | 社区A      | 男  | 大众媒体 | 网络  |
| 1.2 | 社区A      | 男  | 大众媒体 | 网络  |
| 1.3 | 社区A      | 男  | 大众媒体 | 网络  |
| 1.4 | 社区A      | 男  | 大众媒体 | 网络  |
| 1.5 | 社区A      | 男  | 大众媒体 | 网络  |

输入：

```
ctable <- table(repdata$method, repdata$class)
ctable
```

输出：

|          | 社区教育 | 大众媒体 | 网络 |
|----------|---------|---------|------|
| 社区教育 | 103     | 42      | 26   |
| 大众媒体 | 37      | 57      | 20   |
| 网络     | 51      | 32      | 35   |

输入：

```
round((sum(diag(ctable))/sum(ctable))*100,2)
```

输出：

```
48.39          #模型预测正确率为48.39%
```

同样，还可以通过 caret 包中的 confusionMatrix() 计算正确率的 95%CI、Kappa 值、灵敏度、特异度等指标。

# 第三节　有序多分类 Logistic 回归分析

在实际研究中,经常会遇到反应变量为多分类有序变量,如临床疗效分为治愈、显效、有效、无效,各类别之间是有序的。此时,可以拟合基于累积概率的累积 Logit 模型。其基本原理是:依次将反应变量按不同的取值水平分割成两个等级,对这两个等级建立反应变量为二分类的 Logistic 回归模型。不管模型中反应变量的分割点在什么位置,模型中各自变量的回归系数 $\beta_i$ 都保持不变,所改变的只有常数项。如无效 0,有效 1,痊愈 2,分别用无效与有效、痊愈,无效、有效与痊愈作比较,可建立两个方程(R 语言 polr 和 clm 函数以及 SPSS、Stata 软件模型相同,其他软件输出结果的模型表达式会有所差异)。两个方程的常数项不同,但回归系数相同。

$$\ln\left(\frac{P(Y=\text{无效})}{1-P(Y=\text{无效})}\right)=a_1-(\beta_1 x_1+\beta_2 x_2+\cdots+\beta_p x_p)$$

$$\ln\left(\frac{P(Y=\text{无效})+P(Y=\text{有效})}{P(Y=\text{痊愈})}\right)=a_2-(\beta_1 x_1+\beta_2 x_2+\cdots+\beta_p x_p)$$

例:采用轻度认知障碍筛查工具对 60 名社区老年人进行筛查,试分析其精神行为症状发生情况的影响因素。数据文件 ordinallogistic. sav 中包括的变量为:Mentalbehavior(精神行为症状分组,1=无精神行为症状,2=合并 1~3 种精神行为症状,3=合并≥4 种精神行为症状)、age(年龄,1=60~69 岁,2=70~79 岁,3=大于或等于 80 岁)、sex(性别,0=男,1=女)、education(文化程度,1=小学及以下,2=初中,3=高中,4=大学及以上)、marriage(婚姻情况,0=丧偶,1=配偶健在)、livecondition(居住情况,0=与老伴或子女居住,1=独居或其他)、sleep(睡眠情况,0=正常,1=失眠)、importantevent(重大事件,0=无,1=有)、cadiocerebrovascular(心脑血管疾病,0=无,1=有),其中,重大事件指近 1 年内经历有亲人去世或其他对研究对象造成同等程度打击的事件。

输入:

```
library(foreign)
ordinallogistic <- read.spss("ordinallogistic.sav",
                             to.data.frame=T,reencode="UTF-8")
summary(ordinallogistic)
```

输出:

```
  age      sex     education      marriage      livecondition
60-69:21  男:24  小学及以下:14   丧偶  :31  与老伴或子女居住:34
70-79:21  女:36    初中  :18  配偶健在:29    独居或其他  :26
 ≥80 :18           高中  :14
                大学及以上:14
```

| sleep | importantevent | cadiocerebrovascular | Mentalbehavior |
|---|---|---|---|
| 正常:24 | 无:29 | 无:27 | 无精神行为症状 :18 |
| 失眠:36 | 有:31 | 有:33 | 合并 1-3 种精神行为症状:20 |
| | | | 合并≥4 种精神行为症状 :22 |

输入：

```
install.packages("MASS")
library(MASS)
ordinal.res <- polr(Mentalbehavior~.,Hess=T,data=ordinallogistic)
summary(ordinal.res,digits=3)
```

Hess＝T 输出 Hessian Matrix，若调用 summary()函数则需使用此参数。

输出：

```
Call:
polr(formula = Mentalbehavior ~ ., data = ordinallogistic, Hess = T)
Coefficients:
```

| | Value | Std. Error | t value |
|---|---|---|---|
| age70-79 | -0.0761 | 0.655 | -0.1162 |
| age≥80 | -0.2552 | 0.716 | -0.3564 |
| sex 女 | -0.1558 | 0.562 | -0.2773 |
| education 初中 | -0.0330 | 0.752 | -0.0439 |
| education 高中 | -0.0416 | 0.821 | -0.0507 |
| education 大学及以上 | 0.0125 | 0.883 | 0.0142 |
| marriage 配偶健在 | -1.4544 | 0.597 | -2.4359 |
| livecondition 独居或其他 | -1.0591 | 0.604 | -1.7523 |
| sleep 失眠 | 1.4010 | 0.648 | 2.1604 |
| importantevent 有 | 0.0625 | 0.561 | 0.1113 |
| cadiocerebrovascular 有 | -0.1690 | 0.610 | -0.2772 |

Intercepts:

| | Value | Std. Error | t value |
|---|---|---|---|
| 无精神行为症状\|合并 1-3 种精神行为症状 | -1.728 | 1.142 | -1.514 |
| 合并 1-3 种精神行为症状\|合并≥4 种精神行为症状 | 0.090 | 1.123 | 0.080 |

```
Residual Deviance: 111.12
AIC: 137.12
```

输入：

```
cofandp <- coef(summary(ordinal.res))
pval <- pnorm(abs(cofandp[, "t value"]),lower.tail = FALSE) * 2
#按近似标准正态分布计算 P 值
cofandp <- cbind(round(cofandp,3),"p value" = round(pval,3))
cofandp
```

pnorm()函数用于返回正态分布的概率累积密度。

输出：

| | Value | Std. Error | t value | p value |
|---|---|---|---|---|
| age70-79 | -0.076 | 0.66 | -0.116 | 0.907 |
| age≥80 | -0.255 | 0.72 | -0.356 | 0.722 |
| sex 女 | -0.156 | 0.56 | -0.277 | 0.782 |
| education 初中 | -0.033 | 0.75 | -0.044 | 0.965 |
| education 高中 | -0.042 | 0.82 | -0.051 | 0.960 |
| education 大学及以上 | 0.012 | 0.88 | 0.014 | 0.989 |
| marriage 配偶健在 | -1.454 | 0.60 | -2.436 | 0.015 |
| livecondition 独居或其他 | -1.059 | 0.60 | -1.752 | 0.080 |
| sleep 失眠 | 1.401 | 0.65 | 2.160 | 0.031 |
| importantevent 有 | 0.062 | 0.56 | 0.111 | 0.911 |
| cadiocerebrovascular 有 | -0.169 | 0.61 | -0.277 | 0.782 |
| 无精神行为症状\|合并 1-3 种精神行为症状 | -1.728 | 1.14 | -1.514 | 0.130 |
| 合并 1-3 种精神行为症状\|合并≥4 种精神行为症状 | 0.090 | 1.12 | 0.080 | 0.936 |

还可以利用 ordinal 包中的 clm()函数直接输出 $P$ 值或采用 lrtest 包中的 coeftest()函数计算 $P$ 值。

输入：

```
ordinal.null <- polr(Mentalbehavior~1,Hess=T,data=ordinallogistic)
#拟合空模型
anova(ordinal.null,ordinal.res)#或使用 lrtest()函数
```

输出：

```
Likelihood ratio tests of ordinal regression models

Response: Mentalbehavior
    Model  Resid. df  Resid. Dev  Test   Df   stat.     Pr(Chi)
1   1      58         131.4328
2   2      47         111.1196    1 vs 2 11   20.31318  0.04122619
```

似然比检验结果显示，$\chi^2 = 20.313$，$P = 0.041$，表明回归模型成立，至少有一个自变量的偏回归系数不为 0。

输入：

```
library(generalhoslem)
logitgof(ordinallogistic$Mentalbehavior,ordinal.res$fitted.values,ord
    = TRUE)#ord=T 表示对有序 logistic 回归执行 HL 拟合优度检验
```

或者输入 lipsitz. test(ordinal. res)对有序 logistic 回归模型进行 Lipsitz 拟合优度检验。

输出：

```
Hosmer and Lemeshow test (ordinal model)

data: ordinallogistic$Mentalbehavior, ordinal.res$fitted.values
X-squared = 20.168, df = 17, p-value = 0.2657
```

Hosmer-Lemeshow 拟合优度检验的 $\chi^2 = 20.168$，$P = 0.266$，说明模型能较好地拟合原始数据。

输入：

```
install.packages("brant")
 library("brant")
brant(ordinal.res)
```

输出：

```
------------------------------------------------------------
Test for                   X2     df    probability
------------------------------------------------------------
Omnibus                    2.83   11     0.99
age70-79                   0      1      0.96
age≥80                     0.68   1      0.41
sex 女                     0.03   1      0.86
education 初中             0.05   1      0.82
education 高中             0.03   1      0.86
education 大学及以上        0.27   1      0.6
marriage 配偶健在          1.04   1      0.31
livecondition 独居或其他    0.18   1      0.67
sleep 失眠                 0.83   1      0.36
importantevent 有          0.16   1      0.69
cadiocerebrovascular 有    0.05   1      0.82
------------------------------------------------------------
H0: Parallel Regression Assumption holds
```

brant 包中的 brand() 函数能够实现 Brant-Wald 检验，结果显示对模型总体（Omnibus）和对自变量检验的 $P$ 值均大于 0.05，满足平行性假设（比例优势假设，proportional odds assumption），即无论因变量的分割点在什么位置，模型中各个自变量对因变量的影响不变，也就是自变量对因变量的回归系数与分割点无关。如有序 Logistic 回归分析不满足平行假定，可采用无序多分类 Logistic 回归或偏比例优势模型。

输入：

```
exp(cbind(OR=coef(ordinal.res),confint(ordinal.res))) #求 OR 值及 95%CI
```

输出：

|  | OR | 2.5% | 97.5% |
|---|---|---|---|
| age70-79 | 0.927 | 0.254 | 3.395 |
| age≥80 | 0.775 | 0.186 | 3.178 |
| sex 女 | 0.856 | 0.279 | 2.572 |
| education 初中 | 0.968 | 0.216 | 4.231 |
| education 高中 | 0.959 | 0.190 | 4.881 |
| education 大学及以上 | 1.013 | 0.177 | 5.813 |
| marriage 配偶健在 | 0.234 | 0.069 | 0.731 |
| livecondition 独居或其他 | 0.347 | 0.103 | 1.123 |
| sleep 失眠 | 4.059 | 1.177 | 15.439 |
| importantevent 有 | 1.064 | 0.350 | 3.229 |
| cadiocerebrovascular 有 | 0.844 | 0.247 | 2.770 |

输入：

```
library(sjPlot)
tab_model(ordinal.res,
    show.stat=T,
    show.reflvl =T,
    string.ci = "95% CI of OR",
    string.p = "P-Value",
    col.order = c("est","ci","stat","p"),
file = "C:\\Users\\mooshaa\\Desktop\\ordinal.res.doc")
```

输出：见表 13-3。

表 13-3　有序多分类 Logistic 回归结果

| Predictors | Odds Ratios | 95% CI of OR | Statistic | P-Value |
|---|---|---|---|---|
| 60～69 | *Reference* | | | |
| 70～79 | 0.93 | 0.25～3.39 | −0.12 | 0.908 |
| ≥80 | 0.77 | 0.19～3.18 | −0.36 | 0.723 |
| 男 | *Reference* | | | |
| 女 | 0.86 | 0.28～2.57 | −0.28 | 0.783 |
| 小学及以下 | *Reference* | | | |
| 初中 | 0.97 | 0.22～4.23 | −0.04 | 0.965 |
| 高中 | 0.96 | 0.19～4.88 | −0.05 | 0.960 |
| 大学及以上 | 1.01 | 0.18～5.81 | 0.01 | 0.989 |

(续表)

| Predictors | Odds Ratios | 95% CI of OR | Statistic | P-Value |
|---|---|---|---|---|
| 丧偶 | *Reference* | | | |
| 配偶健在 | 0.23 | 0.07~0.73 | −2.44 | **0.019** |
| 与老伴或子女居住 | *Reference* | | | |
| 独居或其他 | 0.35 | 0.10~1.12 | −1.75 | 0.086 |
| 正常 | *Reference* | | | |
| 失眠 | 4.06 | 1.18~15.44 | 2.16 | **0.036** |
| 无 | *Reference* | | | |
| 有 | 1.06 | 0.35~3.23 | 0.11 | 0.912 |
| 无 | *Reference* | | | |
| 有 | 0.84 | 0.25~2.77 | −0.28 | 0.783 |
| 合并1~3种精神行为症状\|合并≥4种精神行为症状 | 1.09 | 0.26~4.62 | 0.08 | 0.936 |
| 无精神行为症状\|合并1~3种精神行为症状 | 0.18 | 0.05~0.66 | −1.51 | 0.137 |
| Observations | 60 | | | |
| R² Nagelkerke | 0.323 | | | |

写出回归方程：

$$\ln\left(\frac{P(Y=无精神行为症状)}{1-P(Y=无精神行为症状)}\right)=-1.728-(-1.454marriage+1.401sleep)$$

$$\ln\left(\frac{P(Y=无精神行为症状)+P(Y=合并1—3种精神行为症状)}{P(Y=合并≥4种精神行为症状)}\right)$$
$$=0.09-(-1.454marriage+1.401sleep)$$

结果显示,配偶健在者发生更严重精神行为的可能性是丧偶者的 0.23 倍;失眠者发生更严重精神行为的可能性是睡眠正常者的 4.06 倍。同样,还可以通过 caret 包中的 confusionMatrix() 计算正确率的 95%CI、Kappa 值、灵敏度、特异度等指标。

# 第十四章

# 计数资料回归分析

## 第一节　Poisson 回归分析

Poisson 回归用于单位时间、单位面积或单位空间内某稀有事件发生数的影响因素分析。其中响应变量是以计数而不是分数的形式出现，计数数据即具有非负整数值的离散数据，比如一个人心脏病发作或卒中的次数等。计数数据也可以表示为速率数据，一个事件在一个时间范围内发生的次数既可以表示为原始计数（如"在一天中，我们吃了三顿饭"），也可以表示为速率（"我们以每小时 0.125 顿饭的速率进食"），可用于罕见疾病的发病率比较。与二项分布不同的是，二项分布计算的是在给定的试验次数中成功的次数，而泊松计数没有上限。此外，建议只在平均计数很小的时候（如小于 10）才进行泊松回归，当计数较大时，其他类型的回归可能更合适。

Poisson 回归的应用条件：①因变量为计数变量；②各观测之间相互独立；③计数变量服从 poisson 分布；④各自变量水平上的因变量的方差与均数相等；⑤因变量的对数与定量自变量呈线性关系。

Poisson 回归模型：

$$\log(\mu) = \beta_0 + \beta_1 X_1 + \beta_2 X_2 + \cdots + \beta_m X_m$$

其中，$\mu$ 表示因变量 $y$ 的均值，系数 $\beta_i$ 表示 $x_i$ 每增加一个单位，$\log(\mu)$ 的改变量，或者说 $x_i$ 每增加一个单位，对 $\mu$ 产生 $e^{\beta i}$ 的效应。如果各单元内发生事件的观察基数不同，需要转化为相同基数再进行分析。

$$\log(\mu/N) = \beta_0 + \beta_1 X_1 + \beta_2 X_2 + \cdots + \beta_m X_m$$

$N$ 表示相应单元的观赏单位数，将上式变形后得

$$\log(\mu) = \log(N) + \beta_0 + \beta_1 X_1 + \beta_2 X_2 + \cdots + \beta_m X_m$$

其中，$\log(N)$ 称为偏移量（offset），用于去除观察单位不相等的影响。

**例**：SwR 软件包中的 eba1977 数据集包含了丹麦四个相邻城市按年龄组划分的肺癌发病人数和人口规模，包括 city（城市，包括 Fredericia，Horsens，Kolding 和 Vejle）、age（年龄组，分为 40~54、55~59、60~64、65~69、70~74 和 75＋）、pop（居民数量）和 cases（肺癌人数）等变量，试分析肺癌发生率的影响因素。

输入：

```
install.packages("ISwR")
library(ISwR)
data(eba1977)
head(eba1977)
```

输出：

```
        city     age   pop   cases
1 Fredericia  40-54  3059    11
2   Horsens   40-54  2879    13
3   Kolding   40-54  3142     4
4     Vejle   40-54  2520     5
5 Fredericia  55-59   800    11
6   Horsens   55-59  1083     6
```

输入：

```
eba1977 <- eba1977 %>% mutate(lpop = log(pop))  #求偏移量
poissonmodel <- glm(cases ~ city + age, offset=lpop,
family=poisson,data=eba1977)
summary(poissonmodel)
```

输出：

```
Call:
glm(formula = cases ~ city + age, family = poisson, data = eba1977,
  offset = lpop)

Deviance Residuals:
   Min       1Q     Median      3Q      Max
-2.63573 -0.67296  -0.03436  0.37258  1.85267

Coefficients:
              Estimate   Std. Error   z value   Pr(>|z|)
(Intercept)   -5.6321     0.2003      -28.125   < 2e-16 ***
cityHorsens   -0.3301     0.1815       -1.818   0.0690 .
cityKolding   -0.3715     0.1878       -1.978   0.0479 *
cityVejle     -0.2723     0.1879       -1.450   0.1472
age55-59       1.1010     0.2483        4.434   9.23e-06 ***
age60-64       1.5186     0.2316        6.556   5.53e-11 ***
age65-69       1.7677     0.2294        7.704   1.31e-14 ***
age70-74       1.8569     0.2353        7.891   3.00e-15 ***
```

```
age75+          1.4197          0.2503          5.672          1.41e-08 ***
---
Signif. codes: 0 '***' 0.001 '**' 0.01 '*' 0.05 '.' 0.1 ' ' 1
(Dispersion parameter for poisson family taken to be 1)
    Null deviance: 129.908 on 23 degrees of freedom
Residual deviance: 23.447 on 15 degrees of freedom
AIC: 137.84
Number of Fisher Scoring iterations: 5
```

输入：

```
deviance1 = poissonmodel$null.deviance-poissonmodel$deviance
df1 = poissonmodel$df.null-poissonmodel$df.residual
pchisq(deviance1,df1,lower.tail= F)
```

输出：

```
2.029662e-19        #P<0.05,表明模型整体有统计学意义
```

此外，还可以拟合空模型，通过 anova() 函数对两个模型进行检验。

输入：

```
install.packages("performance")
library(performance)
check_overdispersion(poissonmodel)
```

check_overdispersion() 函数用于检查广义线性（混合）模型的过度离散情况，对于 poisson 模型即方差明显高于均数。此外，还可以利用 AER 包中的 dispersiontest() 函数进行检验。

输出：

```
dispersion ratio = 1.504
 Pearson's Chi-Squared = 22.562
             p-value =  0.094


No overdispersion detected.
```

结果显示，$P > 0.05$ 即未发现过度离散，离散比为 1.504，一般认为离散比大于 1 表示过度离散。此时可采用 MASS 包中的 glm.nb() 函数拟合负二项回归（negative binomial regression），如本例中 glm.nb(cases ~ city + age+offset(lpop), data=eba1977)。

输入：

```
dp = sum(residuals(poissonmodel,type ="pearson")^2)/
       poissonmodel$df.residual
dp
```

输出：

```
1.504109
```

离散比也可以用 Pearson 的 Chi-squared 统计量和自由度来计算。

输入：

```
round(exp(cbind(IRR= coef(poissonmodel),confint(poissonmodel))),3)
```

输出：

```
                IRR     2.5 %    97.5 %
(Intercept)    0.004   0.002    0.005
cityHorsens    0.719   0.503    1.026
cityKolding    0.690   0.476    0.995
cityVejle      0.762   0.525    1.099
age55-59       3.007   1.843    4.901
age60-64       4.566   2.907    7.236
age65-69       5.857   3.748    9.249
age70-74       6.404   4.043   10.212
age75+         4.136   2.523    6.762
```

IRR(incidence rate ratios)称发生率比，可见，55～59 岁、60～64 岁、65～69 岁、70～74 岁和 75＋岁年龄组的人肺癌发生率分别是 40～54 岁年龄组的人的 3 倍、4.56 倍、5.86 倍、6.4 倍和 4.14 倍。

输入：

```
library(sjPlot)
tab_model(poissonmodel,
    title = "Table 1",
    show.stat=T,
    show.reflvl =T,
    show.aic = T,
    string.pred = "Variables",
    string.ci = "95% CI of IRR",
    string.p = "P-Value",
    col.order = c("est","stat","ci","p"),
    file = "C:\\Users\\mooshaa\\Desktop\\possionmodel.doc")
```

输出：见表 14－1。

表 14－1　Poisson 回归结果

| Variables | Incidence Rate Ratios | Statistic | 95% CI of IRR | P-Value |
|---|---|---|---|---|
| (Intercept) | 0.00 | −28.12 | 0.00～0.01 | **<0.001** |
| Fredericia | Reference | | | |
| Horsens | 0.72 | −1.82 | 0.50～1.03 | 0.069 |

（续表）

| Variables | Incidence Rate Ratios | Statistic | 95% CI of IRR | P-Value |
|---|---|---|---|---|
| Kolding | 0.69 | −1.98 | 0.48~1.00 | **0.048** |
| Vejle | 0.76 | −1.45 | 0.53~1.10 | 0.147 |
| age 40~54 | Reference | | | |
| age 55~59 | 3.01 | 4.43 | 1.84~4.90 | **<0.001** |
| age 60~64 | 4.57 | 6.56 | 2.91~7.24 | **<0.001** |
| age 65~69 | 5.86 | 7.70 | 3.75~9.25 | **<0.001** |
| age 70~74 | 6.40 | 7.89 | 4.04~10.21 | **<0.001** |
| age 75+ | 4.14 | 5.67 | 2.52~6.76 | **<0.001** |
| Observations | 24 | | | |
| $R^2$ Nagelkerke | 0.993 | | | |
| AIC | 137.836 | | | |

此外，还可以通过 performance 包中的 performance() 函数输出反映模型质量和拟合度等指数。

输入：

```
install.packages(c("gtsummary","flextable"))
library(gtsummary)
library(flextable)
tf <- tempfile(fileext =".docx")  #设置 docx 格式的临时文件
t1 <- tbl_regression(poissonmodel, exponentiate = TRUE) %>% #对系数指数化
    bold_p(t = 0.05) %>%  #将小于 0.05 的 P 值加粗
    bold_labels() %>%     #加粗变量名
    italicize_levels() %>% #将变量水平变成斜体
    as_flex_table() %>%
#将 gtsummary 对象转换为 flextable 对象可自定义格式
    save_as_docx(path = tf) #在 Word 文件中保存 flextable 对象
t1
```

输出：见表 14 - 2。

```
"C:\\Users\\mooshaa\\AppData\\Local\\Temp\\Rtmpwbfg0z\\file87d872112e
48.docx"
```

输出临时文件所在路径后，在电脑中打开 word 文档，即可显示结果表格。tbl_regression() 函数接受 R 中的一个回归模型对象，并返回一个可发表的回归模型结果格式化表格。

表 14 - 2 采用 tbl_regression( )函数生成 Poisson 回归结果

| Characteristic | IRR[1] | 95% CI[1] | p-value |
|---|---|---|---|
| **city** | | | |
| Fredericia | — | — | |
| Horsens | 0.72 | 0.50, 1.03 | 0.069 |
| Kolding | 0.69 | 0.48, 1.00 | **0.048** |
| Vejle | 0.76 | 0.53, 1.10 | 0.15 |
| **age** | | | |
| 40~54 | — | — | |
| 55~59 | 3.01 | 1.84, 4.90 | **<0.001** |
| 60~64 | 4.57 | 2.91, 7.24 | **<0.001** |
| 65~69 | 5.86 | 3.75, 9.25 | **<0.001** |
| 70~74 | 6.40 | 4.04, 10.2 | **<0.001** |
| 75+ | 4.14 | 2.52, 6.76 | **<0.001** |

1 IRR = incidence rate ratio, CI = confidence interval

当零值的数量多到数据不符合标准分布(如正态、泊松、二项、负二项等)时,数据集被称为零点膨胀。performance 包中的 check_zeroinflation( )函数可以检查计数模型对结果中的零值是否过度拟合或拟合不足。零膨胀模型是伯努利分布与普通计数分布(如泊松等)的混合分布模型,分为零数据部分及非零计数部分,可采用 pscl 包中的 zeroinfl( )函数拟合零膨胀 poisson 回归模型或零膨胀负二项回归模型。

## 第二节 负二项回归分析

Poisson 分布要求数据的均数和方差相等,但实际数据往往不符合这一假定,方差有时会大于均数,产生过度离散(overdispersion)现象,可能是观测之间不独立造成的。在医学研究中,传染性疾病、遗传性疾病和地方性疾病等事件的发生都是非独立的,对于这类资料,如果仍然采用 poisson 回归模型,可能会低估参数的标准误差,高估其显著性水平,从而在模型中保留多余的解释变量,此时可以采用负二项回归模型代替 poisson 回归模型进行估计。负二项回归模型可表示为:

$$\log(\mu_i) = X_i\beta + \varepsilon_i$$

即在 poisson 回归模型的基础上增加一个随机误差项 $\varepsilon_i$ 来反映个体异质性或不可观测部分。负二项分布的方差和均数的关系可表示为:

$$\sigma^2 = \mu + \mu^2/\theta$$

例：bayesjackman 软件包中的 st_louis_census 数据集来自 1990 年美国密苏里州圣路易斯市的人口普查，共 111 个普查区，变量包括 i8094（凶杀事件的数量）、pcunemp9（失业率）和 incrs（1990 年的家庭收入中位数），试分析凶杀事件发生率（假设基数相同）的影响因素。

输入：

```
install.packages("devtools")
library(devtools)
install_github("jrnold/jackman-bayes", subdir = "bayesjackman")
library(bayesjackman)
data("st_louis_census")
summary(st_louis_census)
```

利用 devtools 软件包中的 install_github() 函数来安装托管在 GitHub 上的 R 包。

输出：

```
      i8094           pcunemp9          incrs
 Min.   : 0.00    Min.   : 0.000    Min.   : 4.999
 1st Qu.: 5.00    1st Qu.: 6.145    1st Qu.:13.347
 Median :16.00    Median :11.140    Median :18.202
 Mean   :25.36    Mean   :12.078    Mean   :18.571
 3rd Qu.:39.50    3rd Qu.:16.290    3rd Qu.:24.227
 Max.   :99.00    Max.   :35.760    Max.   :33.549
```

输入：

```
poissonmodel.1 <- glm(i8094 ~pcunemp9 +incrs, family=poisson,
               data=st_louis_census)
check_overdispersion(poissonmodel.1)
```

输出：

```
dispersion ratio =  11.660
 Pearson's Chi-Squared = 1259.242
             p-value =  < 0.001

Overdispersion detected.
```

结果显示，存在过度离散问题，离散比为 11.66。

输入：

```
library(MASS)
nb.model <- glm.nb(i8094~pcunemp9+incrs, data=st_louis_census)
summary(nb.model)
```

输出:

```
Call:
glm.nb(formula = i8094 ~ pcunemp9 + incrs, data = st_louis_census,
  init.theta = 2.055287602, link = log)

Deviance Residuals:
   Min       1Q      Median     3Q      Max
-2.6741   -1.0327   -0.2428   0.4796   2.0865

Coefficients:
            Estimate   Std. Error   z value    Pr(>|z|)
(Intercept)  2.78698    0.41575      6.703     2.04e-11 ***
pcunemp9     0.08937    0.01303      6.858     6.99e-12 ***
incrs       -0.05087    0.01526     -3.333     0.000859 ***
---
Signif. codes: 0 '***' 0.001 '**' 0.01 '*' 0.05 '.' 0.1 ' ' 1

(Dispersion parameter for Negative Binomial(2.0553) family taken to be 1)
    Null deviance: 250.60 on 110 degrees of freedom
Residual deviance: 121.57 on 108 degrees of freedom
AIC: 864.02
Number of Fisher Scoring iterations: 1


    Theta: 2.055
    Std. Err.: 0.312


2 x log-likelihood: -856.021
```

离散参数 $\theta=2.055$,$\theta$ 真正控制的是相对于 Poisson 分布的变异程度,当 $\theta \to \infty$ 时,$\sigma^2=\mu$,负二项分布为泊松分布。此外,还可以根据 DHARMa 包中的 testDispersion() 函数对 Poisson 或负二项回归模型等执行一个基于模拟的过度/欠离散检验。

输入:

```
poissonmodel.1$aic
```

输出:

```
[1] 1774.734
```

输入:

```
nb.model$aic
```

输出：

```
[1] 864.0207
```

可见，负二项回归模型具有更低的 aic 值。

输入：

```
round(exp(cbind(IRR= coef(nb.model),confint(nb.model))),3)
```

输出：

|  | IRR | 2.5 % | 97.5 % |
|---|---|---|---|
| (Intercept) | 16.232 | 7.527 | 35.995 |
| pcunemp9 | 1.093 | 1.064 | 1.124 |
| incrs | 0.950 | 0.924 | 0.978 |

结果显示，当失业率上升一个单位时，凶杀事件的发生率增加 9.3%；当家庭收入中位数上升一个单位时，凶杀事件的发生率下降 5%。

# 第十五章

# Cox 回归分析

## 第一节　传统比例风险模型

　　生存分析(survival analysis)是将观察结局和出现这一结局所经历的时间结合起来分析的一种统计分析方法。不仅考虑事件是否出现,还考虑事件出现的时间长短,因此这类方法也被称为时间-事件分析(time-to-event analysis)。

　　目前,对生存资料的多因素分析最常用的方法是 Cox 比例风险回归模型(Cox proportional hazard regression model),该模型以生存结局和生存时间为因变量,可同时分析众多因素对生存期的影响,分析带有删失生存时间的资料,主要用于:①建立以多个危险因素估计生存或死亡的风险模型,并由模型估计对多个危险因素导致死亡的相对危险度;②用已建立的模型,估计患病后随时间变化的生存率;③用已经建立的模型,估计患病后的危险指数(预后指数 PI)。Cox 回归的应用条件:①已知观察对象的生存时间;②已知观察对象在事先确定的观察时间内,其是否发生某事件的结果;③等比例风险(proportional hazards assumption,PH),各危险因素的作用不随时间变化而变化,即任何两个个体的风险函数比保持一个恒定的比例,与时间 $t$ 无关;④协变量与对数风险比呈线性关系。

　　Cox 回归模型不直接考查生存函数 $S(t)$ 与协变量的关系,而是用风险函数 $h(t)$ 作为因变量。Cox 回归模型可表示为:

$$h(t, X) = h_0(t)\exp(\beta_1 X_1 + \beta_2 X_2 + \cdots + \beta_m X_m)$$

　　其中,$t$ 表示生存时间;$h(t, X)$ 为具有协变量 $X$ 的个体在 $t$ 时刻的风险函数,表示生存时间已达 $t$ 的个体在 $t$ 时刻的瞬时风险率;$h_0(t)$ 为基线风险函数,表示所有 $X$ 都取值为 0 时的个体在 $t$ 时刻的瞬时风险率或死亡率。右侧中 $h_0(t)$ 没有明确的定义,分布无明确的假定,参数无法估计,为非参数部分;另一部分是参数部分,其参数可以通过样本的观察值来估计,因此 Cox 回归模型又称为半参数模型。

$$\frac{h(t, X=1)}{h(t, X=0)} = \frac{h_0(t)\exp(\beta)}{h_0(t)} = \exp(\beta) = HR$$

　　Cox 回归模型中回归系数 $\beta$ 的统计学意义是调整其他变量后,变量 $X$ 每变化一个单位所引起的风险比(hazard ratio)的自然对数改变量。

　　生存分析中,有以下对应函数关系,其中 $h(t)$ 表示风险函数(hazard function),$H(t)$ 表示累计风险函数(cumulative hazard function),$S(t)$ 表示生存函数(survival function),$F(t)$ 表示累积发生率函数(cumulative incidence function)。

$$S(t) = \exp\left[-\int_0^t h(t)dt\right]$$

$$h(t) = -\frac{d}{dt}\ln(S(t))$$

$$H(t) = -\log(S(t))$$

$$F(t) = 1 - S(t)$$

例：survival 包中的 lung 数据集为晚期肺癌患者的生存数据，包括 228 条记录，10 个变量，分别为 inst(机构代码)、time(生存时间，天)、status(结局，1＝删失，2＝死亡)、age(年龄，岁)、sex(性别，1＝男，2＝女)、ph. ecog(由医生评定的 ECOG 表现评分，0＝无症状，1＝有症状但完全可以走动，2＝卧床时间＜50％，3＝卧床时间＞50％但不是卧床不起，4＝卧床不起)、ph. karno(由医生评定的 Karnofsky 功能状态评分，从 0 分到 100 分，得分越高健康状况越好)、meal. cal(膳食中消耗的热量)、wt. loss(最近 6 个月体重减轻量，磅)，试分析患者死亡的危险因素。

输入：

```
install.packages("survival")
library(survival)
head(lung)
```

输出：

| | inst | time | status | age | sex | ph.ecog | ph.karno | pat.karno | meal.cal | wt.loss |
|---|---|---|---|---|---|---|---|---|---|---|
| 1 | 3 | 306 | 2 | 74 | 1 | 1 | 90 | 100 | 1175 | **NA** |
| 2 | 3 | 455 | 2 | 68 | 1 | 0 | 90 | 90 | 1225 | 15 |
| 3 | 3 | 1010 | 1 | 56 | 1 | 0 | 90 | 90 | **NA** | 15 |
| 4 | 5 | 210 | 2 | 57 | 1 | 1 | 90 | 60 | 1150 | 11 |
| 5 | 1 | 883 | 2 | 60 | 1 | 0 | 100 | 90 | **NA** | 0 |
| 6 | 12 | 1022 | 1 | 74 | 1 | 1 | 50 | 80 | 513 | 0 |

输入：

```
Surv(lung$time, lung$status)[1:10]
```

survival 包中的 Surv()函数创建了一个生存对象，作为模型公式中的响应变量使用。如果是删失数据，则后面有一个"＋"号。Surv()函数试图猜测结局变量的编码，如你是用 0/1 还是 1/2 来分别代表删失与死亡。

输出：

```
[1] 306  455  1010+ 210  883  1022+ 310  361  218  166
```

输入：

```
surfit.1 <- survfit(Surv(time, status) ~ 1, data = lung)
summary(surfit.1)
```

　　survfit()函数通过一个公式或先前拟合的 Cox 模型来拟合生存曲线,不纳入任何协变量则生成总体生存曲线。

输出:

```
Call: survfit(formula = Surv(time, status) ~ 1, data = lung)

 time n.risk n.event survival std.err lower 95% CI  upper 95% CI
   5    228      1     0.9956  0.00438    0.9871        1.000
  11    227      3     0.9825  0.00869    0.9656        1.000
  12    224      1     0.9781  0.00970    0.9592        0.997
  13    223      2     0.9693  0.01142    0.9472        0.992
  15    221      1     0.9649  0.01219    0.9413        0.989
  26    220      1     0.9605  0.01290    0.9356        0.986
```

　　结果显示了生存时间、期初病例数、死亡人数、生存率、标准误及生存率95%的置信区间,以上只呈现了部分结果。

输入:

```
surfit.1
```

输出:

```
Call: survfit(formula = Surv(time, status) ~ 1, data = lung)

   n  events median  0.95LCL 0.95UCL
 228    165    310      285     363
```

　　结果显示,中位生存时间为 310 天。

输入:

```
summary(surfit.1, times = 365)
```

输出:

```
Call: survfit(formula = Surv(time, status) ~ 1, data = lung)

time n.risk n.event survival std.err lower 95% CI upper 95% CI
 365    65     121    0.409   0.0358     0.345        0.486
```

　　结果显示,存活到 1 年的概率为 40.9%。

输入:

```
install.packages("survminer")
library(survminer)
ggsurvplot(
  fit = survfit(Surv(time, status) ~ 1, data = lung),
  xlab = "生存时间(天)",
  ylab = "总体生存率")
```

survminer 软件包中的 ggsurvplot() 函数是建立在 ggplot2 上的,可以用来创建 Kaplan-Meier 图。

输出:见图 15-1。

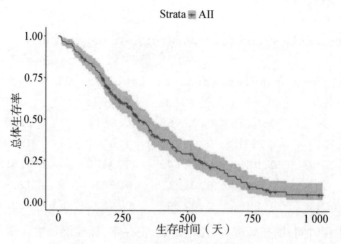

图 15-1　生存分析总的 Kaplan-Meier 图

输入:

```
sexfit = survfit(Surv(time,status)~sex,data=lung)
sexfit
```

按性别分别拟合生存曲线。

输出:

```
Call: survfit(formula = Surv(time,status) ~ sex,data = lung)

        n events median 0.95LCL 0.95UCL
sex=1 138   112    270     212     310
sex=2  90    53    426     348     550
```

结果显示,女性的中位生存时间多于男性。

输入:

```
survdiff(Surv(time,status) ~ sex,data = lung)
```

survdiff() 函数应用 log-rank 法比较两个或多个生存曲线之间是否存在差异。

输出:

```
Call:
survdiff(formula = Surv(time,status) ~ sex,data = lung)

        N Observed Expected (O-E)^2/E (O-E)^2/V
sex=1 138      112     91.6      4.55      10.3
sex=2  90       53     73.4      5.68      10.3

Chisq= 10.3 on 1 degrees of freedom, p= 0.001
```

结果显示,$\chi^2=10.3$, $P=0.001$,表明不同性别间的生存率差异具有统计学意义。

输入:

```
sex.cox <- coxph(Surv(time, status) ~ sex, data = lung)
sex.cox
```

使用 coxph() 函数来拟合 Cox 回归模型。

输出:

```
Call:
coxph(formula = Surv(time, status) ~ sex, data = lung)

       coef   exp(coef)   se(coef)    z        p
sex  -0.5310  0.5880      0.1672   -3.176   0.00149

Likelihood ratio test=10.63 on 1 df, p=0.001111
n= 228, number of events= 165
```

模型总体似然比检验结果显示 $P=0.001$,由于男$=1$,以男性为对照,女性的死亡风险是男性的 0.588 倍,或者说男性的死亡风险是女性的 $1/0.588=1.7$ 倍。输入 summary(sex. cox)可输出更完整的结果。

输入:

```
library(survminer)
sexfitplot <-ggsurvplot(sexfit,
        fun = "pct",
        xlab = "生存时间(天)", #定义 x 轴标题
        ylab = "生存率", #定义 y 轴标题
        pval = T, #添加 P 值,可以是一个逻辑值、数字或字符串
        conf.int = TRUE, #显示置信区间
        conf.int.style = "step", #设置置信区间格式
        palette = "lancet", #使用 ggsci 包中的调色板
        surv.median.line = "hv", #绘制中位生存期水平和垂直线
        risk.table = TRUE, #添加风险表
        cumevents = TRUE, #显示结局事件的累积数量表
        cumcensor=TRUE, #显示删失数据的累积数量表
        censor.shape = "+", #标记删除数据的符号为+
        tables.height = 0.18, #设置生存曲线下所有表格的高度,数值在[0,1]间
        risk.table.col = "strata", #按分组显示风险表中的颜色
        risk.table.y.text.col = T, #按分组显示风险表中 Y 轴标记的颜色
        cumevents.col ="strata", #按分组显示结局事件的累积数量表中的颜色
        cumcensor.col ="strata", #按分组显示删失数据的累积数量表中的颜色
        font.x = c(14, "bold", "red"), #设置 x 轴标题
```

```
        font.y = c(14, "bold", "darkred"),#设置 y 轴标题
        font.tickslab = c(15, "plain", "darkgreen"),#设置坐标轴刻度
        legend.title = "性别",#设置图例标题
        legend.labs = c("男","女"),legend = "top")#设置图例标签和位置
splots <- list()#创建空列表
splots[[1]] <- sexfitplot #将 sexfitplot 作为 splots 列表中的元素
cbindplots<- arrange_ggsurvplots(splots,print = TRUE,
        ncol = 1, nrow = 1) #按单行单列排列图片
ggsave("sexplot.tiff",plot=cbindplots,width =5, height =7,
units="in",dpi=700)
```

ggsurvplot()返回一个包含生存曲线和风险表的 ggplots 的列表,不能直接用 ggsave()直接保存该列表。如果只输出生存曲线,可输入 sexfitplot$plot,然后用 ggsave()保存。arrange_ggsurvplots()函数用于在同一页面上安排多个 ggsurvplots。参数中 fun = "pct"表示绘制生存率,fun = "event"绘制累积事件$[F(t)=1-S(t)]$,也称为累积发生率,fun = "cumhaz"表示绘制累积风险函数 $H(t)=-\log(S(t))$。

输出:见图 15-2。

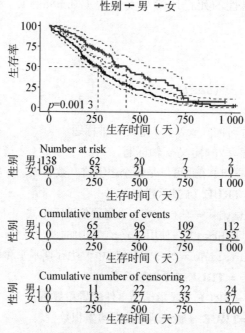

**图 15-2  按性别分组 Kaplan-Meier 图**

输入:

```
install.packages("eoffice")
library(eoffice)
topptx(cbindplots, filename = file.path("C:\\Users\\mooshaa\\Desktop",
        "cbindplots.pptx"), width = 6, height =10)
```

eoffice 包提供了将 R 语言中的图形和数据框导出和导入到 MicroSoft Office(docx、pptx 等格式)中并进行编辑的功能,此外,还能将图片以不同的格式导出,如 pdf、eps、emf、tiff、svg、wmf、png 和 jpeg 等。

输出:见图 15 - 3。

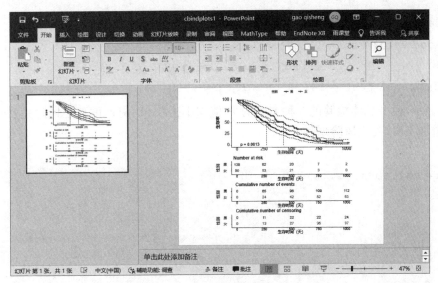

**图 15 - 3　将生存曲线导入到 PPT 中编辑**

输入:

```
res.cox <-coxph(Surv(time,status)~sex+age+wt.loss,data=lung)
summary(res.cox)
```

以 sex、age 和 wt. loss 为自变量拟合 Cox 回归模型。

输出:

```
Call:
coxph(formula = Surv(time,status) ~ sex + age + wt.loss, data = lung)


 n= 214, number of events= 152
 (14 observations deleted due to missingness)
       coef       exp(coef)   se(coef)      z    Pr(>|z|)
sex    -0.5210319  0.5939074  0.1743541  -2.988  0.0028 **
age     0.0200882  1.0202913  0.0096644   2.079  0.0377 *
wt.loss 0.0007596  1.0007599  0.0061934   0.123  0.9024
---
Signif. codes: 0 '***' 0.001 '**' 0.01 '*' 0.05 '.' 0.1 ' ' 1
```

```
        exp(coef) exp(-coef)  lower.95    upper.95
sex      0.5939    1.6838      0.4220      0.8359
age      1.0203    0.9801      1.0011      1.0398
wt.loss  1.0008    0.9992      0.9887      1.0130


Concordance= 0.612 (se = 0.027)
Likelihood ratio test= 14.67 on 3 df, p=0.002
Wald test            = 13.98 on 3 df, p=0.003
Score (logrank) test = 14.24 on 3 df, p=0.003
```

结果显示,模型总体检验的 3 种方法的 $P$ 值均小于 0.05;男性的死亡风险是女性的 1.68 倍;年龄增加 1 岁,死亡风险增加 2%。

输入:

```
test.ph = cox.zph(res.cox)
test.ph
```

输出:

```
        chisq  df   p
sex     2.5489  1  0.11
age     0.5077  1  0.48
wt.loss 0.0144  1  0.90
GLOBAL  3.0051  3  0.39
```

cox.zph() 函数用于检验 cox 回归模型是否满足比例风险假定。结果显示,每个协变量均无统计学意义,整体检验也没有统计学意义,因此,可以认为满足 PH 假定。若不满足等比例风险假定,可拟合包含时依协变量与时间交互项的回归模型。若考虑非死亡时间偏移 (immortal time bias),可利用 jskm 包进行 landmark 分析。

输入:

```
res.cox.time <- coxph(formula = Surv(time, status) ~ sex + age +
                      wt.loss+tt(age), tt=function(x, t, ...)x*t,
                      data = lung)
res.cox.time
```

tt() 为时间变换函数,x 代表 age,t 代表 time。

输出:

```
Call:
coxph(formula = Surv(time, status) ~ sex + age + wt.loss + tt(age),
  data = lung, tt = function(x, t, ...) x * t)


        coef       exp(coef)  se(coef)      z         p
sex     -5.170e-01 5.963e-01 1.745e-01  -2.963  0.00305
```

```
age        2.886e-02  1.029e+00  1.675e-02    1.723   0.08487
wt.loss    5.943e-04  1.001e+00  6.203e-03    0.096   0.92367
tt(age)   -3.136e-05  1.000e+00  4.844e-05   -0.647   0.51747


Likelihood ratio test=15.09 on 4 df, p=0.004526
n= 214, number of events= 152
 (14 observations deleted due to missingness)
```

此时，age 的效应值 HR ＝exp(0.0289＋(−3.136e−05)×(t))，也可以对时间进行 log 等多种变换。本例中 age 无统计学意义，仅作示例。

输入：

```
lung$sex <- factor(lung$sex,labels=c("男","女"))
ggsurvplot(sexfit, data = lung, fun = "cloglog")
```

对于分类协变量，另一种检验比例风险假定的图形方法是绘制 log(−log(S(t))) 与 t 或 log(t) 的对比图，如果两条线近似平行则满足假定。也可以采用 plot 作图，如 plot(sexfit, fun = "cloglog")。

输出：见图 15−4。

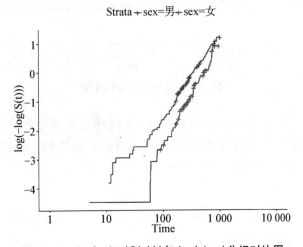

**图 15−4　log(−log(S(t))) 与 log(time) 分组对比图**

输入：

```
ggcoxzph(test.ph)
```

此外，还可以利用 survminer 包中的 ggcoxzph() 函数生成 schoenfeld 残差图进行诊断。

输出：见图 15−5。

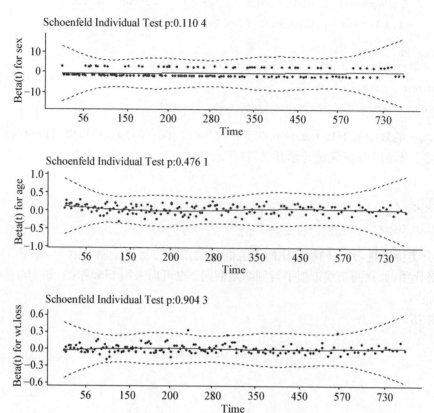

图 15 - 5　schoenfeld 残差图

　　图中点为残差,实线是平滑样条的拟合线,虚线代表系数±2 标准误的置信带。由于 ggcoxzph()函数生成的图 Y 轴刻度范围较宽,可能导致不满足 PH 假定的协变量平滑线看起来像直线。还可以直接利用 plot()函数作图。
输入:

```
ggcoxdiagnostics(res.cox,type = "deviance",linear.predictions = F)
```

　　ggcoxdiagnostics()函数用于显示 Cox 比例风险模型拟合度的诊断图。type 用于设置残差类型,包括" martingale"、" deviance"、" score"、" schoenfeld"、" dfbeta"、" dfbetas"、"scaledsch"、"partial",其中 schoenfeld 残差用于检验比例风险假定,deviance 残差用于影响点(异常值)识别,martingale 残差用于非线性检验。linear. predictions 设置在 X 轴上显示观测值的线性预测值(TRUE)或只是观测值的索引(FALSE)。
输出:见图 15 - 6。

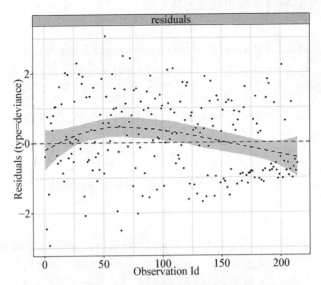

**图 15-6  Cox 比例风险模型拟合度的残差诊断图**

如果 deviance 残差大于 0,提示预测结局发生的时间比实际结局发生的时间短,会高估风险率;如果 deviance 残差小于 0,则提示预测结局发生的时间比实际结局发生的时间长,导致风险率被低估。过大或过小的值(如超过±2)则可能是离群值。

输入:

```
ggcoxfunctional(Surv(time, status)~age+log(age)+sqrt(age),data=lung)
```

ggcoxfunctional()函数用于显示连续性定量变量与空 Cox 比例风险模型的 martingale 残差图,这有助于正确选择 Cox 回归模型中连续变量的函数形式。Martingale 残差范围一般在(-INF,1),如果其值接近于 1,代表个体"过早死亡",而大的负值则表示个体"活的太久"。

输出:见图 15-7。

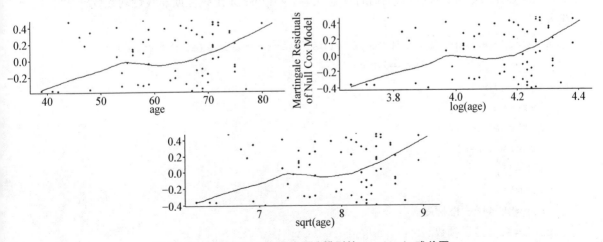

**图 15-7  age 和空 Cox 比例风险模型的 martingale 残差图**

从图中可看出,年龄整体表现出线性趋势。

输入：

```
res.cox.1 <-coxph(Surv(time, status)~sex+pspline(age)+
                  pspline(wt.loss),data=lung)
res.cox.1
```

还可以利用 pspline()平滑样条函数来检查模型中定量变量的非线性关系。

输出：

```
Call:
coxph(formula = Surv(time, status) ~ sex + pspline(age) + pspline(wt.loss),
  data = lung)
```

|                              | coef    | se(coef) | se2     | Chisq  | DF   | p     |
|------------------------------|---------|----------|---------|--------|------|-------|
| sex 女                       | -0.5073 | 0.1768   | 0.1754  | 8.2315 | 1.00 | 0.004 |
| pspline(age), linear         | 0.0208  | 0.0095   | 0.0094  | 4.8269 | 1.00 | 0.028 |
| pspline(age), nonlin         |         |          |         | 2.8972 | 3.08 | 0.421 |
| pspline(wt.loss), linear     | 0.0002  | 0.0062   | 0.0062  | 0.0011 | 1.00 | 0.973 |
| pspline(wt.loss), nonlin     |         |          |         | 4.5951 | 3.02 | 0.207 |

```
Iterations: 4 outer, 13 Newton-Raphson
  Theta= 0.791
  Theta= 0.701
Degrees of freedom for terms= 1.0 4.1 4.0
Likelihood ratio test=24.2 on 9.08 df, p=0.004
n= 214, number of events= 152
  (14 observations deleted due to missingness)
```

结果显示,age 的线性形式有统计学意义,而 wt. loss 无论线性或非线性均无统计学意义。

输入：

```
res.cox.2 <-coxph(Surv(time, status)~sex+pspline(age)+wt.loss,
                  data=lung)
hist(lung$age,
  breaks=30,
  col="peachpuff",
  border="black",
  xlab="",
  ylab="",
  main="", #隐去图标题
  prob= F, #显示频数而比例
  xaxt="n",yaxt = "n") #隐去 X、Y 轴标签和刻度
```

```
  axis(side=4,pos=82,col="black")#添加右侧 y 轴
install.packages("Greg")
library(Greg)#调用 Greg 包中的 plotHR()函数绘制样条曲线
par(new=TRUE)    #继续在原来图上加图形
plotHR(res.cox.1,term = "age", #指定目标变量
   xlim = c(39,82),
   xlab = "age", #X 轴标签
   ylab="log(Hazard Ratio)", #Y 轴标签
   rug = "ticks", #目标变量密度(density)或抖动图(ticks)
   ylog=T, # Y 轴对数值（建议）
   col.term = "red", #曲线颜色
   lwd.term = 3, #曲线粗细
   lwd.se=2,   #置信线粗细
   lty.term="solid",#曲线样式
   lty.se="dashed",#置信线样式
   polygon_ci = F,#不显示置信区间多边形
   col.se ="blue", #置信线颜色
   alpha=0.05,#95%CI
   cex = 1.2)#字体大小
```

输出：见图 15 - 8。

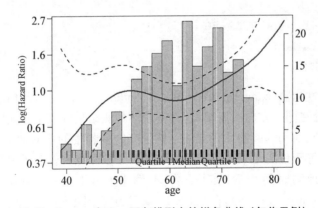

**图 15 - 8　age 在 Cox 回归模型中的样条曲线（仅作示例）**

　　此外，还可以利用 smoothHR 包中的 smoothHR()函数和 plot()函数生成 Cox 回归模型中的样条曲线(spline)。

输入：

```
res.cox.2 <- coxph(Surv(time,status)~sex + age + wt.loss+
            strata(sex),data = lung)
ggadjustedcurves(res.cox.2,data=lung)
```

　　ggadjustedcurves()用于绘制在 coxph 模型中调整其他协变量后不同组之间的生存曲线。
输出：见图 15 - 9。

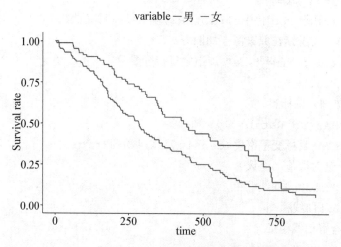

图 15 - 9　调整其他协变量后不同性别的生存曲线

输入：

```
concordance(res.cox)
```

输出：

```
Call:
concordance.coxph(object = res.cox)
n= 214
Concordance= 0.6121 se= 0.02688
concordant discordant  tied.x  tied.y  tied.xy
  10531      6672         10      22        0
```

　　结果显示，一致性指数(concordance index，C-index)为 0.612,标准误为 0.027。一致性表示预测与实际值处在同一方向的概率,若具有较坏预测结果的病例其实际观察时间也较短,则表示具有一致方向。C-index 的计算方法是把研究的资料中的所有研究对象随机地两两组成对子,一致性指数等于预测结果和实际相一致的对子数除以有效对子总数,在具体计算时还要考虑实际时间或预测时间相等的对子数,本例中 C-index = (concordant + tied. x /2)/(concordant + discordant + tied. x),在 0.5～1。0.5 为完全随机,说明该模型没有预测作用;1 为完全一致,说明该模型预测结果与实际完全一致。

输入：

```
newdata <- lung[2,c(2,3,4,5,10)]  #提取第二条记录
newdata
```

输出：

```
    time  status  age  sex   wt.loss
2   455   2       68   男    15
```

输入：

```
prob <- predict(res.cox,newdata,type=c("survival"))
prob
```

输出：

```
[1] 0.2348142          #生存率预测值为 23.5%
```

输入：

```
library(regplot)
regplot(res.cox,observation = newdata,
    failtime = 455,
    points=T,
    droplines=T,
    dencol="lightyellow",#对概率密度图或其它定量数据图进行颜色填充
    boxcol="lightblue",#对因子变量的箱图进行颜色填充
    cexscales=1.2,#调整列线图刻度值和点的字体大小
    cexvars=1.2,#调整变量名称字体大小
    cexcats=1.2,#调整变量值字体大小
    interval="confidence")
```

输出：见图 15 - 10。

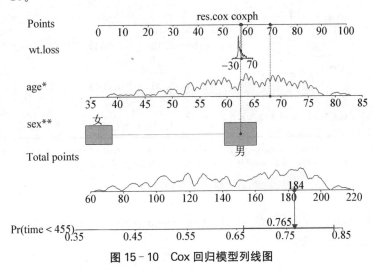

图 15 - 10　Cox 回归模型列线图

结果显示，第 2 例患者在 455 天之前死亡的概率（cumulative incidence）估计值为 76.5%。

输入：

```
install.packages("finalfit")
library(finalfit)
lung$ph.ecog <- factor(lung$ph.ecog)
```

```
library(plyr)
lung$ph.ecog <- mapvalues(lung$ph.ecog,from=c(0,1,2,3),to=c(0,1,2,2))
explanatory=c("age","sex","ph.ecog","wt.loss")
dependent="Surv(time, status)"
lung %>% finalfit(dependent,explanatory,metrics=T,add_dependent_label=F)
        ->t1
knitr::kable(t1)
```

在 R Markdown 中运行以上代码将结果导出至 word 中。metrics＝T 表示输出模型检验的指标，add_dependent_label＝F 表示不在表的左上角添加因变量标签。数据文件中 ph. ecog 变量第 3 类只有一例记录，将其转换为第 2 类。

输出：见表 15-1。

表 15-1　Cox 回归模型单变量和多变量分析结果

| label | levels | all | HR（univariable） | HR（multivariable） |
|-------|--------|-----|-------------------|---------------------|
| age | Mean（SD） | 62.4（9.1） | 1.02 (1.00～1.04, p=0.042) | 1.01 (0.99～1.03, p=0.167) |
| sex | 男 | 138（60.5） | — | — |
|  | 女 | 90（39.5） | 0.59 (0.42～0.82, p=0.001) | 0.55 (0.39～0.78, p=0.001) |
| ph. ecog | 0 | 63（27.8） | — | — |
|  | 1 | 113（49.8） | 1.45 (0.98～2.13, p=0.064) | 1.58 (1.05～2.38, p=0.028) |
|  | 2 | 51（22.5） | 2.54 (1.64～3.93, p<0.001) | 2.77 (1.69～4.53, p<0.001) |
| wt. loss | Mean（SD） | 9.8（13.1） | 1.00 (0.99～1.01, p=0.828) | 0.99 (0.98～1.00, p=0.179) |

Number in dataframe = 228, Number in model = 213, Missing = 15, Number of events = 151, Concordance = 0.647 (SE = 0.026), R-squared = 0.133( Max possible = 0.998), Likelihood ratio test = 30.516 (df = 5, p = 0.000)

输入：

```
res.cox.2 <-coxph(Surv(time,status)~sex+age+ph.ecog+wt.loss,
        data=lung)
res.cox.2
```

输出：

```
Call:
coxph(formula = Surv(time, status) ~ sex + age + ph.ecog + wt.loss,
  data = lung)
        coef  exp(coef)  se(coef)   z        p
```

```
sex 女   -0.589    0.555    0.176    -3.4   8e-04
age       0.013    1.013    0.010     1.4   0.17
ph.ecog1 0.459    1.582    0.208     2.2   0.03
ph.ecog2 1.018    2.769    0.252     4.0   5e-05
wt.loss -0.009    0.991    0.007    -1.3   0.18
Likelihood ratio test=31 on 5 df, p=1e-05
n= 213, number of events= 151
  (15 observations deleted due to missingness)
```

输入：

```
install.packages("forplo")
library(forplo)
forplo(res.cox.2,
   row.labels=c('性别：女',
        '年龄',
        'ph.ecog1',
        'ph.ecog2',
        'wt.loss'),#设置变量和水平的标签
   xlim=c(0.5,5),#设置 X 轴的刻度范围
   ci.sep = "~",#设置置信区间的分隔符，默认为破折号
   ci.lwd = 2.5,#置信区间线条的宽度
   flipbelow1=TRUE,#对于所有比率小于 1 的变量或水平进行反向比较
   flipsymbol='(HR<1,反向比较)',#对反转的变量或水平用符号或文字标识
   fill.by=c(1,2,3,3,4),#指定填充颜色变量的序号
   fill.colors=c('red','purple',"blue","black"),#设置填充颜色
   scaledot.by=abs(coef(res.cox)),#以效应值表示每个变量的重要性
   scaledot.factor=1.2,#设置缩放系数，用于一次性调整所有标记的大小
   shade.every=1,#每隔一行添加阴影颜色
   shade.col = "gray",#设置阴影颜色为灰色
   shade.alpha = 0.15,#设置颜色透明度
   right.bar=T,#添加右垂直线
   rightbar.ticks=T,#设置右垂直线的刻度
   left.bar=T,#添加左垂直线
   leftbar.ticks=T,#设置左垂直线的刻度
   title="Cox regression forestplot",#在图形上方添加标题
   margin.left=12,#设置左边距大小
   margin.top = 2,#设置上边距大小
   margin.bottom = 2,#设置下边距大小
   margin.right = 12,#设置右边距大小
```

```
save =T,#以 300dpi 分辨率保存图形
save.path ="C:\\Users\\mooshaa\\Desktop\\cox",
#设置保存图片的文件夹
save.name = "coxforest",#设置图片名称
save.type = "png",#设置保存的图形的文件类型
save.width = 8,#保存的绘图的宽度为 9 英寸
save.height = 6)#保存的绘图的高度为 7 英寸)
```

forplo 包可用 Meta 分析以及 lm、glm 和 coxph 等回归模型的结果创建森林图。

输出：见图 15 - 11。

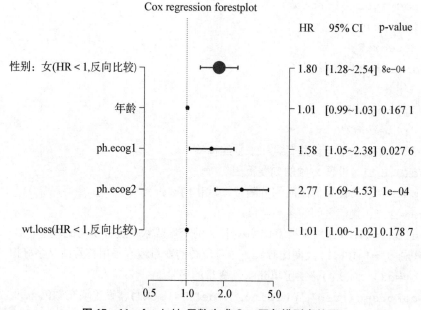

**图 15 - 11　forplo() 函数生成 Cox 回归模型森林图**

输入：

```
df.out$effect <- stringr::str_remove(df.out$HR, " \\(.*\\)") %>%
                 as.numeric()
```

#在原代码块中输入以上代码，并将 geom_point(aes(size = Total) 中的 Total，替代为 effect，表示以 effect 变量名存储 HR 值。如果想改变方块的形状，也需要在原代码中修改 shape 参数，如 shape=21。

```
library(finalfit)
explanatory = c("sex","age","ph.ecog","wt.loss")
dependent = "Surv(time, status)"
lung%>%
 hr_plot(dependent,explanatory,
    dependent_label = "死亡",
```

```
title_text_size=18,
table_text_size = 5,
plot_opts=list(xlab("HR, 95% CI"),
  geom_point(aes(size=effect),shape = 21,fill = "blue",color="blue"),
  theme(axis.title = element_text(size=15),
    axis.text.x = element_text(size=13)))))
```

输出：见图 15 - 12。

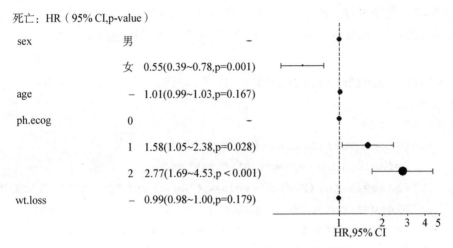

图 15 - 12　hr_plot 函数生成 Cox 回归模型森林图

## 第二节　竞争风险模型

在传统 Cox 回归分析中生存结局的终点为二分类，感兴趣的结局事件和删失。但临床生存数据常常伴有多个结局，如基线未发生心血管疾病的研究对象在观察期间内死于癌症、车祸等其他原因前未发生心血管疾病。传统的生存分析方法将其他原因死亡的个体、失访个体和存活个体同样都记为删失数据，如此处理可能会高估心血管疾病的累计发病率。竞争风险是指研究对象在出现感兴趣的事件的同时还会出现其他结局事件，这些结局事件将会阻止感兴趣事件的出现或使其发生的概率降低，各结局事件间形成竞争关系。竞争风险模型（competing risk model）也称累积发生函数模型（cumulative incidence function，CIF），是一种处理多种潜在结局生存数据的分析方法，有两种竞争风险模型，一种是原因别风险函数（cause-specific hazard function，CSH），表示在 t 时刻未发生任何事件的观察人群中，第 k 类结局事件的瞬时发生率，该方法将其他结局人群作为删失数据，然后分别计算不同结局事件的风险函数，适合于病因学研究；另一种是部分分布风险函数（subdistribution hazard function，SDH），表示在 t 时刻未发生第 k 类结局事件的观察人群中，第 k 类结局事件的瞬时发生率，该方法将发生其他结局的人群不作为删失数据，而是继续保留在风险集中，适合预后研究或预测个体风险。在原因别风险函数模型中,风险比 HR 不能作为协变量对目标结局事件累计发生率的影响指标,而在部分分布风险函数模型(也称为 Fine-Gray 模型)中,风险比 HR 用于直接估计协变量对目标结局事件累积发生率的影响。因此,在分析竞争风险模型时,建议同时报告这两种模型的结果。

例:数据文件 bmtcrr.csv 关于急性白血病患者接受造血干细胞移植的数据,包括 177 条记录和 7 个变量,分别是 Sex(性别,M=男性,F=女性)、D(疾病,ALL=淋巴母细胞白血病,AML=髓母细胞白血病)、Phase(移植期,Relapse=复发,CR1=第一次完全缓解,CR2=第二次完全缓解,CR3=第三次完全缓解)、Age(随访开始时的年龄)、Status(结局指标,0=删失,1=复发,2=竞争事件)、Source(干细胞来源,BM+PB=骨髓和外周血,PB=外周血)、ftime(随访时间,月),试分析患者复发的累计发生率及复发的影响因素。

输入:

```
bmtcrr <- read.csv("bmtcrr.csv")
library(dplyr)
bmtcrr <- bmtcrr %>%
    mutate(Sex=factor(Sex,levels=c("M","F")),
        D=factor(D,levels=c("ALL","AML")),
        Phase=factor(Phase,levels=c("Relapse","CR1","CR2","CR3")),
        Status=factor(Status),
        Source=factor(Source,levels=c("BM+PB","PB")))
head(bmtcrr)
```

输出:

```
  Sex  D   Phase    Age   Status   Source   ftime
1 M   ALL  Relapse   48      2     BM+PB    0.67
2 F   AML  CR2       23      1     BM+PB    9.50
3 M   ALL  CR3        7      0     BM+PB  131.77
4 F   ALL  CR2       26      2     BM+PB   24.03
5 F   ALL  CR2       36      2     BM+PB    1.47
6 M   ALL  Relapse   17      2     BM+PB    2.23
```

输入:

```
install.packages("cmprsk")
library(cmprsk)
attach(bmtcrr)
CIF1 <- cuminc(ftime=ftime,fstatus=Status,cencode=0)
CIF1
```

cmprsk 包中的 cuminc()函数用于从竞争风险数据中估计累计发病率并进行组间差异性比较。

输出：

```
Estimates and Variances:
$est #不同时间点不同结局事件的累计发生率估计值
        20        40        60      80      100       120
11 0.295    0.317    0.325  0.325  0.325    0.325
12 0.413    0.427    0.427  0.427  0.427    0.427


$var #估计值的方差
        20        40        60        80        100        120
11 0.00120 0.00128 0.00132 0.00132 0.00132 0.00132
12 0.00139 0.00141 0.00141 0.00141 0.00141 0.00141
```

输入：

```
plot(CIF1,lty=1:2,lwd=2,color=1:2,xlab="时间 (月)",
    ylab="累计发生率 (%)",ylim=c(0,0.5), curvlab=c("复发","竞争事件"))
```

还可以利用 survminer 包中的 ggcompetingrisks()函数作图。

输出：见图 15 - 13。

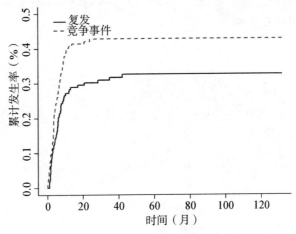

**图 15 - 13 竞争风险的累积发生率曲线**

输入：

```
CIF.group <- cuminc(ftime=ftime,fstatus=Status,cencode=0,group=Source)
CIF.group
```

group＝Source,比较不同干细胞来源组的累计发生率。

输出：

```
Tests:
  stat  pv    df
1 1.78  0.1820  1
2 4.59  0.0321  1    #不同干细胞来源组竞争事件的累计发生率差异有统计学意义
```

```
Estimates and Variances:
$est
               20      40      60      80      100     120
BM+PB 1 0.190  0.190   0.190   0.190   0.190   0.190
PB 1    0.310  0.335   0.345   0.345   0.345   NA
BM+PB 2 0.571  0.619   0.619   0.619   0.619   0.619
PB 2    0.392  0.400   0.400   0.400   0.400   NA


$var
               20      40      60      80      100     120
BM+PB 1 0.008  0.008   0.008   0.008   0.008   0.008
PB 1    0.001  0.002   0.002   0.002   0.002   NA
BM+PB 2 0.013  0.013   0.013   0.013   0.013   0.013
PB 2    0.002  0.003   0.002   0.002   0.002   NA
```

输入：

```
timepoints(CIF.group,c(50,70))
```

计算指定时间的累计发生率。

输出：

```
$est
               50      70
BM+PB 1 0.190  0.190
PB 1    0.345  0.345
BM+PB 2 0.619  0.619
PB 2    0.400  0.400


$var
               50      70
BM+PB 1 0.008  0.008
PB 1    0.002  0.002
BM+PB 2 0.013  0.013
PB 2    0.002  0.002
```

输入：

```
plot(CIF.group,
  xlab="时间 (月)",ylab="累计发生率 (%)",
  ylim=c(0,0.8),lwd=3,color=1:4,
  curvlab=c("BM+PB:复发","PB:复发","BM+PB:竞争事件","PB:竞争事件"))
```

输出：见图 15 - 14。

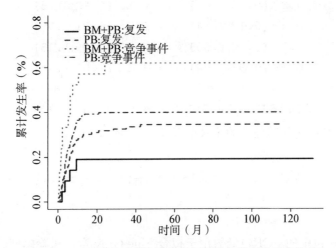

图 15 - 14　不同干细胞来源组竞争风险的累积发生率曲线

输入：

```
install.packages("riskRegression")
library(riskRegression)
CSH.MODEL<-CSC(Hist(ftime,Status)~Sex+D+Phase+Age+Source,data=bmtcrr)
install.packages(Publish)
library(Publish)
publish(CSH.MODEL)
```

riskRegression 包中的 CSC()函数用于拟合原因别 Cox 比例风险回归模型。Publish 包提供了一组方便的函数，能够将一些基本的统计分析的结果转换成表格用于发布，包括描述性表格、逻辑回归和 Cox 回归结果以及森林图等。对于原因别 Cox 比例风险回归模型还可以利用 coxph()函数拟合模型，如可输入以下代码：

cs.model <- coxph(Surv(ftime,Status==1)~Sex+D+Phase+Age+Source,data=bmtcrr)

summary(cs.model)

输出：

| Variable | Units | 1 | 2 |
|---|---|---|---|
| Sex | M | Ref | Ref |
|  | F | 1.46 [0.84;2.56] | 1.55 [0.98;2.46] |
| D | ALL | Ref | Ref |
|  | AML | 0.52 [0.29;0.93] | 0.84 [0.49;1.44] |

| Phase | Relapse | Ref | Ref |
|---|---|---|---|
| | CR1 | 0.22 [0.10;0.48] | 0.41 [0.22;0.76] |
| | CR2 | 0.27 [0.13;0.54] | 0.55 [0.31;0.99] |
| | CR3 | 0.37 [0.10;1.30] | 0.52 [0.19;1.43] |
| Age | | 0.99 [0.97;1.02] | 1.03 [1.01;1.05] |
| Source | BM+PB | Ref | Ref |
| | PB | 1.46 [0.47;4.54] | 0.32 [0.16;0.65] |

输出各个自变量在两种结局下的 HR 值及其 95% 置信区间。

输入：

```
SDH.MODEL<-FGR(Hist(ftime,Status)~Sex+D+Phase+Age+Source,data=bmtcrr,
               cause=1)
SDH.MODEL
```

riskRegression 包中的 FGR() 函数用于拟合 Fine-Gray 竞争风险模型。cause＝1 指标目标结局事件。还可以利用 cmprsk 包中的 crr() 函数拟合 Fine-Gray 竞争风险模型，如输入以下代码：cov1 <- model.matrix(~Sex+D+Phase+Age+Source)[,-1]

sd.model <- crr(ftime=ftime,fstatus=Status,cov1,failcode=1,cencode=0)

summary(sd.model)

输出：

```
Right-censored response of a competing.risks model
No.Observations: 177
Pattern:
      Cause  event right.censored
1      56         0
2      75         0
unknown 0        46
Fine-Gray model: analysis of cause 1
Competing Risks Regression
Call:
FGR(formula = Hist(ftime, Status) ~ Sex + D + Phase + Age + Source,
  data = bmtcrr, cause = 1)
          coef   exp(coef)  se(coef)     z       p-value
SexF     -0.0352   0.965    0.2900    -0.122   0.9000
DAML     -0.4723   0.624    0.3054    -1.547   0.1200
PhaseCR1 -1.1018   0.332    0.3764    -2.927   0.0034
PhaseCR2 -1.0200   0.361    0.3558    -2.867   0.0041
PhaseCR3 -0.7314   0.481    0.5766    -1.268   0.2000
Age      -0.0185   0.982    0.0119    -1.554   0.1200
SourcePB  0.9211   2.512    0.5530     1.666   0.0960
```

```
        exp(coef) exp(-coef)  2.5%     97.5%
SexF      0.965     1.036     0.547    1.704
DAML      0.624     1.604     0.343    1.134
PhaseCR1  0.332     3.009     0.159    0.695
PhaseCR2  0.361     2.773     0.180    0.724
PhaseCR3  0.481     2.078     0.155    1.490
Age       0.982     1.019     0.959    1.005
SourcePB  2.512     0.398     0.850    7.426

Num. cases = 177
Pseudo Log-likelihood = -267
Pseudo likelihood ratio test = 24.4 on 7 df,

Convergence: TRUE
```

结果显示,相对于移植期的 Relapse,CR1(HR=0.332,$P$=0.003)和 CR2(HR=0.361,$P$=0.004)具有更低的发生率。此外,还可以利用 pec 包中的 selectFGR()函数进行变量筛选。

输入:

```
predictRisk(SDH.MODEL,newdata =bmtcrr[10,],times = 100)
```

输出:

```
     [,1]
[1,] 0.425
```

根据 Fine-Gray 竞争风险模型,第 10 例患者在 100 个月内复发的累计发生率估计值是 42.5%。

输入:

```
newdata <- bmtcrr[sample(nrow(bmtcrr),160,replace=F),]
#无放回抽样随机抽取 160 例记录
score<-Score(list("Cause-specific Cox"=CSH.MODEL,
                  "Fine-Gray"=SDH.MODEL),
    formula = Hist(ftime,Status)~1,
    data=newdata,times = seq(10,120,10),
    plots = "calibration")# 图形包括"ROC"、"Calibration"和"boxplot"
plotCalibration(score,times=120, cens.method="local",
                col=c("red","blue"),lty=1:2)
```

plotCalibration()用于绘制风险预测模型的校准曲线,包括 glm()、coxph()和竞争风险模型。Score()函数提供了一组对风险预测模型的预测性能进行评分的方法。第一个参数是风险预测模型的对象或对象列表。cens. method= "local"表示在没有竞争风险的情况下计算 Kaplan-Meier 估计量,在有竞争风险的情况下计算 Aalen-Johansen 估计量。模型的校准曲线越靠近对角线,模型就越好。ROC 曲线下面积(AUC)用于评价模型的区分度(指模型区分发生终点事件的个体与未发生终点事件的个体的能力)，AUC 位于 0.5～1，越接近于 1，说明模型预测效果越好。如果 0.5≤AUC＜0.7 为预测准确性较低；0.7≤AUC＜0.9 表示为预测准确性较好；AUC≥0.9 表示预测准确性很好。Brier score 以量化的方式衡量校准度，Brier 得分越接近 0 表示模型校准度越好。

输出：见图 15-15。

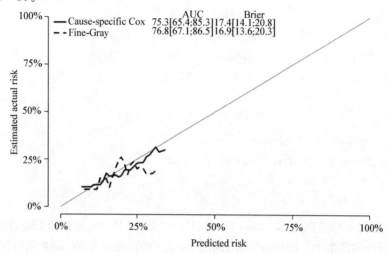

**图 15-15　Cause-specific Cox 和 Fine-Gray 模型校准曲线**

输入：

```
score<-Score(list("Cause-specific Cox"=CSH.MODEL,
                  "Fine-Gray"=SDH.MODEL),
     formula = Hist(ftime,Status)~1,
     data=newdata,times = seq(10,120,10),
     plots = "ROC")
plotROC(score)
```

输出：见图 15-16。

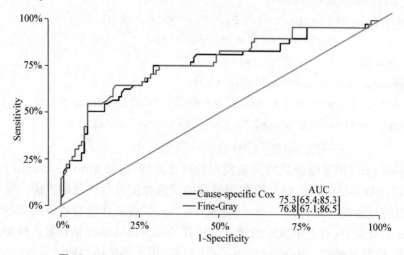

**图 15-16　Cause-specific Cox 和 Fine-Gray 模型 ROC 曲线**

# 第十六章

# 政策实施效果的评价方法

## 第一节  双重差分模型

双重差分模型（difference-in-differences，DID）由 Ashenfelter 和 Card 于 1985 年对一项干预研究进行评价时提出，其后该模型在计量经济学领域得到广泛应用，成为评价公共政策或项目实施效果的一种经典方法。通常大范围的公共政策有别于普通科学性研究，难以保证对于政策实施组和对照组在样本分配上的完全随机。非随机分配政策实施组和对照组的试验称为自然试验（natural trial），此类试验存在较显著的特点，即不同组间样本在政策实施前可能存在事前差异，仅通过单一前后对比或横向对比的分析方法会忽略这种差异，继而导致对政策实施效果的有偏估计。DID 模型正是基于自然试验得到的数据，通过建模来有效控制研究对象间的事前差异，将政策影响的真正结果有效分离出来。DID 的反事实逻辑能够成立，其基本前提是处理组如果未受到政策干预，其时间效应或趋势应与控制组一样，这就是所谓的"平行趋势"（parallel trend）或"共同趋势"（common trend）假定。图 16-1 直观地展示了 DID 的思想与平行趋势假定。

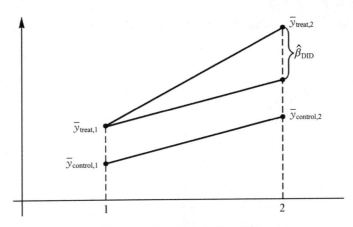

**图 16-1  双重差分模型示意图**

其中，$t=1$ 表示政策实施前（before），而 $t=2$ 表示政策实施后（after）。然而，通过双重差分得到的 DID 估计量并不易计算其标准误，无法加入控制变量，也不易推广到多期数据。故在实践中，一般通过回归的方法来得到 DID 估计量。

DID 模型的基本形式为：

$$Y_{it} = b_0 + b_1 \times time_{it} + b_2 \times group_{it} + b_3 \times time_{it} \times group_{it} + e_{it}$$

上式中，$Y$ 为因变量(dependent variable)，$time$ 和 $group$ 是分别代表时间和分组的虚拟变量(dummy variable)。$time \times group$ 为时间和分组虚拟变量的交互作用项。$e$ 代表残差，代表非观测因素对因变量的影响。角标 $i$ 表示每个个体，角标 $t$ 代表不同时间点。$i = 0$ 和 $1$ 时分别代表对照组和处理组，$t = 0$ 和 $1$ 时分别实施前和实施后。

当个体 $i$ 属于处理组时，因变量 $Y$ 在实施后与实施前的差值 $\triangle Y_{i(1)}$ 为：

$$\triangle Y_{i(1)} = \triangle Y_{i1} - \triangle Y_{i0} = (b_0 + b_1 + b_2 + b_3) - (b_0 + b_2) = b_1 + b_3$$

当个体 $i$ 属于对照组时，因变量 $Y$ 在实施后与实施前的差值 $\triangle Y_{i(0)}$ 为：

$$\triangle Y_{i(0)} = \triangle Y_{i1} - \triangle Y_{i0} = (b_0 + b_1) - (b_0) = b1$$

那么，干预的实际效果，即处理组和对照组在干预前后因变量的差 $\triangle\triangle Y_i$ 为：

$$\triangle\triangle Y_i = \triangle Y_{i(1)} - \triangle Y_{i(0)} = (b_1 + b_3) - b_1 = b_3$$

因此，虚拟变量 $time \times group$ 项的系数 $b_3$ 就是干预效应的估计值(difference-in-difference estimator)。若 $b_3 > 0$，表明干预措施具有正向效应。

例：数据文件 diddata.csv 为面板数据，包括 70 条记录和 5 个变量，其中 country 为地区，包括 A、B、C、D、E、F、G；year 为时间范围，从 1990 至 1999 年；y 为因变量；x1 和 x2 为协变量。以 E、F、G 为实验组，以 1994 年为政策实施的起始年份，试分析政策实施的效果。

输入：

```
diddata <- read.dta("diddata.csv")
diddata[,c(3:5)] <- lapply(diddata[,c(3:5)],round,3)
#对第 3-5 个变量保留 3 位小数
diddata[sample(nrow(diddata),10),] #随机选取 10 条记录
```

输出：

```
   country year   y       x1      x2
21    C     1990  -1.292  1.313  -1.293
52    F     1991   3.560  0.160  -0.464
18    B     1997   1.787  0.880   1.502
61    G     1990   1.343  0.945  -1.515
1     A     1990   1.343  0.278  -1.108
5     A     1994   3.008  0.425  -0.730
44    E     1993   0.114 -0.244   1.649
19    B     1998  -0.149  0.705   1.424
26    C     1995   1.960  1.159  -1.219
63    G     1992   1.913  1.253  -1.408
```

输入：

```
install.packages("dplyr")
library(dplyr)
diddata <- diddata%>%
 mutate(time=as.integer(year>=1994),#>=1994 编码为1，其余为0
        treated=as.integer(country %in% c("E","F","G")),
        #E、F、G 编码为1，其余为0
        did=time*treated)#生成交互项
didreg = lm(y~did+treated+time,data=diddata)
summary(didreg)
```

输出：

```
Call:
lm(formula = y ~ did + treated + time, data = diddata)

Residuals:
  Min   1Q Median   3Q   Max
-9.7672 -1.6229 0.1168 1.3926 6.8068

Coefficients:
            Estimate Std. Error t value  Pr(>|t|)
(Intercept)  0.3581   0.7382     0.485   0.6292
did         -4.5196   1.4557    -3.105   0.0028 **
treated      1.7760   1.1275     1.575   0.1200
time         2.2896   0.9530     2.403   0.0191 *
---
Signif. codes: 0 '***' 0.001 '**' 0.01 '*' 0.05 '.' 0.1 ' ' 1

Residual standard error: 2.953 on 66 degrees of freedom
Multiple R-squared: 0.1495,  Adjusted R-squared: 0.1108
F-statistic: 3.867 on 3 and 66 DF, p-value: 0.01306
```

　　交互项 did 回归系数为$-4.52$，差异有统计学意义（$P<0.05$）。然而，对于面板数据更多采用双向固定效应双重差分模型，即在模型中加入个体固定效应和时间固定效应，以更为精确地反映了个体特征和时间特征。固定效应模型可以消除那些不可观测的不随时间或个体变化的因素，从而减轻由于遗漏变量导致的内生性问题。

输入：

```
install.packages("lfe")
library(lfe)
felm(y~did+x1+x2|country+ year,data = diddata) %>%
    summary()
```

lfe 包中的 felm()函数用于拟合具有多组固定效应的线性模型。其中,"|"前面为自变量,后面为固定效应变量,此时不再纳入分组和时间亚变量。

输出:

```
Call:
 felm(formula = y ~ did + x1 + x2 | country + year, data = diddata)

Residuals:
  Min   1Q Median   3Q  Max
-6.6138 -1.2484 0.1231 1.3391 5.1700

Coefficients:
     Estimate  Std. Error  t value   Pr(>|t|)
did   -4.982    1.367      -3.644    0.00063 ***
x1     1.978    1.346       1.470    0.14776
x2     1.329    2.004       0.663    0.51012
---
Signif. codes: 0 '***' 0.001 '**' 0.01 '*' 0.05 '.' 0.1 ' ' 1

Residual standard error: 2.665 on 51 degrees of freedom
Multiple R-squared(full model): 0.4645  Adjusted R-squared: 0.2754
Multiple R-squared(proj model): 0.2264  Adjusted R-squared: -0.04667
F-statistic(full model): 2.457 on 18 and 51 DF, p-value: 0.006188
F-statistic(proj model): 4.975 on 3 and 51 DF, p-value: 0.004195
```

结果显示,did 系数为 $-4.98$,差异有统计学意义($P < 0.05$),说明实施干预政策能有效降低因变量 y 值。在标准双重差分法模型和双向固定效应双重差分法模型中政策实施为同一时期,然而,许多政策实施分散在不同时间点进行,此时,可采用交错双重差分模型来处理。当个体接受政策影响的时间不同时,政策虚拟变量 $group_i$ 变为 $group_{it}$,此时 $group_{it}$ 即可用来表示个体 i 在时间 t 处是否受到政策影响,政策实施前为 0,实施后为 1,而无需再生成交互项。DID 有效的前提条件是平行趋势假设成立,平行趋势的检验可以采用画图法,即在政策干预前如有多期数据,则可分别画处理组与对照组的时间趋势图,并直观判断这两组的时间趋势是否平行。此外,还可以进行安慰剂检验,如可以将各个对象政策实施的时间统一提前 1 年、2 年、3 年等进行验证,若交互项系数或政策虚拟变量系数不显著,即可验证政策实施的效果(此时,安慰剂检验的作用与平行趋势检验相同)。

# 第二节  中断时间序列

准实验设计(quasi-experimental designs,QED)是指用于评估干预措施和项目效果的非随机设计。中断时间序列设计(interrupted time series design，ITS)被认为是 QED 中最强大的，是用于评估在医疗环境中实施的干预措施和项目影响的有力工具。通过这种设计，在实施干预措施前后的不同时间点对结果进行测量，可以比较结果的水平和趋势的变化，以评估干预效果。ITS 依赖于在一段时间内对结果事件的重复观察，通常是以相等的间隔进行。ITS 设计中通常有两个环节：干预前环节和干预后环节。通常 ITS 要收集 40～50 个时间点的数据，或至少干预前后各 20 个时间点的数据，并且干预前后的观察点呈线性或近似线性。

ITS 模型的表达式为：

$$Y = \beta_0 + \beta_1 \times T + \beta_2 \times reform + \beta_3 \times (T - T_0) \times reform + \varepsilon$$

其中，$T$ 为计数的时间变量，取值为 1、2、3……n；$reform$ 为干预阶段，干预前取值为 0，干预后取值为 1；$T_0$ 为干预的起始时间点；$(T - T_0)$ 代表干预措施实施以来的时间间隔；$\varepsilon$ 是指随机误差。$\beta_1$ 为干预前的变化趋势，即干预前(第一段回归方程)斜率；$\beta_2$ 为第二段回归方程在第一个干预点的预测值与干预前回归方程延伸至第一个干预点的预测值之差，为即刻水平改变量(immediate effect)；$\beta_3$ 为斜率改变量或趋势改变量，即干预后斜率与干预前斜率之差；$(\beta_1 + \beta_3)$ 为干预后斜率。回归系数的假设检验就是水平改变量和斜率改变量的显著性检验。除适用于线性回归模型外，ITS 还可以应用于泊松回归、Logistic 回归等广义线性模型(见图 16-2)。

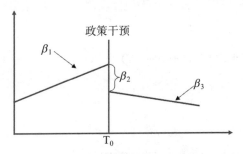

图 16-2　中断时间序列示意图

例：数据文件 HIV. csv 包括我国 1993—2012 年艾滋病病死率相关数据。其中，year 为年份，rate 代表整体病死率(%)，X1 为起止时间计数变量，X2 为干预措施(实施"四免一关怀"政策，以 2004 年为起始年份)，X3 为干预后时间计数变量，2004 年及以前的观察点取值为 0，之后取值为 1，依次类推。试分析"四免一关怀"政策对艾滋病整体病死率的影响。

输入：

```
HIV <- read.csv("HIV.csv")
HIV
```

输出：

```
  year rate  X1 X2 X3
1 1993 2.9   1  0  0
2 1994 3.7   2  0  0
3 1995 2.4   3  0  0
```

| 4 | 1996 | 2.6 | 4 | 0 | 0 |
| 5 | 1997 | 2.9 | 5 | 0 | 0 |
| 6 | 1998 | 2.6 | 6 | 0 | 0 |
| 7 | 1999 | 2.9 | 7 | 0 | 0 |
| 8 | 2000 | 4.4 | 8 | 0 | 0 |
| 9 | 2001 | 6.2 | 9 | 0 | 0 |
| 10 | 2002 | 8.0 | 10 | 0 | 0 |
| 11 | 2003 | 8.0 | 11 | 0 | 0 |
| 12 | 2004 | 7.0 | 12 | 1 | 0 |
| 13 | 2005 | 4.1 | 13 | 1 | 1 |
| 14 | 2006 | 3.3 | 14 | 1 | 2 |
| 15 | 2007 | 3.2 | 15 | 1 | 3 |
| 16 | 2008 | 3.4 | 16 | 1 | 4 |
| 17 | 2009 | 3.3 | 17 | 1 | 5 |
| 18 | 2010 | 3.1 | 18 | 1 | 6 |
| 19 | 2011 | 2.8 | 19 | 1 | 7 |
| 20 | 2012 | 2.2 | 20 | 1 | 8 |

输入：

```
ITS.hiv <- lm(rate~X1+X2+X3,data=HIV)
summary(ITS.hiv)
```

输出：

```
Call:
lm(formula = rate ~ X1 + X2 + X3, data = HIV)

Residuals:
  Min    1Q Median    3Q   Max
-1.8609 -0.7954 -0.0550 0.5777 1.8400

Coefficients:
            Estimate Std. Error t value  Pr(>|t|)
(Intercept) 1.0891    0.7623     1.429    0.172322
X1          0.5245    0.1124     4.667    0.000258 ***
X2          -2.2236   1.0517     -2.114   0.050535 .
X3          -0.9145   0.1892     -4.834   0.000183 ***
---
Signif. codes: 0 '***' 0.001 '**' 0.01 '*' 0.05 '.' 0.1 ' ' 1
```

```
Residual standard error: 1.179 on 16 degrees of freedom
Multiple R-squared: 0.6506,   Adjusted R-squared: 0.5851
F-statistic: 9.93 on 3 and 16 DF, p-value: 0.0006157
```

ITS 要求序列不存在自相关，通常用 Durbin Watson 法检验序列是否存在 1 阶自相关，DW 值在 0～4，其值接近 2 表明残差序列无自相关。DW 值＝0 提示序列存在完全一阶自相关，此时应采用广义最小二乘估计(GLSE)法，可通过 Prais-Winsten 法实现。

输入：

```
install.packages("car")
library(car)
durbinWatsonTest(ITS.hiv)
```

输出：

```
lag  Autocorrelation  D-W Statistic  p-value
 1     0.5949078        0.7346067       0
Alternative hypothesis: rho != 0
```

DW 统计量为 0.734，拒绝 $H_0$，提示存在 1 阶自相关，因此采用 Prais-Winsten 法进行校正。此外，还可以通过 lmtest 包中的 dwtest() 函数进行检验。

输入：

```
install.packages("prais")
library(prais)
pwhiv <- prais_winsten(rate~X1+X2+X3, index = "X1",data=HIV)
summary(pwhiv)
```

index = "X1"，设置指定时间变量的字符。此外，还可以通过 nlme 包中的 gls() 函数拟合广义最小二乘法(适用于残差自相关或异方差的情况)，设置 correlation＝corARMA(p＝1)校正一阶自相关。

输出：

```
Call:
prais_winsten(formula = rate ~ X1 + X2 + X3, data = HIV, index = "X1")

Residuals:
 Min    1Q Median   3Q   Max
-1.9061 -0.9805 -0.1300 0.5766 1.8140

AR(1) coefficient rho after 7 iterations: 0.6488
```

```
Coefficients:
           Estimate  Std. Error  t value  Pr(>|t|)
(Intercept) 1.5863    1.1819      1.342    0.19830
X1          0.4600    0.1595      2.884    0.01079 *
X21        -1.5303    1.0271     -1.490    0.15570
X3         -0.9257    0.2922     -3.168    0.00596 **
---
Signif. codes: 0 '***' 0.001 '**' 0.01 '*' 0.05 '.' 0.1 ' ' 1

Residual standard error: 0.9093 on 16 degrees of freedom
Multiple R-squared: 0.4263,  Adjusted R-squared: 0.3188
F-statistic: 3.963 on 3 and 16 DF, p-value: 0.02737

Durbin-Watson statistic (original): 0.7346
Durbin-Watson statistic (transformed): 1.316
```

结果显示,政策实施前,艾滋病整体病死率斜率为 0.46,呈上升趋势;政策实施后,艾滋病整体病死率较实施前下降了 1.5%,差异有统计学意义;政策实施后的艾滋病整体病死率斜率为 0.46+(-0.926)=-0.466,呈现下降趋势,差异有统计学意义。

输入:

```
HIV%>%
 mutate(X2=factor(X2,labels=c("干预前","干预后"))) %>%
 ggplot(aes(x=year,y=rate)) +
     geom_point(size=3,aes(color=X2))+
     scale_color_manual(values=c("#E69F00", "#56B4E9"))+
     geom_smooth(data=filter(HIV, year<=2004),
                 method="lm",se=F,color="#E69F00")+
     geom_smooth(data=filter(HIV, year>=2004),
                 method="lm",se=F,color="#56B4E9")+
scale_x_continuous(breaks=c(1993:2012))+
scale_y_continuous(limits=c(0,10))+
geom_vline(xintercept=2004, linetype="dashed") +
labs(x="年份",y="艾滋病整体病死率（%）")+
theme_bw(base_size=14)+
theme(legend.title=element_blank(),
   legend.position=c(0.9,0.9),
   legend.key=element_rect(fill="transparent"),
   legend.background=element_rect(fill="transparent"))
```

输出：见图 16-3。

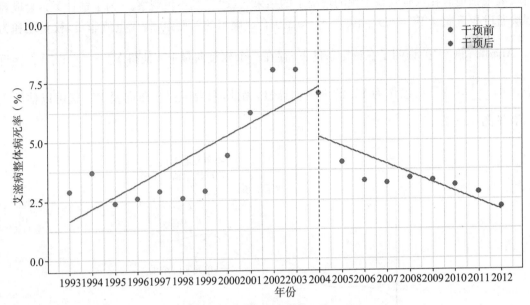

图 16-3　艾滋病病死率变化趋势

# 第三节　政策合成控制法

合成控制法（synthetic control method，SCM）被描述为"过去十年中项目评估的最重要发展"。合成控制法已经成为一种广泛使用的工具，用于识别和估计相关政策、冲击和干预措施对经济和社会结果的因果影响。它涉及构建一个作为对照组的加权组合，将治疗组与之进行比较。这种比较是用来估计如果治疗组没有接受治疗会发生什么。我们不需要在未治疗组中找到任何与治疗组相似的单一单位。相反，我们可以将自己的单位作为多个未接受治疗的单位的组合，创造一个有效的合成对照。与差分法不同的是，这种方法可以考虑到混杂因素随时间变化的影响，通过对控制组的加权来更好地匹配干预前的治疗组。合成控制方法的另一个优点是，它允许研究人员系统地选择比较组。它已被应用于政治学、卫生政策和经济学等领域。

假设观测到 $J+1(j=1, 2, \cdots, J+1)$ 个地区共 T 个时期的数据，设第一个地区 $(j=1)$ 为受政策影响的处理组，其余地区 $(j=2, \cdots, J+1)$ 为不受政策影响的潜在对照组。用 $T_0$ 表示政策开始实施的时期，用 $Y_{it}^I$ 表示地区 $i$ 在 $t$ 时期受到政策影响的结果，用 $Y_{it}^N$ 表示地区 $i$ 在 $t$ 时期未受到政策影响的结果，于是，对于处理组来说，在 $t$ 时期，政策干预效果为 $\alpha_{1t}=Y_{1t}^I - Y_{1t}^N$。设定 $Y_{1t}^I$ 的模型如下：

$$Y_{1t}^I = \alpha_{1t}D_{1t} + Y_{1t}^N, \quad D_{1t} = \begin{cases} 1 & t > T_0 \\ 0 & t \leqslant T_0 \end{cases}$$

式中，$\alpha_{1t}$ 为政策干预效果，当 $t > T_0$ 时，$Y_{1t}^I$ 即为可观察的政策干预地区的结果变量 $Y_{1t}$，而政策干预地区在没有政策干预的情况下的结果变量 $Y_{1t}^N$ 则不可观察。 为了估计 $Y_{1t}^N$，合成控制法通过权重向量 $W = (w_2, w_3, \cdots, w_{J+1})$ 合成虚拟的对照组，各权重值非负，权重之和为 1。Abadie 等（2010）证明了在特定条件下，存在一个权重向量 $W^*$ 使得 $Y_{1t}^N - \sum_{j=2}^{J+1} w_j^* Y_{jt}^N$ 接近于 0，即 $\sum_{j=2}^{J+1} w_j^* Y_{jt}^N$ 可以作为 $Y_{1t}^N$ 的无偏估计量，因此，只要通过权重向量 $W^*$ 就可以估计出 $\alpha_{1t}$。见图 16 - 4。

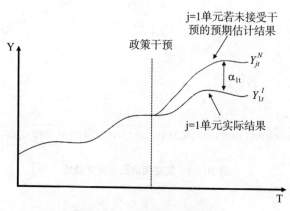

图 16 - 4　合成控制法示意图

例：1988 年 11 月，美国加州政策通过了香烟控制 99 法案，将加州香烟的消费税每包提升 25 美分，并将所得收入专项用于控烟的教育与媒体宣传。由于只有加州一个实验组，因此，传统的 DID 方法无法应用。Abadie 等（2010）根据美国 1970—2000 年的州级面板数据，采用合成控制法研究了该控烟法对香烟人均年消费量的影响。tidysynth 包中的 smoking 是一个关于 1988 年加州 99 号提案实施情况的数据集，该数据集包含了加州和 Abadie 等人 2010 年的论文中使用的其他 38 个（对照）州的信息，涵盖的时间范围是 1970—2000 年。tidysynth 数据集中结果变量为 cigsale（人均香烟消费量，包/年）。预测变量：retprice（平均香烟零食价格）、lnincome（人均收入对数值）、ge15to24（15～24 岁人口占总人口的比重）、beer（人均啤酒消费量）。state 为州名，year 为时间段。tidysynth 包在 Synth 包的基础上做了一些改进，这些改进使用户可以更容易地检查、可视化和调整合成控制，而且构建合成控制的整个准备过程可以在一个管道中完成。

输入：

```
install.packages("tidysynth")
library(tidysynth)
library(ggthemes)# 为 ggplot2 提供了一些额外的主题
smoking %>%glimpse()#类似 str()函数，查看数据格式
```

输出：

```
Rows: 1,209
Columns: 9
$ state    <chr> "Rhode Island", "Tennessee", "Indiana", "Nevada", ~
$ year     <dbl> 1970, 1970, 1970, 1970, 1970, 1970, 1970, 1970, 1970, 1970, 1970, ~
$ cigsale  <dbl> 123.9, 99.8, 134.6, 189.5, 115.9, 108.4, 265.7, 93.8, 100.3, ~
$ lnincome <dbl> NA, NA, NA, NA, NA, NA, NA, NA, NA, NA, NA, NA, NA, NA, NA, NA, ~
$ beer     <dbl> NA, NA, NA, NA, NA, NA, NA, NA, NA, NA, NA, NA, NA, NA, NA, NA, ~
$ age15to24 <dbl> 0.1831579, 0.1780438, 0.1765159, 0.1615542, 0.1851852, ~
$ retprice <dbl> 39.3, 39.9, 30.6, 38.9, 34.3, 38.4, 31.4, 37.3, 36.7, 28.8, ~
$ name     <chr> "control", "control", "control", "control", "control", ~
$ unit.num <dbl> 1, 2, 3, 4, 5, 6, 7, 8, 9, 10, 11, 12, 13, 14, 15, 16, 17, 18, 19, 20, 21, ~
```

输入：

```
smoking.sub <- smoking %>%
        filter(year>=1975&year<=2000) #筛选 1975-2000 年间的数据
smoking_out <-
  smoking.sub %>%
  synthetic_control(outcome = cigsale, #结果变量
        unit = state, #面板数据中案例单元变量名称
        time = year, #面板数据中时间单元变量名称
        i_unit = "California", #处理组单元名称
        i_time = 1988, #干预发生的时间
        generate_placebos=T) %>% #产生安慰剂合成对照
#生成用于拟合权重的总体预测变量
    generate_predictor(time_window = 1975:1988,
#设置从干预前时期开始的时间窗口，数据应在此范围内进行汇总，
#以生成特定的预测变量。默认是使用整个干预前时期。
        ln_income = mean(lnincome, na.rm = T),
        ret_price = mean(retprice, na.rm = T),
        youth = mean(age15to24, na.rm = T)) %>%
  #人均啤酒消费量的时间窗口设为 1984-1988 年
  generate_predictor(time_window = 1984:1988,
        beer_sales = mean(beer, na.rm = T)) %>%
  #将前期的人均香烟消费量作为额外的数值预测变量
  generate_predictor(time_window = 1975,
        cigsale_1975 = cigsale) %>%
  generate_predictor(time_window = 1982,
        cigsale_1982 = cigsale) %>%
```

```
generate_predictor(time_window = 1988,
        cigsale_1988 = cigsale) %>%
#从总体预测变量中产生权重，以生成合成对照
generate_weights(optimization_window = 1975:1988,
        # 设置在优化任务中使用的干预前时间序列窗口，默认使用整个干预前时间段
        margin_ipop = .02,sigf_ipop = 7,bound_ipop = 6) %>% # 优化器选项（）
generate_control()
#使用生成的权重对潜在控制组(donor pool)中的控制单元进行加权，生成受处理单元时间
序列的合成版本
smoking_out %>% plot_trends( ) +
#通过 plot_trends()比较合成时间序列和观察时间序列的趋势来评价拟合情况，干预前的
趋势应该彼此紧密相连
 theme_stata( ) +
annotate("text", x = 1990.5, y = 100, label = "政策实施：1988 年",size = 4) +
labs(x="年份",y="人均香烟消费量，包/年",title="")+
theme(axis.text.x = element_text(face="bold",size=14),
    axis.text.y = element_text(face="bold",size=14),
    axis.title.x = element_text(face="bold",size=15),
    axis.title.y = element_text(face="bold",size=15))+
geom_rect(aes(xmin =1988, xmax =2000, ymin = -Inf, ymax = Inf),#添加背景颜色
    alpha = 0.009,
    fill = "lightgreen")
```

输出：见图 16 - 5。

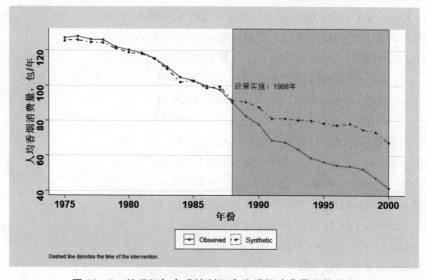

图 16 - 5　处理组与合成控制组人均香烟消费量趋势变化

输入：

```
smoking_out %>% plot_differences()+
#可以用 plot_differences()绘制观察到的和反事实之间的差异
theme_economist()+
labs(x="年份",y="处理组与合成控制组人均香烟消费量差值，包/年",title="")+
theme(axis.text.x=element_text(face="bold",size=14),
    axis.text.y=element_text(face="bold",size=14),
    axis.title.x=element_text(face="bold",size=15),
    axis.title.y=element_text(face="bold",size=15))
```

输出：见图 16-6。

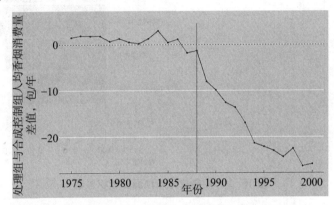

图 16-6　处理组与合成控制组人均香烟消费量差值趋势变化

输入：

```
smoking_out %>% grab_unit_weights()
#提取由 generate_weights()生成的单元权重。
```

输出：

|    | unit        | weight     |
|----|-------------|------------|
| 1  | Alabama     | 0.00000201 |
| 2  | Arkansas    | 0.00000186 |
| 3  | Colorado    | 0.0000124  |
| 4  | Connecticut | 0.102      |
| 5  | Delaware    | 0.00000205 |
| 6  | Georgia     | 0.00000167 |
| 7  | Idaho       | 0.000136   |
| 8  | Illinois    | 0.00000681 |
| 9  | Indiana     | 0.00000184 |
| 10 | Iowa        | 0.00000533 |

```
# ... with 28 more rows
```

输入：

```
smoking_out %>% plot_weights()
#可以用plot_weights()检查拟合单元和预测变量的权重情况。
```

输出：见图16-7。

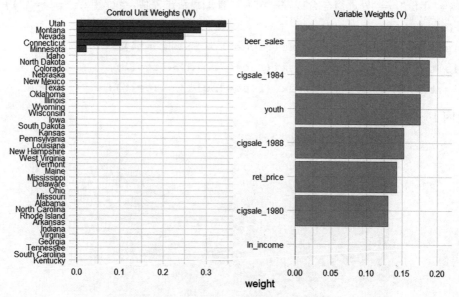

**图16-7　控制单元与预测变量权重值**

输入：

```
smoking_out %>% grab_balance_table()
#评价合成控制结果的另一个有用方法是看合成控制组与处理组的协变量的可比性。
```

输出：

| | variable | California | synthetic_California | donor_sample |
|---|---|---|---|---|
| 1 | ln_income | 10.1 | 9.83 | 9.81 |
| 2 | ret_price | 76.1 | 76.0 | 73.7 |
| 3 | youth | 0.178 | 0.178 | 0.178 |
| 4 | beer_sales | 24.3 | 24.3 | 23.7 |
| 5 | cigsale_1980 | 127. | 126. | 137. |
| 6 | cigsale_1984 | 115. | 115. | 136. |
| 7 | cigsale_1988 | 90.1 | 91.5 | 114. |

输入：

```
smoking_out %>% plot_placebos()+
  theme_classic()+
  labs(x="年份",y="人均香烟消费量差值，包/年",title="")+
    theme(axis.text.x = element_text(face="bold",size=14),
```

```
    axis.text.y = element_text(face="bold",size=14),
    axis.title.x = element_text(face="bold",size=15),
    axis.title.y = element_text(face="bold",size=15))
```
#安慰剂检验，plot_placebos()函数会自动删除任何干预前拟合较差的控制组。如果一个安慰剂对照组的均方误差MSPE超出处理组（如 "California"）的 2 倍，那么它就会被删除。要取消这种行为，可以设置 prune = FALSE。

输出：见图 16-8。

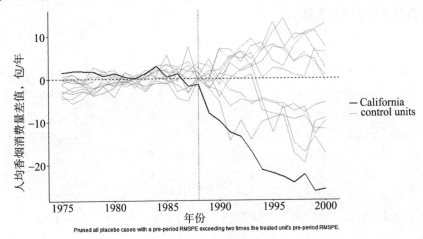

图 16-8　安慰剂检验

输入：

```
smoking_out %>% plot_mspe_ratio(time_window = 1975:2000)
```
#绘制每个单元（观察和安慰剂）的干预后与干预前 MSPE 的比率，当该比率高时，表明观察到前后两个趋势之间的差异更大。但是，如果前期拟合很差，或者后期没有实质性的差异，那么这个比率量就会比较小。

输出：见图 16-9。

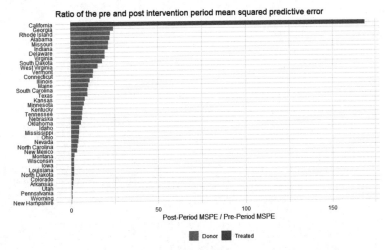

图 16-9　处理组和控制单元干预后 MSPE/干预前 MSPE

输入：

```
smoking_out %>% grab_signficance
```

#最后，Adabie 等人在 2010 年概述了一种构建 Fisher's Exact P 值的方法，即用干预后的 MSPE 除以干预前的 MSPE，然后将所有案例按这个比例从高到低排序。如果合成对照组与观察到的时间序列吻合得很好（前期的 MSPE 较低），并在后期出现偏差（后期的 MSPE 较高），那么干预措施就会产生有意义的影响。如果干预没有效果，那么后阶段和前阶段应该继续相当好地相互映射，产生一个接近 1 的比率。如果安慰剂单元类似地适合数据，那么就不能拒绝干预没有带来效果的原假设。

输出：

| unit_name | type | pre_mspe | post_mspe | ratio | rank | p | z_score |
|---|---|---|---|---|---|---|---|
| California | Treat~ | 2.32 | 393. | 169. | 1 | 0.0256 | 5.84 |
| Georgia | Donor | 4.55 | 112. | 24.6 | 2 | 0.0513 | 0.439 |
| Rhode Island | Donor | 37.9 | 861. | 22.7 | 3 | 0.0769 | 0.369 |
| Alabama | Donor | 1.88 | 42.6 | 22.6 | 4 | 0.103 | 0.365 |
| Missouri | Donor | 3.89 | 84.7 | 21.8 | 5 | 0.128 | 0.334 |
| Indiana | Donor | 21.9 | 468. | 21.4 | 6 | 0.154 | 0.320 |
| Delaware | Donor | 39.9 | 787. | 19.7 | 7 | 0.179 | 0.258 |
| Virginia | Donor | 7.07 | 139. | 19.7 | 8 | 0.205 | 0.256 |
| South Dakota | Donor | 2.08 | 37.6 | 18.1 | 9 | 0.231 | 0.196 |

```
# ... with 30 more rows
```

只有 California 精确概率检验的 $P$ 值小于 0.05，因此，可以认为控烟法案能有效降低人均香烟消费数量。

# 参考文献

［1］ 方匡南,朱建平,姜叶飞. R 数据分析方法与案例详解［M］.北京:电子工业出版社,2015.

［2］ 郭秀花. Medical Statistics［M］.北京:高等教育出版社,2013.

［3］ 郭秀花. 医学统计学与 SPSS 软件实现方法［M］.北京:科学出版社,2017.

［4］ 方积乾. 生物医学研究的统计方法［M］.北京:高等教育出版社,2019.

［5］ 孙振球. 医学统计学［M］.北京:人民卫生出版社,2002.

［6］ 李志辉,杜志成. MedCalc 统计分析方法及应用［M］.北京:电子工业出版社,2018.

［7］ 陆守曾,陈峰. 医学统计学［M］.北京:中国统计出版社,2007.

［8］ 金丕焕,陈峰. 医用统计方法［M］.上海:复旦大学出版社,2009.

［9］ 高启胜. 护理科研统计方法与软件操作实战［M］.上海:上海交通大学出版社,2019.

［10］ 申希平,祁海萍,刘小宁,等. 两因素非参数方差分析在 SPSS 中的实现［J］.中国卫生统计,2013,30(06):913－914.

［11］ 武松,叶冬青. 多组单向有序资料的 Ridit 分析在 SPSS 中的实现［J］.中国卫生统计,2006(06):554.

［12］ 程琮,刘一志,王如德. Kendall 协调系数 W 检验及其 SPSS 实现［J］.泰山医学院学报,2010,31(07):487－490.

［13］ 张晗希,韩孟杰,周郁,等. 应用中断时间序列分析我国"四免一关怀"政策实施前后对艾滋病相关病死率的影响［J］.中华流行病学杂志,2020,41(03):406－411.

［14］ 陈峰,于浩. 临床试验精选案例统计学解读［M］.北京:人民卫生出版社,2015.